实用中医学辨证施治精要

张春燕 许勇 孙婷 主编

化学工业出版社

·北京·

内容简介

本书在简要论述中医诊法、中医治疗原则与治法、中医辨证方法的基础上，对中医内科各系统病症的中医诊疗进行了系统的介绍，内容包括疾病概述、病因病机、诊断要点与类证鉴别、治疗原则、辨证论治、中医特色疗法、预防调护等内容。本书内容实用，可助力读者在中医领域取得更深层次的理解与进步，尤其适用于基层医师和初级从业人员。

图书在版编目（CIP）数据

实用中医学辨证施治精要 / 张春燕，许勇，孙婷主编. -- 北京 : 化学工业出版社，2024. 12. -- ISBN 978-7-122-47190-1

Ⅰ. R241

中国国家版本馆CIP数据核字第2024DD3036号

责任编辑：李少华
文字编辑：赵爱萍
责任校对：王鹏飞
装帧设计：张　辉

出版发行：化学工业出版社
（北京市东城区青年湖南街 13 号　邮政编码 100011）
印　　装：北京天宇星印刷厂
710mm×1000mm　1/16　印张 $17^3/_4$　字数 314 千字
2026 年 1 月北京第 1 版第 1 次印刷

购书咨询：010-64518888　　售后服务：010-64518899
网　　址：http://www.cip.com.cn
凡购买本书，如有缺损质量问题，本社销售中心负责调换。

定　　价：98.00元

本书编写人员名单

主　编

张春燕　许　勇　孙　婷

副主编

张　洪　房　玲　何秀娟　赵玉洁

张　峰　闫清支　常文静　仲　虎

编　委（按姓氏笔画排序）

仲　虎　吉林省中医药科学院第一临床医院

闫清支　和林格尔县人民医院

许　勇　上海市宝山区中西医结合医院

孙　婷　黑龙江中医药大学附属第二医院

孙晓磊　烟台市中医医院

杨　宁　江苏省中医药研究院（江苏省中西医结合医院）

何秀娟　永州市中心医院

张　洪　辽宁中医药大学附属第四医院

张　峰　河南中医药大学第一附属医院

张春燕　青岛滨海学院附属医院

张艳红　黑龙江中医药大学佳木斯学院

陈　立　湖北文理学院附属医院，襄阳市中心医院

林慧华　辽宁中医药大学附属第四医院

房　玲　北京市大兴区人民医院

赵玉洁　安徽医科大学第一附属医院

曹金霞　吉林省中医药科学院第一临床医院

常文静　中国人民解放军东部战区总医院

靳明慧　天津市中医药研究院附属医院

前言

随着健康观念和医学模式的转变，中医药的独特优势日益凸显。中医学作为中医药学的重要组成部分，也被赋予了更深刻的内涵和更广阔的外延。中医诊疗强调“临病人问所变”，通过“切脉、望色、听声、写形”四诊合参，以“工、巧、神、圣”之技，践行“司外揣内，见微知著”的诊断理念，实现精准辨证论治。本书整理和发掘了中医学的宝贵财富，博采众长，融汇理论精髓与临床实践，既顺应中医药事业前进的步伐，又助力中医服务水平提升，旨在为中医临床工作者提供一本能够自修研读、借鉴参考的工具书，使读者真正能够做到开卷有益。

全书主要涉及中医常见病及其诊疗方法。我们在选择病种时，摒弃了面面俱到，精选了临床最常见的疾病种类，以达到浓缩精华、科学实用的目的。重点介绍常见辨证分型、病情观察要点、中医饮食、中药使用等，着重体现中医特色，主要有中医基础、心脑系病证、肺系病证、脾胃系病证、肝胆系病证、肾系病证、风湿病证等内容。

在编写过程中，参阅了大量相关教材、书籍及文献，反复进行论证，力求做到有理有据、准确使用，与临床紧密结合。“工欲善其事，必先利其器”我们期盼此书能够为制定中医决策提供参考和依据，成为广大中医临床医师可以依赖的工具书。在即将付梓之际，对先后为此书付出努力的同志表示衷心的感谢！尽管我们已尽心竭力，但唯恐百密一疏，愿专家、读者能加以指正，不胜期盼之至。

编　者

2025 年 6 月

目录

第四章 心脑系病证 /063

第五章 肺系病证 /106

第六章　脾胃系病证　/154

第七章　肝胆系病证　/191

第九章　经络肢体病症　/251

第一章 中医诊法

诊法是中医诊察和收集疾病有关资料的基本方法，包括望、闻、问、切四种，简称“四诊”。

人体是一个有机的整体，人体皮、肉、脉、筋、骨、经络与脏腑息息相关，而以脏腑为中心，以经络通联内外，外部的征象与内在的脏腑功能关系密切，因而通过审察其外部征象，可以探求疾病的本质。疾病的发生，往往在机体外部发生某些微细的变化，通过望、闻、问、切四种诊察方法，全面收集临床上这些变化的资料，并加以综合分析，才能对病证作出准确判断，进而为辨证治疗打下基础。

一、望诊

望诊，是医生运用视觉观察患者的神色形态、局部表现，舌象、分泌物和排泄物色质的变化来诊察病情的方法。望诊应在充足的光线下进行，以自然光线为佳。

（一）全身望诊

全身望诊主要是望患者的精神、面色、形体、姿态等，从而对病性的寒热虚实、病情的轻重缓急形成总体的认识。

1. 望神

神，广义是指高度概括的人体生命活动的外在表现，狭义是指神志、意识、思维活动。望神即通过观察人体生命活动的整体表现来判断病情。

（1）得神：多见于精力充沛、神志清楚、表情自然、言语正常、反应灵敏、面色明润含蓄、两目灵活明亮、呼吸顺畅、形体壮实、肌肉丰满等。

（2）少神：多见于神气不足、精神倦怠、动作迟缓、气短懒言、反应迟钝、面色少华等。

（3）失神：多见于神志昏迷，或烦躁狂乱，或精神萎靡；目睛呆滞或晦暗无光，转动迟钝；形体消瘦，或全身水肿；面色晦暗或鲜明外露；还可见到呼吸微弱，或喘促鼻扇，甚则猝然仆倒，目闭口开，手撒遗尿，或搓空理线，寻衣摸床等。

（4）假神：多见大病、久病、重病之人，精神萎靡，面色暗晦，声低气弱，懒言少食，病未好转，突然见精神转佳，两颊色红如妆，语声清亮，喋喋多言，思食索食等。也称“回光返照”“残灯复明”。

2. 望色

望色是指通过观察皮肤色泽变化以了解病情的方法。能了解脏腑功能状态和气血盛衰、病邪的性质及邪气部位。

（1）常色：正常的面色与皮肤色，包括主色与客色。

① 主色：终身不变的色泽。

② 客色：受季节、气候、生活和工作环境、情绪及运动的因素影响所致气色的短暂性改变。

（2）病色：病色包括五色善恶与五色变化。五色善恶主要通过色泽变化反映出来，明润光泽而含蓄为善色；晦暗枯槁而显露为恶色。五色变化主要表现有青、赤、黄、白、黑五色，主要反映主病、病位、病邪性质和病机。

① 青色：主寒证、痛证、惊风、血瘀。

② 赤色：主热。

③ 黄色：主湿、虚、黄疸。

④ 黑色：主肾虚、水饮、瘀血。

⑤ 白色：主虚、寒、失血。

3. 望形体

形体指患者的外形和体质。

（1）胖瘦：主要反映阴阳气血的偏盛偏衰状态。

（2）水肿：面浮肢肿而腹胀为水肿证；腹胀大如裹水，脐突、腹部有青筋是臌胀之证。

（3）瘦瘪：大肉消瘦，肌肤干瘪，形肉已脱，为病情危重之恶病质。小儿发育迟缓，面黄肌瘦或兼有胸廓畸形、前囟迟闭等，多为疳积之证。

4. 望动态

动态指患者的行、走、坐、卧、立等体态。

（1）动静：阳证、热证、实证者多以动为主；阴证、寒证、虚证者多以静为主。

（2）咳喘：呼吸气粗，咳嗽喘促，难于平卧，坐而仰首者，是肺有痰热，肺气上逆之实证；喘促气短，坐而俯首，动则喘甚，是肺虚或肾不纳气；身肿心悸，气短咳喘，喉中痰鸣，多为肾虚水泛，水气凌心射肺之证。

（3）抽搐：多为动风之象。手足拘挛，面颊牵动，伴有高热烦渴者，为热盛动风。伴有面色萎黄，精神萎靡者为血虚风动；手指震颤、蠕动者，多为肝肾阴虚，虚风内动。

（4）偏瘫：猝然昏仆，不省人事，偏侧手足麻木，运动不灵，口眼歪斜，为中风偏枯。

（5）痿痹：关节肿痛，屈伸不利，沉重麻木或疼痛者多是痹证；四肢痿软无力，行动困难，多是痿证。

（二）局部望诊

局部望诊是对患者的某些局部进行细致的观察，以了解病情的方法。

1. 望头面

头部过大过小均为异常，多由先天不足而致；囟门陷下或迟闭，多为先天不足或津伤髓虚；面肿者，或为水湿泛溢，或为风邪热毒；腮肿者，多为风温毒邪，郁阻少阳；口眼歪斜者，或为风邪中络，或为风痰阻络，或为中风。

2. 望五官

（1）望眼：眼部内应五脏，可反映五脏的情况。其中目眦血络属心，白睛属肺，黑睛属肝，瞳子属肾，眼胞属脾。望眼主要包括望眼神、色泽、形态的变化以了解人体气血盛衰的变化。

（2）望耳：主要反映肾与肝胆情况。

（3）望鼻：主要反映肺与脾胃的情况。

（4）望口唇：主要反映脾胃的情况。

（5）望齿龈：主要反映肾与胃的情况。

3. 望躯体

见瘿瘤者，为肝气郁结，气结痰凝；见瘰疬者，为肺肾阴虚，虚火灼津，或感受风火时毒，瘀滞气血；项强者，为风寒外袭，经气不利，或为热极生风；鸡胸者，多为先天不足，或为后天失养；腹部深陷，多为久病虚弱，或为新病津脱；腹壁青筋暴露者，多属肝郁血瘀。

4. 望皮肤

主要观察皮肤的外形变化及斑疹、痘疮、痈疽、疔疖等情况。

5. 望毛发

主要为色泽、分布及有无脱落等情况。

（三）望排出物

包括望排泄物和分泌物。如痰、涎、涕、唾、呕吐物、大小便等，通过观察性状、色泽、量的多少等辨别疾病的寒热虚实，脏腑的盛衰和邪气的性质。

（四）望小儿指纹

望小儿指纹适用于3岁以内的小儿，与成人诊寸口脉具有相同的诊断意义。小儿指纹是手太阴肺经的一个分支，按部位可分为风、气、命三关。示指第一节为风关，第二节为气关，第三节为命关。正常指纹为红黄隐隐于示指风关之内。其临床意义可概括为纹色辨寒热，即红紫多为热证，青色主惊风或疼痛，淡白多为虚证；淡滞定虚实，即色浅淡者为虚证，色浓滞者为实证；浮沉分表里，即指纹浮显者多为表证，指纹深沉者多为里证；三关测轻重，即指纹突破风关，显至气关，甚至显于命关，表明病情渐重，若直达指端称为“透关射甲”，为临床危象。

（五）望舌

舌诊对了解疾病本质，指导辨证论治有重要意义。

望舌时应注意光线充足，以自然光线为佳。患者应自然伸舌，不可太过用力。并注意辨别染苔。正常舌象可概括为淡红舌，薄白苔，即舌质淡红明润，胖瘦适中，柔软灵活；舌苔薄白均匀，干湿适中，不黏不腻，揩之不去。

1. 望舌质

（1）舌色

① 淡白舌：舌色红少白多，色泽浅淡，多为阳气衰弱或气血不足，为血不盈舌，舌失所养而致。主虚证、寒证。

② 红舌：舌色鲜红或正红，多由热邪炽盛，迫动血行，舌之血脉充盈所致。主热证。

③ 绛舌：舌色红深，甚于红舌。主邪热炽盛，主瘀。

④ 青紫舌：色淡紫无红者为青舌，舌深绛而暗是紫舌，二者常常并见。青舌主阴寒，瘀血；紫舌主气血壅滞，瘀血。

（2）望舌形

① 老嫩：舌质粗糙，坚敛苍老，主实证或热证，多见于热病极期；浮胖娇嫩，或边有齿痕，主虚证或寒证，多见于疾病后期。

② 胖瘦：舌体肥大肿胀为胖肿舌，舌体瘦小薄瘪为瘦瘪舌。

③ 芒刺：舌乳头增生、肥大高起，状如草莓星点，为热盛之象。

④ 裂纹：舌面有裂沟，深浅不一，浅如划痕，深如刀割，常见于舌面的前半部及舌尖侧，多因阴液耗伤。

⑤ 齿印：舌边有齿痕印记称为齿痕舌，多属气虚或脾虚。

⑥ 舌疮：以舌边或舌尖为多，形如粟粒，或为溃疡，局部红痛，多因心经热毒壅盛而成。

⑦ 舌下络脉：舌尖上卷，可见舌底两侧络脉，呈青紫色。若粗大迂曲，

兼见舌有瘀斑、瘀点，多为有瘀血之象。

（3）望舌态

① 痿软：舌体痿软无力，伸卷不灵，多为病情较重。

② 强硬：舌体板硬强直，活动不利，言语不清，称舌强。

③ 震颤：舌体震颤抖动，不能自主。常因热极生风或虚风内动所致。

④ 歪斜：舌体伸出时，舌尖向左或向右偏斜，多为风中经络，或风痰阻络而致。

⑤ 卷缩：舌体卷缩，不能伸出，多为危重之证。

⑥ 吐弄：舌体伸出，久不回缩为吐舌。舌体反复伸出舐唇，旋即缩回为弄舌为心脾经有热所致。

⑦ 麻痹：舌体麻木，转动不灵称舌麻痹。常见于血虚风动或肝风挟痰等症。

⑧ 舌纵：舌体伸出，难以收回称为舌纵，多属危重凶兆。

2. 望舌苔

（1）苔质

① 厚薄：透过舌苔能隐约见到舌质者为薄，不见舌质者为厚。苔质的厚薄可反映病邪的浅深和轻重。苔薄者多邪气在表，病轻邪浅；苔厚者多邪入脏腑，病较深重。由薄渐厚，为病势渐增；由厚变薄，为正气渐复。

② 润燥：反映津液之存亡。苔润表示津液未伤；太过湿润，水滴欲出者为滑苔，主脾虚湿盛或阳虚水泛。苔燥多为津液耗伤，或热盛伤津，或阴液亏虚。舌质淡白，口干不渴，或渴不欲饮，多为阳虚不运，津不上承。

③ 腐腻：主要反映中焦湿浊及胃气的盛衰情况。颗粒粗大，苔厚疏松而厚，易于刮脱者，称为腐苔，多为实热蒸化脾胃湿浊所致；颗粒细小，状如豆腐渣，边缘致密而黏，中厚或糜点如渣，多为湿热或痰热所致；苔厚，刮之不脱者，称为腻苔，多为湿浊内蕴，阳气被遏所致。

（2）苔色

① 白苔：多主表证、寒证、湿证。

② 黄苔：多主里证、热证。黄色越深，热邪越重。

③ 灰苔：多主痰湿、里证。

④ 黑苔：主里证，多见于病情较重者。苔黑干焦而舌红，多为实热内炽；苔黑燥裂，舌绛芒刺，为热极津枯；苔薄黑润滑，多为阳虚或寒盛。

（3）苔形：舌苔布满全舌者为全苔，分布于局部者为偏苔，部分剥脱者为剥苔。全苔主痰湿阻滞；偏苔，多属肝胆病证；苔剥多处而不规则称花剥苔，主胃阴不足；小儿苔剥，状如地图者，多见于虫积；舌苔光剥，舌质绛如镜面，为肝肾阴虚或热邪内陷。

二、闻诊

闻诊是通过听声音和嗅气味来诊察疾病的方法。

（一）听声音

1. 声音

实证和热证，声音重浊而粗、高亢洪亮、烦躁多言；虚证和寒证，声音轻清、细小低弱，静默懒言。

2. 语言

（1）谵语：神志不清，语无伦次，语意数变，声音高亢。多为热扰心神之实证。

（2）郑声：神志不清，声音细微，语多重复，时断时续。为心气大伤，精神散乱之虚证。

（3）独语：喃喃自语，喋喋不休，逢人则止。属心气不足之虚证，或痰气郁结清窍阻蔽所致。

（4）狂言：精神错乱，语无伦次，不避亲疏。多为痰火扰心。

（5）言謇：舌强语謇，言语不清。多为中风证。

3. 呼吸

（1）呼吸：主要与肺肾病变有关。呼吸声高气粗而促，多为实证和热证；呼吸声低气微而慢，多为虚证和寒证。呼吸急促而气息微弱，为元气大伤的危重证候。

（2）气喘：呼吸急促，甚则鼻翼扇动，张口抬肩，难以平卧，多为肺有实邪或肺肾两虚所致。

（3）哮：呼吸时喉中有哮鸣音。哮证有冷热之别，多时发时止，反复难愈，多为宿痰内伏，或外邪所诱发。

（4）上气：气促咳嗽，气逆呕呃。多为痰饮内停，或阴虚火旺，气道壅塞而致。

（5）太息：时发长吁短叹，以呼气为主。多为情志抑郁，肝不疏泄。

4. 咳嗽

有声无痰为咳，有痰无声为嗽，有痰有声为咳嗽。暴咳声哑为肺实；咳声低弱而少气，或久咳喑哑，多为虚证。

5. 呕吐

胃气上逆，有声有物自口而出为呕吐，有声无物为干呕，有物无声为吐。虚证或寒证，呕吐来势徐缓，呕声低微无力；实证或热证，呕吐来势较猛，呕声响亮有力。

6. 呃逆

气逆于上，自咽喉出，其声呃呃，不能自主，俗称“打呃”。虚寒者，呃声低沉而长，气弱无力；实热者，呃声频发，高亢而短，响而有力。

（二）嗅气味

1. 口气

酸馊者是胃有宿食；臭秽者，是脾胃有热或消化不良；腐臭者，可为牙疳或内痈。

2. 汗气

汗有腥膻味为湿热蕴蒸；腋下汗臭者，多为狐臭。

3. 痰涕气味

咳唾浊痰脓血，味腥臭者为肺痈；鼻流浊涕，黄稠有腥臭为肺热鼻渊。

4. 二便气味

大便酸臭为肠有积热；大便溏薄味腥为肠寒；失气奇臭为宿食积滞；小便臭秽黄赤为湿热；小便清长色白为虚寒。

5. 经带气味

白带气味臭秽，多为湿热；带下清稀腥臊多为虚寒。

三、问诊

问诊包括询问一般情况、主诉、既往史、个人生活史、家族史并围绕主诉重点询问现在证候等。

（一）问寒热

1. 恶寒发热

恶寒与发热同时出现，多为外感病初期，是表证的特征。

2. 但寒不热

多为里寒证。新病畏寒为寒邪直中；久病畏寒为阳气虚衰。

3. 但热不寒

高热不退，为壮热，多为里热炽盛；按时发热，或按时热盛为潮热（日晡潮热者，为阳明腑实证；午后潮热，入夜加重，或骨蒸痨热者，为阴虚）。

4. 寒热往来

恶寒与发热交替而发，为正邪交争于半表半里，见于少阳病和疟疾。

（二）问汗

主要诊察是否有汗出，汗出部位、时间、性质、多少等。

1. 表证辨汗

表实无汗，多为外感风寒；表证有汗，为表虚证或表热证。

2. 里证辨汗

汗出不已，动则加重者为自汗，多因阳气虚损，卫阳不固；睡时汗出，醒则汗止为盗汗，为阴虚内热；身大热大汗出，为里热炽盛，迫津外泄；汗热味咸，脉细数无力，为亡阴证；汗凉味淡，脉微欲绝者，为亡阳证。

3. 局部辨汗

头汗可因阳热或湿热；半身汗出者，多无汗部位为病侧，可因痰湿或风湿阻滞，或中风偏枯；手足心汗出甚者，多因脾胃湿热或阴经郁热而致。

（三）问疼痛

1. 疼痛的性质

新病疼痛，痛势剧烈，持续不解而拒按者为实证；久病疼痛，痛势较轻，时痛时止而喜按者为虚证。

2. 疼痛的部位

头痛，痛连项背，病在太阳经；痛在前额或连及眉棱骨，病在阳明经；痛在两颞或太阳穴附近，为少阳经病；头痛而重，腹满自汗，为太阴经病；头痛连及脑齿，指甲微青，为少阴经病；痛在巅顶，牵引头角，气逆上冲，甚则作呕，为厥阴经病。

胸痛多为心肺之病，常见于热邪壅肺，痰浊阻肺，气滞血瘀，肺阴不足及肺痨、肺痈、胸痹等症。

胁痛，多与肝胆病关系密切，可见于肝郁气滞、肝胆湿热、肝胆火盛、瘀血阻络及水饮内停等病证。

脘腹痛，其病多在脾胃。可因寒凝、热结、气滞、血瘀、食积、虫积、气虚、血虚、阳虚所致。喜暖为寒，喜凉为热，拒按为实，喜按为虚。

腰痛，或为寒湿痹证，或为湿热阻络，或为瘀血阻络，或为肾虚所致。

四肢痛，多见于痹证。疼痛游走者，为行痹；剧痛喜暖者，为寒痹；重着而痛者，为湿痹；红肿疼痛者，为热痹。

足跟或胫膝酸痛为气血亏虚，经气不利常见。

（四）问饮食口味

主要问食欲好坏、食量多少、口渴饮水、口味偏嗜、冷热喜恶、呕吐与否等情况，以判断胃气有无及脏腑虚实寒热。

（五）问睡眠

主要有失眠与嗜睡。不易入睡，或睡而易醒不能再睡，或睡而不酣，易于惊醒，甚至彻夜不眠者为失眠，为阳不入阴，神不守舍所致。时时欲睡，眠而不醒，精神不振，头沉困倦者为嗜睡，多见于痰湿内盛、困阻清阳、阳虚阴盛或气血不足。

（六）问二便

主要了解二便的次数、便量、性状、颜色、气味以及便时有无疼痛、出血等方面。

（七）问小儿及妇女

1. 问小儿

主要应了解出生前后的情况，及预防接种史、传染病史和传染病接触史，小儿常见致病因素有易感外邪、易伤饮食、易受惊吓等。

2. 问妇女

应了解妇女月经初潮年龄、月经周期、行经天数、经量、经色、经质、末次月经，或痛经、带下、妊娠、产育以及有无经闭或绝经年龄等情况。

四、切诊

（一）脉诊的部位和方法

脉诊的常用部位是手腕部的寸口脉，并分为寸、关、尺三部。通常以腕后高骨为标记，其内侧为关，关前（腕侧）为寸，关后（肘侧）为尺。

其临床意义大致为左手寸候心，左关候肝、胆，右手寸候肺、大肠，右关候脾、胃，两手尺候肾、膀胱。以中指定关位，示指切寸位，环指（无名指）切尺位。

诊脉时用轻力切在皮肤上称为浮取或轻取；用力不轻不重称中取；用重力切按筋骨间称为沉取或重取。

诊脉时，医生的呼吸要自然均匀，以医生正常的一呼一吸的时间去计算患者的脉搏数。切脉的时间必须在 50 秒以上。

（二）正常脉象

正常脉象：三部有脉，沉取不绝，一息四至（每分钟 70 ～ 80 次），不浮不沉，不大不小，从容和缓，流畅有力。临床所见斜飞脉、反关脉均为脉道位置的变异，不属于病脉。

（三）常见病脉及主病

1. 浮脉

（1）脉象：轻取即得，重按反减；举之有余，按之稍弱而不空。

（2）主病：主表证，为卫阳与邪气交争，脉气鼓动于外而致。也见于虚证，多因精血亏损，阴不敛阳或气虚不能内守，脉气浮散于外而致。内伤里虚见浮脉，为虚象严重。

2. 洪脉

（1）脉象：脉形宽大，状如波涛，来盛去衰。

（2）主病：气分热盛。证属实证，乃邪热炽盛，正气抗邪有力，气盛血涌，脉道扩张而致。

3. 大脉

（1）脉象：脉体阔大，但无汹涌之势。

（2）主病：邪盛病进，又主正虚。根据脉之有力与无力，辨别邪正的盛衰。

4. 沉脉

（1）脉象：轻取不应，重按始得。

（2）主病：里证。里实证可见于气滞血瘀、积聚等，为邪气内郁，气血困阻，阳气被遏，不能浮应于外而致，多脉沉而有力，按之不衰。里虚证，为气血不足，阳气衰微，不能运行营气于脉外所致，多脉沉无力。

5. 弱脉

（1）脉象：轻取不应，重按应指细软无力。

（2）主病：气血不足，元气耗损。阳气衰微鼓动无力而脉沉。阴血亏虚，脉道空豁而脉细无力。

6. 迟脉

（1）脉象：脉来缓慢，一息脉动不足四至。

（2）主病：寒证。脉迟无力，为阳气衰微的里虚寒证。脉迟有力，为里实寒证。

7. 缓脉

（1）脉象：一息四至，应指徐缓。

（2）主病：湿证、脾虚，亦可见正常人。

8. 结脉

（1）脉象：脉来缓中时止，止无定数。

（2）主病：主阴盛气结，寒痰瘀血，气血虚衰。实证者脉实有力，迟中有止，为实邪郁遏，被抑，脉气阻滞而致。虚证者脉虚无力，迟中有止，为气虚血衰，脉气不相顺接所致。

9. 数脉

（1）脉象：脉来急促，一息五至以上（每分钟 90 次以上）。

（2）主病：热证。若数而有力，多因邪热鼓动，气盛血涌，血行加速而致。数而无力，多因精血亏虚、虚阳外越，致血行加速、脉搏加快。

10. 促脉

（1）脉象：往来急促，数而时止，止无定数。

（2）主病：实证多为阳盛热实或邪实阻滞，见脉促有力。前者因阳热亢盛，热迫血行而致脉数，热灼阴津，津血衰少，致急行血气不相接续，故脉有歇止。后者由气滞、血瘀、痰饮、食积等有形之邪阻闭气机，脉气不相接续而致；虚证多为脏气衰败，可见脉促无力。多因阴液亏耗，真元衰惫，气血不相接续而致。

11. 虚脉

（1）脉象：举之无力，按之空虚，应指软弱。

（2）主病：虚证，多见于气血两虚。因气虚则血行无力，血少则脉道空虚而致。

12. 细脉

（1）脉象：脉细如线，应指明显，按之不绝。

（2）主病：主气血两虚，诸虚劳损；又主伤寒、痛甚及湿证。虚证因营血亏虚，脉道不充，血运无力而致。实证因暴受寒冷或疼痛，则脉道拘急收缩，细而弦紧。湿邪阻遏脉道，则见脉象细缓。

13. 代脉

（1）脉象：脉来迟缓力弱，时发歇止，止有定数。

（2）主病：虚证多脉代而无力，良久不能自还，为脏气衰微，脉气不复所致。实证多脉代而有力，多为痹证、痛证、七情内伤、跌打损伤等邪气阻遏脉道，血行涩滞而致。

14. 实脉

（1）脉象：脉来坚实，三部有力，来去俱盛。

（2）主病：实证。乃邪气亢盛，正气不衰，正邪剧烈交争，气血涌盛，脉道坚满而致。若虚证见实脉则为真气外越之险候。

15. 滑脉

（1）脉象：往来流利，应指圆滑，如盘走珠。

（2）主病：痰饮、食积、实热。为邪正交争，气血涌盛，脉行通畅所致。脉滑和缓者，可见于青壮年的常脉和妇人的孕脉。

16. 弦脉

（1）脉象：形直体长，如按琴弦。

（2）主病：肝胆病、诸痛、痰饮、疟疾。弦为肝脉，以上诸因致使肝失疏泄，气机失常，经脉拘急而致；老年人脉象多弦硬，为精血亏虚，脉失濡养而致。此外，春令平脉亦见弦象。

17. 紧脉

（1）脉象：脉来绷紧有力，屈曲不平，左右弹指，如牵绳转索。

（2）主病：寒证、痛证、宿食。乃邪气内扰，气机阻滞，脉道拘急紧张而致。

18. 濡脉

（1）脉象：浮而细软。

（2）主病：主诸虚，又主湿。

19. 涩脉

（1）脉象：脉细行迟，往来艰涩不畅，如轻刀刮竹。

（2）主病：气滞血瘀，伤精血少，痰食内停。

（四）按诊

按诊是医生用手直接触摸或按压患者某些部位，以了解局部冷热、润燥、软硬、压痛、肿块或其他异常变化，从而推断疾病部位、性质和病情轻重等情况的一种诊病方法。

1. 按胸胁

主要了解心、肺、肝的病变。

2. 按虚里

虚里位于左乳下心尖搏动处，反映宗气的盛衰。

3. 按脘腹

主要检查有无压痛及包块。腹部疼痛，按之痛减，局部柔软者为虚证；按之痛剧，局部坚硬者为实证。

4. 按肌肤

主要了解寒热、润燥、肿胀等内容。肌肤灼热为热证，清冷为寒证。

5. 按手足

诊手足的冷暖，可判断阳气的盛衰。

6. 按俞穴

通过按压某些特定俞穴以判断脏腑的病变。

第二章 中医治疗原则与常用治法

第一节 中医治疗原则

一、平衡阴阳，整体论治

人体有正常生理活动，是阴阳保持相对平衡的结果，而阴阳失去平衡，则是反映人体病理状态的共同特征。所以，整体论治的目的是使失去平衡的阴阳重新归于调和，保持新的相对平衡。《素问·至真要大论篇》所说的“谨察阴阳所在而调之”，是治疗一切疾病，包括立法、选方、遣药的总原则。“以平为期”，则是治疗的目的。

平调阴阳作为治疗原则，不外去其有余、补其不足两个方面。去其有余，即去其阴阳之偏盛。阴或阳的过盛和有余，阴盛则寒，阳胜则热，阴盛还可转化为水湿痰饮，阳盛也可转化为瘀滞燥结。故去其有余，有温、清、利、下之不同。补其不足，即补其阴阳之偏衰。阴或阳的偏衰和不足，阳虚则寒，阴虚则热。故补其不足，也有温补、清补的区别。总在察明阴阳偏盛偏衰的性质与程度，或正治，或反治，或补，或泻，当依具体情况而定。

整体论治，要求在治疗过程中，把人体各部脏腑器官视为一个整体，局部病变是整体病机反应的一部分。因此，立法选方，既要注意局部，更须重视整体，通过整体调节以促进局部病变的恢复，从而使阴阳归于相对平衡，这是整体论治的主要精神。整体论治不仅把人视为一个整体，还进而把人与自然界视为一个整体，要求在治疗中，必须从天时、地利、体质等方面综合考虑。因天时有春温、夏热、秋凉、冬寒之变化，地域有东西南北、寒温燥湿之不同，这些因素都必然影响到人的生理病理。而人则有男女老少的不同、强弱盛衰的差别，在感受病邪后的发病与转归也必然因人而异。所有这些因素都应在立法、选方、选药中加以考虑，即因时、因地和因人制宜的原则。

二、急则治标，缓治其本

“急则治其标，缓则治其本”是中医治疗学的重要原则之一。其具体掌握和运用有以下几点。

一是就表里的缓急而言，一般宜先表后里，但如里急的，则又急当救里。

二是就病证先后缓急而言，一般宜先治新病，后治宿疾。例如，肾虚喘咳，复兼感冒重证，则当先治感冒，再治虚喘。

三是就病情缓急而言，无论感受外邪或内伤杂病，均须根据孰缓孰急而定治标治本。如因肝病出现重度腹腔积液，致呼吸喘促、难以平卧、二便不利，若正气可支，就应当先攻水利尿，以治其标，待水消病缓，然后再疏肝养肝，以图其本。再如，胃病并发大量吐血，治当先止其血，再治其胃之虚实；夏日中暑，出现猝然昏倒，不省人事，身热肢厥，则宜以针刺及通关开窍之法，使其神志苏醒，然后再清暑养阴以治其本。由此可见，急则治其标，多为权宜急救之法，待危象缓解，则应转为治本，以除病根。

同时还需指出，在掌握急则治标、缓则治本的过程中，决不可绝对化。急时何尝不需治本，如亡阳虚脱而急用回阳救逆之法，就是治本；大出血之时，气随血脱，急用独参汤益气固脱，亦是治本。缓时又何尝不可治标，如脾虚气滞的患者，亦可先理气消导，而暂治其标，再缓图补脾以治本。

此外，在临床上不少病证，还须采用标本同治法。尤其在正虚邪实的情况下，常须顾及邪正双方。例如虚人感冒，只祛其邪，则正气难支；只扶其正，则实邪难祛。唯有祛邪与扶正并举，方能两全。再如肺气虚损，表虚不固而自汗，理当补益肺气以固表。但临床上常伍以止汗之品，疗效更佳。这说明标本同治，并非标本双方对等，而是有所侧重，或重于本，或重于标，当视具体病情而定。

三、依据病情，分期论治

疾病的过程是由不断地变化发展与相对稳定阶段组成的。疾病的不断变化发展而形成不同的传变、转归趋势。因此，我们必须用发展的观点、动态的观点进行观察与处理。疾病的相对稳定性形成一定的阶段性。疾病的阶段性，不仅能反映出病情的轻重、病势的进退等特点，还能揭示出病机的变化，作为易方更药的依据。因此，动态观察病情，分阶段论治，是中医临证治疗的原则之一。由于内科病证有外感和内伤两类，因而在动态观察和分段论治时，亦各有其特殊之处。

（一）外感病证的分期论治

外感病证初期阶段，邪气未盛，正气未衰，病较轻浅，可急扬之使去，发散祛邪；进入中期，病邪深入，病情加重，更当着重祛邪，减其病势；转为后期，邪气渐衰，正气来复，或继续祛除余邪，或着重扶正以祛邪，使邪去正复，获得治愈。正如《素问·阴阳应象大论篇》所说："因其轻而扬之，因其重而减之，因其衰而彰之。"

就伤寒之六经辨证而言，即含有动态观察，分段论治之义，每一阶段各有其特殊的病机证候，故治法亦各不相同。太阳表证，宜汗之；少阳半表半里证，当和之；阳明里证，则须清之或下之；太阴、少阴亦为里证，大多宜温；而厥阴为寒热错杂，则当寒热并用以治之。

就温病卫气营血之四个病程阶段比较，每一阶段亦各具特殊的病机与证候，因而治疗亦各有异。在卫可辛凉宣透；到气则清气泄热；入营可一面透热转气，一面清营；入血则凉血散血。但温邪传变最速，卫气营血各阶段往往互相交错，故治疗亦须随证变通。若卫气同病，宜清气与解表合用；营卫同病，又宜解表与透营合用；气血两燔，则宜清气与凉血合用。

（二）内伤病证的分期论治

内伤病证，初病之时，一般不宜用峻猛药物；进入中期，大多正气渐虚，治当轻补；或有因气、血、痰、火郁结而成实证，需用峻剂而治者，亦只宜暂用；及至末期，久虚成损，则宜调气血，养五脏，促使病体康复。如肺痨之分段论治，病在初起，症见潮热，则宜清热润肺；进入中期，肺阴更伤，损及脾胃，消瘦烦热，治当益肺健脾；病入后期，肺脾肾均已亏损，出现一派虚损病机，则治宜调补肺脾肾三脏。再如癥瘕之分段论治，病之初起，其积未坚，治宜消散之；进入中期，所积渐坚，则治宜软化之；转入后期，正气已虚，则宜攻补兼施。

由此可见，病证演变的不同阶段，由于邪正的消长，其病机、证候特点各有不同，临证时必须进行分段论治，始能获得良好效果。

第二节 中医常用治疗方法

中医的常用治法较多，除了辨证立法，选用内服的方药之外，还有针灸、刮痧、贴敷、火罐、熨法、浴疗、熏蒸、泥疗、推拿、捏脊、割治等许多行之有效的方法，至今仍广泛地用于临床。然而本书着重讨论内科范围内按辨证论治经常运用的几种治法，即简称的汗、吐、下、和、温、清、补、消八法。此八法源于《内经》，经过历代医家的不断补充和发展，逐渐形成体系，内容丰富多彩，有效地指导着临床实践。

一、八法的基本内容

（一）汗法

汗法，亦称解表法，即通过开泄腠理，促进发汗，使表证随汗出而解的治法。

1. 应用要点

汗法，不仅能发汗，凡欲祛邪外出，透邪于表，畅通气血，调和营卫，皆可酌情用之。临床常用于解表、透疹、祛湿和消肿。

（1）解表：通过发散，以祛除表邪，解除恶寒发热、鼻塞流涕、头项强痛、肢体酸痛、脉浮等表证。由于表证有表寒、表热之分，因而汗法又有辛温、辛凉之别。辛温用于表寒，以麻黄汤、桂枝汤、荆防败毒散为代表；辛凉用于表热证，以桑菊饮、银翘散等为代表。

（2）透疹：通过发散，以透发疹毒。如麻疹初起，疹未透发，或难出而透发不畅，均可用汗法透之，使疹毒随汗透而散于外，以缓解病势。透疹之汗法，一般用辛凉，少用辛温，且宜选用具有透疹功能的解表药组成。如升麻葛根汤、竹叶柳蒡汤。尚需注意的是，麻疹虽为热毒，宜于辛凉清解，但在初起阶段，应避免使用苦寒沉降之品，以免疹毒冰伏，不能透达。

（3）祛湿：通过发散，以祛风除湿。故外感风寒而兼有湿邪，以及风湿痹证，均可酌用汗法。素有脾虚蕴湿，又感风寒湿邪，内外相会，风湿相搏，发为身体烦痛，并见恶寒发热无汗、脉浮紧等表证，法当发汗以祛风湿，兼以燥湿健脾，宜用麻黄加术汤。如有湿郁化热之象，症见一身尽痛、发热、日晡加剧者，则法当宣肺祛风、渗湿除痹，如麻黄杏仁薏苡甘草汤之类。

（4）消肿：通过发散，既可逐水外出而消肿，更能宣肺利水以消肿。故汗法可用于水肿实证而兼有表证者。对于风水恶风、脉浮、一身悉肿、口渴、不断出汗而表有热者，为风水夹热，法当发汗退肿，兼以清热，宜越婢汤或越婢加术汤，如与五皮饮合方，疗效更佳。对于身面水肿、恶寒无汗、脉沉小者，则属少阴虚寒而兼表证，法当发汗退肿，兼以温阳，宜用麻黄附子甘草汤加减。

2. 注意事项

（1）注意不要过汗：运用汗法治疗外感热病，要求达到汗出热退，脉静身凉，以周身微汗为度，不可过汗和久用。发汗过多，甚则大汗淋漓，则耗伤阴液，可致伤阴或亡阳。张仲景在《伤寒论》中说："温覆令一时许，遍身漐漐，微似有汗者益佳，不可令如水流漓，病必不除。"他强调汗法应中病即止，不必尽剂，同时对助汗之护理也甚重视。凡方中单用桂枝发汗者，要求啜热粥或温覆以助药力，若与麻黄、葛根同用者，则一般不需啜热粥或温覆。乃因药轻则需助，药重则不助，其意仍在使发汗适度。

（2）注意用药峻缓：使用汗法，应视病情轻重与正气强弱而定用药之峻缓。一般表虚用桂枝汤调和营卫，属于轻汗法；而表实用麻黄汤发泄郁阳，则属于峻汗法。此外尚有麻桂各半汤之小汗法，以及桂二麻一汤之微汗法等。使用汗法，还应根据时令及体质而定峻缓轻重。暑天炎热，汗之宜轻，配用香薷饮之类；冬令严寒，汗之宜重，酌选麻黄汤之类。体质虚者，汗之宜缓，用药宜轻；体质壮实，汗之可峻，用药宜重。

（3）注意兼杂病证：由于表证有兼杂证候的不同，汗法又当配以其他治法。如兼气滞者，当理气解表，用香苏散之类；兼痰饮者，当化饮解表，用小青龙汤之类。尤需注意的是，对于虚人外感，务必照顾正气，采用扶正解表之法。兼气虚者，当益气解表，如用参苏饮、人参败毒散；兼阳虚者，当助阳解表，如用麻黄附子细辛汤；兼血虚者，当养血解表，如用葱白七味饮；兼阴虚者，当滋阴解表，如用加减葳蕤汤。

（4）注意不可妄汗：《伤寒论》中论述不可汗的条文甚多，概括起来就是汗家、淋家、疮家、衄家、亡血家、咽喉干燥、尺中脉微、尺中脉迟，以及病在里者，均不可汗。究其原因，或是津亏，或是血虚，或是阳弱，或兼热毒，或兼湿热，或种种因素兼而有之，故虽有表证，仍不可单独使用辛温发汗，必须酌情兼用扶正或清热等法。此外，对于非外感风寒之发热头痛，亦不可妄汗。

（二）清法

清法，亦称清热法，即通过寒凉泄热的药物和措施，使邪热外泄，消除里热证的治法。其内容十分丰富，应用也很广泛。

1. 应用要点

（1）清热生津：温病出现高热烦躁、汗出蒸蒸、渴喜冷饮、舌红苔黄、脉洪大等症，是热入气分，法当清热生津，常用白虎汤之类；如正气虚弱，或汗多伤津，则宜白虎加人参汤；温病后期，余热未尽，津液已伤，胃气未复，又宜用竹叶石膏汤一类，以清热生津、益气和胃。

（2）清热凉血：温病热入营血，症见高热烦躁、神昏谵语、全身发斑、舌绛少苔、脉细而数，或因血热妄行，引起咯血、鼻出血及皮下出血等，均宜清热凉血。如营分热甚用清营汤，血分热甚用犀角地黄汤，血热发斑用化斑汤等。

（3）清热养阴：温病后期，伤津阴虚，夜热早凉，热退无汗；或肺痨阴虚，午后潮热，盗汗咯血，均宜清热养阴。如温病后期，伤阴虚热，用青蒿鳖甲汤之类；虚劳骨蒸，用秦艽鳖甲散之类。

（4）清热解暑：暑热证，发热多汗、心烦口渴、气短倦怠，舌红脉虚；或小儿疰夏，久热不退，均宜清热解暑，或兼益气生津。如用清络饮解暑清热，用清暑益气汤消暑补气，用生脉散加味治疗暑热而致之气阴两虚等。

（5）清热解毒：热毒诸证，如丹毒、疔疮、痈肿、喉痹、痄腮，以及各种疫证、内痈等，均宜清热解毒。如疔毒痈肿用五味消毒饮；泻实火、解热毒用黄连解毒汤；解毒、疏风、消肿，则用普济消毒饮等。

（6）清热除湿：湿热为患，当以其病性病位不同而选用适当方药。如肝胆湿热用龙胆泻肝汤，湿热黄疸用茵陈蒿汤，湿热下痢用香连丸或白头翁汤等。

（7）清泻脏腑：脏腑诸火，均宜清热泻火。如心火炽盛，见烦躁失眠、口舌糜烂、大便秘结，甚则吐血、出血者，用大黄泻心汤以清心火；心移热于小肠，兼见尿赤涩痛者，用导赤散泻心火兼清小肠；肝胆火旺，见面目红赤、头痛失眠、烦躁易怒、胸胁疼痛、便结尿黄者，用龙胆泻肝汤清泻肝胆；胃火牙痛，见口唇生疮溃烂，用清胃散泻胃火；肺热咳嗽，用泻白散清肺火；肾虚火亢，见潮热、盗汗、遗精者，用知柏地黄汤泻肾火等。

2. 注意事项

（1）分辨真热假热：使用清法，必须针对实热之证而用，勿为假象所迷惑，对于真寒假热，尤须仔细辨明，以免误用清法，造成严重后果。正如《医学心悟》指出："有命门火衰，浮阳上泛，有似于火者；又有阴盛格阳假热之证，其人面赤狂躁，欲坐卧泥水中；或数日不大便，或舌黑而润，或脉反洪大，峥峥然鼓击于指下，按之豁然而空者；或口渴欲得冷饮而不能下；或因下元虚冷，频饮热汤以自救。世俗不识，误投凉药，下咽即危矣。此不当清而清之误也。"

（2）分辨虚火实火：使用清法，又须分清外感与内伤、虚火与实火。外感多实，内伤多虚，病因各异，治法迥别。外感风寒郁闭之火，当散而清之；湿热之火，则渗而清之；燥热之火，宜润而清之；暑热伤气虽因感邪而致，仍应补而清之。对于内伤七情，火从内发者，应针对引起虚火的不同病因病机分别处治。气虚者补其气；血虚者养其血；其阴不足而火上炎者，当壮水之主；真阳虚衰而虚火上炎者，又宜引火归原。

（3）注意因人而清：使用清法，还须根据患者体质之强弱以酌其轻重。对体虚者，不可清之过重，以免反伤正气，甚则产生变证。一般而论，壮实之体，患了实热之证，清之稍重；若本体虚，脏腑本寒，饮食素少，肠胃虚弱，或产后、病后之热证，亦宜轻用。倘清剂过多，则治热未已，而寒生矣。故清法之投，当因人而用。

（4）注意审证而清：火热之证，有微甚之分，故清法亦有轻重之别。药轻病重，则难取效；病轻药重，易生变证。凡大热之证，清剂太微，则病不除；微热之证，而清剂太过，则寒证即至。但不及犹可再清，太过则常会引起病情的变化。所以临证之时，必须审证而清。

由于热必伤阴，进而耗气，因此尚须注意清法与滋阴、补气法的配合应用。一般清热泻火之药，不可久用，热去之后，即配以滋阴扶脾益气之药，以善其后。

（三）下法

下法，亦称泻下法，即通过通便、下积、泻实、逐水，以消除燥屎、积滞、实热及水饮等证的治法。

1. 应用要点

下法的运用，甚为广泛。由于病有寒热，体有强弱，邪有兼杂，因而下法又有寒下、温下、润下及逐水之别。

（1）寒下：里实热证，见大便燥结、腹满疼痛、高热烦渴；或积滞生热，腹胀而痛；或肠痈为患，腑气不通；或湿热下痢，里急后重特甚；或血热妄行、吐血出血；或风火眼病等。凡此种种，均宜寒下。常用寒性泻下药，如大黄、芒硝、番泻叶等。应当根据不同的病机性质来选方，如阳明胃家实用大承气汤；阳明温病，津液已伤，用增液承气汤；肠痈用大黄牡丹皮汤；吐血用三黄泻心汤。

（2）温下：脾虚寒积，见脐下硬结、大便不通、腹隐痛、四肢冷、脉沉迟；或阴寒内结，见腹胀水肿、大便不畅，皆可温下。常以温阳散寒的附子、干姜之类与泻药并用，如温脾汤、大黄附子汤；也有酌选巴豆以温逐寒积，如备急丸。

（3）润下：热盛伤津，或病后津亏，或年老津涸，或产后血虚而便秘，或长期便结而无明显兼证者，均可用润下。常选用清润滑肠的五仁汤、麻仁丸等。

（4）逐水：水饮停聚体内，或胸胁有水气，或腹肿胀满，或水饮内停且腑气不通，凡脉证俱实者，皆可逐水。常选十枣汤、舟车丸、甘遂通结汤等。

2. 注意事项

（1）注意下之时机：使用下法，意在祛邪，既不宜迟，也不可过早，总以及时为要。只要表解里实，选用承气诸剂，釜底抽薪，顿挫邪势，常获良效。临床每见通便二三次后，高热递退，谵语即止，舌润津复。如邪虽陷里，尚未成实，过早攻下，则邪正相扰，易生变证。如伤寒表证未罢，病在阳也，下之则会转为结胸；或邪虽入里，而散漫于三阴经络之间，尚未结实，若攻下之，可成痞气。然而临床若拘于“下不厌迟”和“结粪方下”之说，以致邪已入里成实，医者仍失时不下，可使津液枯竭，攻补两难，甚则势难挽回。

（2）注意下之峻缓：使用下法逐邪，当度邪之轻重，察病之缓急，以定峻下缓下。如泻实热多用承气汤，但因热结之微甚而有所选择：大承气用于痞满燥实兼全者，小承气用于痞满而燥实轻者，调胃承气则用于燥实而痞满轻者。泻剂之剂量亦与峻缓有关。一般量多剂大常峻猛，量少剂小则缓和。此外泻下之峻缓，尚与剂型有关，攻下之力，汤剂胜于丸散，如需峻下，反用丸剂，亦可误事；如欲缓下，则宜丸剂，如麻仁丸之用于脾约证等。

（3）注意分清虚实：实证当下，已如前述。虚人禁下，古籍早有明文，诸如患者阳气素微者不可下，下之则呃；患者平素胃弱，亦不可下，下之则易出变证。对这些虚人患病，又非下不可，则当酌选轻下之法，或选润导之法，或选和下之法；亦可采取先补而后攻，或暂攻而随后补。此皆辨虚人之下，下之得法之需也。

（四）消法

消法，亦称消导法或消散法，即通过消导和散结，使积聚之实邪逐渐消散的治法。消法应用广泛，主要包括化食、磨积、豁痰、利水等几个方面。

1. 应用要点

（1）化食：化食为狭义之消法，亦称消食法，即用消食化滞的方药以消导积滞。适用于因饮食不节，食滞肠胃，以致纳差厌食、上腹胀闷、嗳腐呕吐、舌苔厚腻等症。一般多选保和丸、楂曲平胃散之类。如病情较重，腹痛泄泻、泻下不畅、苔厚黄腻，多属食滞兼有湿热，又宜选用枳实导滞丸之类，以消积导滞、清利湿热；脾虚而兼食滞者，则宜健脾消导，常用枳术丸之类。

（2）磨积：就气积之治疗而言，凡脾胃气滞，均宜行气和胃，如胃寒气滞，疼痛较甚者，用良附丸；如兼火郁，则用越鞠丸；肝郁气滞，宜行气疏肝，一般多用柴胡疏肝散；兼见血瘀刺痛者，加用丹参饮等。就血积之治疗而言，则须视血瘀之程度而酌选活血、行血及破血之法。活血，是以调节寒热偏胜为主，辅以活血之品，以促进血液运行。如寒凝血瘀之痛经，用温经汤加减；温病热入营血兼有瘀滞，用清营汤加减等。行血，是以活血为主，配以行气之品，以收通畅气血、宣痹止痛之效。如用失笑散治真心痛及胸胁痛。破血，是以破血逐瘀为主，或与攻下药并用，以攻逐瘀血、蓄血及痞块，常用血府逐瘀汤、桃核承气汤、大黄䗪虫丸等。

（3）豁痰：由于肺为贮痰之器，故豁痰则以治肺为主。而脾为生痰之源，故化痰常兼治脾。风寒犯肺，痰湿停滞，宜祛风化痰，如用止嗽散、杏苏散；痰热相结，壅滞于肺，又宜清热化痰，如用清气化痰丸；痰湿内滞，肺气上逆，则宜祛痰平喘，偏寒者用射干麻黄汤，兼热者用定喘汤；脾虚而水湿运化失权，聚而生痰，痰湿较显者用二陈汤。

（4）利水：利水一法，既应区别水停之部位，又须辨明其性质。如水饮内蓄，其在中焦者，为渴为呕，为下利，为心腹痛，症状多端，一般可用茯苓、白术、半夏、吴茱萸等为主药；其在下焦者，虚冷则温而导之，如肾气丸；湿热则清而泄之，如八正散。水饮外溢者，必为水肿，轻则淡渗利湿，重则从其虚实而施剂。阴水宜温利之方，如实脾散；阳水宜清利之剂，如疏凿饮子等。

2. 注意事项

（1）注意辨清病位：由于病邪郁滞之部位有在脏、在腑、在气、在血、在经络等不同，消散之法亦应按其受病部位之不同而论治，用药亦须使其直达病所，俾使药专攻疾，既收效迅捷，又不致诛伐无辜。

（2）注意辨清虚实：消法虽不及下法猛烈，但总属攻邪之法，务须分清虚实，以免误治。如脾虚水肿，土衰不能制水而起，非补土难以利水；真阳大亏，肾功能衰竭不能主水而肿，非温肾难消其肿。其他如脾虚失运而食滞者，气虚津停而酿痰者，肾虚水泛而饮停者，血枯乏源而经绝者，皆非消导所可行，如妄用或久用之，则常会导致变证的发生。

（五）补法

补法，亦称补益法，即通过补益人体的阴阳气血，以消除各种不足证候，或扶正以祛邪，促使病证向愈的治法。

1. 应用要点

补法的内容十分丰富，其临床应用甚为广泛，但究其大要，主要包括以下几个方面。

（1）补气：气虚为虚证中常见的证候，但有五脏偏重之不同，故补气亦有补心气、补肺气、补脾气、补肾气、补肝气等不同法则。尚须指出的是，因少火生气，血为气之母，故补气中应区别不同情况，配以助阳药和补血药，则收效更佳。

（2）补血：血虚临床亦甚常见，若出现头晕目眩、心悸怔忡、月经量少、色淡、面唇指甲淡白失荣、舌淡脉细等症，当用补血之法，方如四物汤等。因气为血之帅，阳生阴长，故补血须不忘补气。

（3）补阴：阴虚亦为虚证中常见证候，其表现也很复杂，故补阴之要点重在分清病位，方能药证相对，收效显著。如不分清阴虚之所在，用滋肝阴之一贯煎去补肺阴，用养胃阴之益胃汤去补肾阴，缺乏针对性，势必影响效果。

（4）补阳：阳虚的临床表现，主要为畏寒肢冷、冷汗虚喘、腰膝酸软、腹泻水肿、舌胖而淡、脉沉而迟等症，当用补阳之法，常选右归丸治肾阳虚，理中汤治脾阳虚，桂枝甘草汤治心阳虚等，都要注重分清病位。

2. 注意事项

（1）注意兼顾气血：气血皆是人体生命活动的物质基础，气为血帅，血为气母，关系极为密切，气虚可致血虚，血虚可致气虚。故治气虚常兼顾补血，如补中益气汤之配用当归；治血虚又常注重补气，如当归补血汤之重用黄芪。至于气血两亏者，自应气血双补。

（2）注意调补阴阳：阴和阳在整个病机变化过程中，可分不可离。一方虚损，常可导致对方的失衡。例如肾阴虚久则累及肾阳，肾阳虚也可累及肾阴，常形成阴损及阳或阳损及阴的肾阴阳两虚。因此，不仅对肾阴阳两虚治以阴阳双补，而且对于单纯阴虚或阳虚之证，补益时也应顾及对方。所以张景岳在《景岳全书》中就强调："善补阳者，必于阴中求阳，则阳得阴助而生化无穷；善补阴者，必于阳中求阴，则阴得阳升而泉源不竭。"此说极为精当。

（3）注意分补五脏：每一脏腑的生理功能不同，其虚损亦各具特点，故《难经》提出了"五脏分补"之法。由于"肾为先天之本""脾为后天之本"，故补益脾肾二脏，素为医家所重，至于补脾补肾，孰重孰轻，当视具体病情而各有侧重，不可偏废。

（4）注意补之峻缓：补有峻缓，应量证而定。凡阳气骤衰，真气暴脱，或血崩气脱，或津液枯竭，皆宜峻补，使用大剂重剂，以求速效。如正气已虚，但邪气尚未完全消除，宜用缓补之法，不求速效，积以时日，渐以收功。对于病虽属虚，而用补法有所顾忌者，如欲补气而于血有虑，欲补血又恐其碍气，欲补上而于下有碍，欲补下而于上有损，或其症似虚非虚，似实非实，则可择甘润之品，用平补之法较为妥当。此外，对于虚不受补者，如拟用补，更当以平补为宜。

（5）注意不可妄补：虚证当补，无可非议。但因药性皆偏，益于此必损于彼。大凡有益于阳虚者，必不利于阴；有益于阴虚者，必不利于阳。同时无毒之药，性虽和平，久用多用则亦有偏胜。由此可知，无虚之证，妄加以补，不仅无益，反而有害。此外，若逢迎病家畏攻喜补之心理而滥施补剂，则为害尤甚。

（六）温法

温法，亦称温阳法。即通过扶助人体阳气以温里祛寒、回阳，从而消除里寒证的治法。主要包括温里散寒、温经散寒和回阳救逆三个方面。

1. 应用要点

（1）温里散寒：由于寒邪直中脏腑，或阳虚内寒，症见身寒肢凉、脘腹冷痛、呕吐泄泻、舌淡苔润、脉沉迟弱等，宜温中散寒，常选用理中汤、吴茱萸汤之类。若见腰痛水肿、夜尿频频等症，则属脾肾虚寒，阳不化水，水湿泛滥，又宜酌选真武汤、济生肾气丸等，以温肾祛寒、温阳利水。

（2）温经散寒：由于寒邪凝滞经络，血脉不畅，症见四肢冷痛、肤色紫暗、面青舌瘀、脉细而涩等，法当温经散寒、养血通脉，常选用当归四逆汤等。如寒湿浸淫、四肢拘急，发为痛痹，亦宜温散，常用乌头汤。

（3）回阳救逆：由阳虚内寒可进而导致阳气虚脱，症见四肢厥逆、畏寒蜷卧、下利清谷、冷汗淋漓、气短难续、口鼻气冷、面色青灰、苔黑而润、脉微欲绝等，急宜回阳救逆，并辅以益气固脱，常酌选四逆汤、参附汤、回阳救急汤等。

2. 注意事项

（1）注意辨识假象：使用温法，必须针对寒证，勿为假象所惑，对真热假寒，尤须仔细辨明，以免误用温法。如伤寒化燥，邪热传里，见口燥咽干、便闭谵语，以及斑黄狂乱、出血便血诸症，均不可温。若病热已深，厥逆渐进，舌则干枯，反不知渴；又或夹热下利，神昏气弱；或脉来涩滞，反不应指；或面似烟熏，形如槁木，近之无声，望之似脱；甚至血液衰耗，筋脉拘挛，但唇齿舌干燥而不可解者。凡此均属真热假寒之候，均不宜温。若妄投热剂，必致贻误，使病势逆变。

（2）注意掌握缓急：寒证较重，温之应峻；寒证轻浅，温之宜缓。由于温热之药，性皆燥烈，因而临床常见温之太过，寒证虽退，但因耗血伤津，反致燥热之证。因此，如非急救回阳，宜少用峻剂重剂。寒而不虚，当专用温；若寒而且虚，则宜甘温，取其补虚缓寒。而兼痰、兼食、兼滞者，均宜兼而治之。故温法之运用，应因证、因人、因时，方能全面照顾。

（七）和法

和法，亦称和解法，即通过和解表里的方药，以解除半表半里证的一种治法。和法的内容丰富，应用广泛，究其大要，对外感疾病用于和解表里，对内伤杂病则主要用于调和肝脾、调和胆胃以及调和胃肠等方面。

1. 应用要点

（1）和解表里：外感半表半里之证，邪正相争，症见往来寒热、胸胁苦满、心烦喜呕、口苦咽干、苔薄、脉弦等，法当和解表里，以扶正祛邪、清里达表的小柴胡汤为代表。

（2）调和肝脾：情志抑郁，肝脾失调，症见两胁作痛，寒热往来，头痛目眩，口燥咽干，神疲食少，月经不调，乳房作胀，脉弦而细者，宜选逍遥散疏肝解郁、健脾和中。传经热邪，阳气内郁，而致手足厥逆；或脘腹疼痛，或泻痢下重者，又宜用四逆散疏肝理脾，和解表里。如胁肋疼痛较显，用柴胡疏肝散较佳。若因肝木乘脾，症见肠鸣腹痛，痛则泄泻，脉弦而缓者，宜泻肝补脾，用痛泻要方之类。

（3）调和胆胃：胆气犯胃，胃失和降，症见胸胁胀满，恶心呕吐，心下痞满，时或发热，心烦少寐，或寒热如疟，寒轻热重，胸胁胀痛，口苦吐酸，舌红苔白，脉弦而数者，法当调和胆胃，以蒿芩清胆汤为代表方。

（4）调和胃肠：邪在胃肠，寒热失调，腹痛欲呕、心下痞硬等症，治宜寒温并用、调和胃肠，常以干姜、黄芩、黄连、半夏等为主组方。胃气不调，心下痞硬，但满不痛，或干呕或呕吐、肠鸣下利者，宜用半夏泻心汤，以和胃降逆，开结除痞。伤寒胸中有热，胃中有寒，升降失常，腹中痛，欲呕吐者，又宜用黄连汤，以平调寒热，和胃降逆。

2. 注意事项

（1）辨清偏表偏里：邪入少阳，病在半表半里，固当用小柴胡以和解之，但有偏表偏里及偏寒偏热之不同，又宜适当增损，变通用之。一般而论，寒邪外袭，在表为寒，在里为热，在半表半里，则为寒热交界之所，故偏于表者则寒多，偏于里者则热多，用药须与之相称。

（2）兼顾偏虚偏实：邪不盛而正渐虚者，固宜用和法解之，但有偏于邪盛或偏于正虚之不同，治宜适当变通用之。如小柴胡用人参，所以补正气，使正气旺，则邪无所容，自然得汗而解；但亦有表邪失汗，腠理闭塞，邪无出路，由此而传入少阳，热气渐盛，此非正气之虚，故有不用人参而和解自愈者，是病有虚实不同，则法有所变通。仲景有小柴胡汤之加减法，对出现口渴者，去半夏，加人参、瓜蒌根；若不渴而外有微热者，去人参，加桂枝，即是以渴不渴分辨是否伤津，从而增减药物，变通之用法。

（3）不可滥用和法：由于和法适应证广，用之得当，疗效甚佳，且性平和，药势平稳，常为医者所采用，但又不可滥用。如邪已入里，燥渴、谵语诸症丛生，而仅以柴胡汤主之，则病不解；温病在表，未入少阳，误用柴胡汤，则变证迭生。此外，内伤劳倦，气虚血虚，痈肿瘀血诸证，皆可出现寒热往来，似疟非疟，均非柴胡汤所能去之。但柴胡汤也并非不可用于内伤杂病，若能适当化裁，斟酌用之，也常能收到良效。这些审证加减，则又不属滥用和法之例。

（八）吐法

吐法，是通过使之呕吐而排除留着于咽喉、胸膈、胃脘的痰涎、宿食和毒物等有形实邪，以达到治疗目的的治法。主要包括峻吐法、缓吐法与外探法三种。

1. 应用要点

（1）峻吐法：用于体壮邪实，痰食留在胸膈、咽喉之间的病证。如症见胸中痞硬、心中烦躁或懊侬、气上冲咽喉不得息、寸脉浮且按之紧者，是痰涎壅胸中，或宿食停于上脘之证，宜涌吐痰食，用瓜蒂散之类。如浊痰壅塞胸中的癫痫，以及误食毒物尚在胃脘者，宜涌吐风痰，用三圣散之类。如中风闭证，痰涎壅塞，内窍闭阻，不省人事，不能言语，或喉痹紧急，宜开闭涌吐，用救急稀涎散之类。峻吐法是适用于实证的吐法，如属中风脱证者则忌之。

（2）缓吐法：用于虚证催吐。虚证本无吐法，但痰涎壅塞非吐难以祛逐，只有用缓和的吐法，邪正兼顾以吐之，参芦饮为代表方。

（3）外探法：以鹅翎或指探喉以催吐，或助吐势。用于开提肺气而通癃闭，或助催吐方药迅速达到致吐目的。

2. 注意事项

（1）注意吐法宜忌：吐法用于急剧之证，收效固然迅速，但易伤胃气，故虚人、妊娠、产后一般不宜使用，如定须催吐才能除病，可选用外探法、缓吐法。

（2）注意吐后调养：催吐之后，要注意调理胃气，糜粥自养，不可恣进油腻煎炸等不易消化食品，以免更伤胃气。

附：涩法

涩法，亦称固涩法，即通过收敛固涩，以消除滑脱之证的治法。主要包括固表敛汗、固精涩尿、涩肠止泻三个方面。

1. 应用要点

（1）固表敛汗：表虚不固则多汗，无论自汗、盗汗，皆可用固表敛汗。自汗多属阳虚，应收敛与补气并用，方如牡蛎散等；盗汗多属阴虚，则应收敛与滋阴并用，方如生脉散加味。

（2）固精涩尿：肾气虚弱，精关不固，则遗精、滑精；肾气虚弱，膀胱失约，则多尿遗尿，均宜固肾收涩。遗精、滑精者，法当补肾固精，用金锁固精丸、水陆二仙丹之类；多尿遗尿者，则应补肾涩尿，用桑螵蛸散之类。

（3）涩肠止泻：脾阳不振，或脾肾阳衰，以致久泻不止，均宜涩肠止泻，一般可用桃花汤。脾阳不振，可与理中丸合方；脾肾阳衰，宜与四神丸并用；全身虚寒较显者，又宜选用真人养脏汤之类。

此外，用五味子收敛肺气，以治久咳；用金樱子、芡实等收敛固涩，以治带下，均属涩法范围。

2. 注意事项

（1）注意实证忌涩：涩法乃用于久病正虚，对于暴病邪实，切忌妄用。诸如热痢初起、伤食泄泻、热迫汗出、肺热喘咳、血热妄行等证，均不可妄用涩法，以免留邪，产生变证，而应重在祛邪，方能获效。对于外感病也忌涩法，而应宣透解肌，使邪外出；对内伤杂病，涩法用之不当，亦常引起口渴、干燥、便秘、腹胀等种种不良反应，故应慎之。

（2）重视治病之本：因涩法毕竟是一种偏于局部、重在对症之治法，非治本之法，故须审证求因，治本为要。试以汗证为例，内伤虚汗，亦非均须用涩。如气虚自汗，常以玉屏风散而获效；阴虚盗汗，则常用六味地黄丸而收功。可见无论自汗、盗汗，不应见汗止汗，而应审其发病之本，从整体辨证而治之。

上述八法，在临床上往往配合运用。因为病情是复杂多变的，单用一法难以适应，常须两法或多法合用，方能全面照顾。正如《医学心悟》所说："盖一法之中，八法备焉。八法之中，百法备焉。"所以临证处方，务须针对具体病情，灵活运用八法，才能获得良效。八法配合运用有以下几种常见方式。

一是汗下并用。病邪在表者宜汗，病邪入里者当下。如既有表证，又有里证，一般当先解表而后攻里。故《伤寒论》有表不解，不可攻里之禁。但在内外壅实，表里俱急时，则不能拘于先表后里之常法，而须汗下并用以表里双解。如桂枝加大黄汤证，既有恶风发热、头痛项强的表证，又有腹满而痛的里证，故用桂枝汤解表为主，复兼用大黄以攻里。而《金匮要略》之厚朴七物汤证，则又是里证重于表证，发热十日不解，脉仍见浮，表明表邪未除；腹满脉数，大便秘而不行，提示胃有实热气滞，病的重心趋于里。故方中重用厚朴、枳实消痞泄满，佐大黄的通便导滞，重在攻里为主，兼用桂枝、生姜、甘草、大枣解表散寒，调和营卫。其他如刘河间的双解散，则为汗、清、下三法合用之方，适用于风热壅盛，表里俱实之证。

二是补下并用。虚证用补，实证用攻，此为常法。但病有邪实正虚者，攻邪则正气不支，补正则邪实愈壅，先攻后补或先补后攻亦非所宜，则应攻补兼施，补下并用。如《伤寒六书》陶氏黄龙汤，治热病当下失下，心下硬满，下利纯清水，谵语，口渴，身热；或素体气血亏损，且患阳明胃家实之证；或因误治致虚，而腑实犹存者。方中既用大承气汤峻下以去其实，又用人参、当归等以救其虚，乃是治疗瘟疫应下失下，正虚邪实之名方。但攻下仍峻，用之宜慎。临床常见温病热结阴亏，燥屎不行，下之不通者，则补阴与攻下并用。例如《温病条辨》增液承气汤，方中既有增液汤以滋阴增液，又有硝、黄泄热通便，但用时仍宜审慎。故吴鞠通指出，阳明温病，下之不通，如属津液不足，无水舟停者，间服增液汤以增其津液，若其不下者，然后予增液承气汤缓缓服之。

三是温清并用。寒证当温，热证宜清，此为常法。但病有寒热错杂者，或上寒下热，或上热下寒，单用温不能祛其寒，单用清不能去其热，必须温清并用。《伤寒论》中温清并用之法甚多，如“伤寒，胸中有热，胃中有邪气，腹中痛，欲呕吐者，黄连汤主之”，此即在上之胸中有热，在下之胃中有寒，寒热失调，升降失司之证。故方中用黄连泄胸中之热，用干姜、桂枝温胃中之寒，从而促使寒散热消，升降恢复，诸证即愈。又如寒热交结之痞证，用半夏泻心汤治之，方中既有黄连、黄芩苦降泄热，又有干姜、半夏温辛以开痞散结。

四是消补并用。单纯积滞宜消，单纯虚证宜补。但如积聚与痰湿交阻，而又脾虚不运者，则宜消补并用。如《兰室秘藏》之枳实消痞丸，即为消痞与补脾并用之法，主治心下痞满，食欲缺乏，神气倦怠，或胸腹痞胀，食不消化，大便不畅者。方中既用枳实、厚朴、半夏、麦芽、黄连以消痞除满，化食和胃；又用参、术、苓、姜、草补气健脾，以助散结消痞之力，使攻不伤正，补不碍邪，共奏祛邪扶正之功。再如《金匮要略》之鳖甲煎丸，既有破血攻瘀、行气散结、利水消肿之品，以消癥散结，又有人参、阿胶补养气血之剂，亦属消补并用之法。

二、脏腑常用治法

（一）心之治法

1. 清心

即用清热、凉血、开窍的方药，治疗心经积热、热毒上扰、热蒙清窍的治法。主要包括清心泻火、清热凉血、清心开窍三法。

（1）清心泻火法：适用于心经积热的心烦失眠、口舌糜烂、小便短赤等症。以牛黄清心丸、清心莲子饮、导赤散为代表方。

（2）清热凉血法：适用于温病热入营血的发热且入夜尤甚、神昏谵语、出血发斑等症。以清营汤、犀角地黄汤为代表方。

（3）清心开窍法：适用于温邪内陷心包，热闭清窍的神昏谵语和痉厥之证。以安宫牛黄丸、紫雪丹、至宝丹为代表方。

2. 温心

即用温补心阳的方药治疗心阳虚损和心阳虚脱。主要包括温补心阳和回阳固脱二法。

（1）温补心阳法：适用于心阳不足的心悸、气短等症，可用桂枝甘草汤之类。若心阳痹阻证，见心前憋闷，甚则心痛、自汗、脉结代等。以栝楼薤白汤加活血化瘀和益气之品治之。

（2）回阳固脱法：适用于心阳虚脱之心悸、怔忡、大汗淋漓、四肢厥逆、口唇青紫、上气喘促、呼吸微弱，甚则晕厥昏迷、脉微欲绝之症。当急予参附汤或四逆加人参汤。

3. 补心

即用补益心之气阴的药物以改善心之虚损的治法。主要包括补养心阴和补益心气二法。

（1）补养心阴法：适用于心阴不足的心悸、心烦、易惊、失眠、健忘、多寐、口咽干燥等症。以天王补心丹和酸枣仁汤为代表方。

（2）补益心气法：适用于心气不足的心悸气短、自汗、倦怠无力、面色少华、舌胖嫩、脉虚等症。以养心汤为代表方；若气阴两虚，可选用炙甘草汤。

4. 镇心

即用镇心安神的药物，以改善心神不安的治法。适用于一切心神不安的心悸、失眠、多梦易惊等症。常用镇心丹、朱砂安神丸、磁朱丸等加减。

5. 开窍

即是用开窍药物使患者苏醒的治法。开窍法一般分为温开和凉开两种。温开主要适用于寒邪湿痰所致的中风、痰厥、气厥、突然昏倒、牙关紧闭、痰鸣不醒之症，以苏合香丸辛温开窍醒脑为代表；凉开适用于邪热上扰，逆传营血，呈现抽搐昏迷等症，以牛黄、至宝、紫雪“三宝”为代表。

（二）肝胆之治法

1. 疏肝

即通过解郁、理气、活血以疏畅肝郁之气滞血瘀的治法。主要包括疏肝调气、疏肝活血二法。

（1）疏肝调气法：适用于头部颠顶及两侧胀痛、胸胁胀痛、少腹胀痛、睾丸胀痛、行经胀痛等，以逍遥散、柴胡疏肝散、加味乌药汤为代表方。

（2）疏肝活血法：适用于肝气不疏而血瘀，胁肋刺痛、少腹胀痛拒按、月经量少而夹块等症，以疏肝解郁汤、膈下逐瘀汤为代表方。

2. 清肝

即以清热泻火为主，或佐以养阴，为消除肝胆火旺的治法，主要包括清解肝热、清肝止血二法。

（1）清解肝热法：适用于肝热所致之头昏、烦闷、目赤、阴囊肿痛，以及肝热伤阴所致之烦热、咽干、便结等症。以丹栀逍遥散、黑逍遥散、滋水清肝饮以及青蒿鳖甲汤之类为代表方。肝胆热重者宜选龙胆泻肝汤或当归龙荟丸之类。

（2）清肝止血法：适用于肝火灼胃的吐血，肝火犯肺的咯血、衄血，以及肝经血热的血崩等症。以十灰丸、四生丸、槐花散、清经止血汤等为代表方。

3. 养肝

即通过滋阴、养血以补肝之虚，缓肝之急。主要包括滋养柔肝、补养肝血二法。

（1）滋养柔肝法：适用于肝失柔润，以致拘挛、震颤、疼痛为主之肝阴不足之证。以芍药甘草汤、一贯煎、滋水清肝饮为代表方。

（2）补养肝血法：适用于肝血亏虚，症见头晕目眩、心悸耳鸣，或妇女崩漏等症。以四物汤、当归补血汤为代表方。

4. 平肝

即通过泻火、滋阴、重镇以平定潜镇肝阳。主要包括平抑肝阳、镇肝息风二法。

（1）平抑肝阳法：适用于肝阳上亢，以眩晕头痛、严重失眠、烦躁不安，或兼惊痫抽搐为主要见症者。以天麻钩藤饮、羚羊角散为代表方。

（2）镇肝息风法：适用于肝阳上扰，肝风内动，症见头目眩晕、耳鸣、抽搐震颤，甚则昏厥、口眼歪斜、半身不遂。以镇肝熄风汤、建瓴汤为代表方。

5. 温肝

即通过温阳散寒，以治疗肝寒病证。主要包括温肝散寒、温肝行气和温补肝阳三法。

（1）温肝散寒法：适用于寒邪伤肝，病势急骤，症见四肢厥冷、指甲青紫、腹冷痛，或囊卷阴缩，或腿肚转筋。以当归四逆汤、当归四逆加吴茱萸生姜汤为代表方。

（2）温肝行气法：适用于肝寒气滞，小腹疼痛，或痛引睾丸之证。以天台乌药散、暖肝煎为代表方。

（3）温补肝阳法：适用于素体阳虚，复遭寒入伤肝，症见颠顶头痛、呕吐涎沫、脘腹冷痛、四肢不温、小腿拘挛。以吴茱萸汤、吴萸木瓜汤为代表方。

6. 清胆

即清除胆热的治法，主要包括清胆利湿、清胆和胃、清胆豁痰三法。

（1）清胆利湿法：适用于肝胆郁结而胁痛，湿热内蕴、胆汁外溢而发为黄疸者。以茵陈蒿汤为代表方。

（2）清胆和胃法：适用于肝胆湿热所致的烦热、失眠、眩晕、呕吐等症。以蒿芩清胆汤为代表方。

（3）清胆豁痰法：适用于胆虚痰湿所致之易惊、心悸、眩晕、失眠、呕吐等症。以温胆汤、半夏白术天麻汤为代表方。

（三）脾胃之治法

1. 健脾

即通过补益脾气以恢复其运化功能的治法。主要包括补气健脾、补气升陷两法。

（1）补气健脾法：适用于脾气虚弱，症见食欲缺乏、肠鸣便溏、短气懒言等。以四君子汤、香砂六君子汤和参苓白术散为代表方。

（2）补气升陷法：适用于脾虚中气下陷，症见少气懒言、阴挺、脱肛、泄泻、遗尿、带下、久痢、气虚发热、气虚便秘等。以补中益气汤、升陷汤、举元煎为代表方。

2. 温脾

即通过温补脾胃之阳以消除中焦虚寒的治法。主要包括温运脾阳、温胃祛寒法。

（1）温运脾阳法：适用于中焦虚寒证之呕吐、泄泻、腹脘胀痛、喜温喜按等。以大建中汤、小建中汤、温脾汤为代表方。

（2）温胃祛寒法：适用于素体阳虚胃寒，经常呕吐、胃痛而喜温喜按者；或寒邪伤胃，发病较急，呕吐、胃脘胀痛且喜热者。以吴茱萸汤、良附丸等为代表方。

3. 养胃

即通过滋养脾胃之阴以恢复脾胃受纳、运化功能的治法。主要包括滋养脾阴和胃阴二法。

（1）滋养脾阴法：适用于脾阴不足而运化失常之长期低热、口干舌燥、气短乏力、食欲缺乏、大便不畅等症。以参苓白术散为代表方。

（2）滋养胃阴法：适用于温病后期，胃液被劫，而见口干、咽燥、渴喜冷饮等症。以益胃汤、五汁饮、甘露饮为代表方。

4. 清胃

即清泄胃热之治法。主要包括清泄阳明胃热和清泄胃中积热二法。

（1）清泄阳明胃热法：适用于阳明热盛，或温病邪在气分呈现高热、汗出、烦渴引饮等症。以白虎汤为代表方。若热病后期，余热未尽，气阴两伤，呈现烦渴呕逆，少气虚烦者，宜竹叶石膏汤清热生津、益气和胃。

（2）清泄胃中积热法：适用于胃中积热，症见口臭、口疮、牙痛，喜凉畏热，或齿龈红肿溃烂，或唇口腮颊肿痛等。以清胃散为代表方。

5. 泻胃

即用通里攻下方药以泄胃热、下积滞之治法。

适用于胃热与肠中积滞相结的腑实证，出现腹胀满痛、大便秘结，甚至神昏谵语等症。以三承气汤为代表方。

6. 和胃

即用消导食积的方药，消除气滞食积，以调和胃气的治法。

适用于饮食停滞于胃或积滞中焦而生湿蕴热，症见脘腹痞满、嗳腐噫气、恶食吐泻，或大便不畅者。以保和丸、枳实导滞丸为代表方。

7. 降胃

即用顺气降逆之方药以纠正胃气上逆的治法。主要包括温胃降逆法和清胃降逆法二法。

（1）温胃降逆法：适用于因寒证所致之呕吐、呃逆。以大半夏汤、旋覆代赭石汤、干姜人参半夏丸、丁香柿蒂汤为代表方。

（2）清胃降逆法：适用于热证所致的呕吐、呃逆。以橘皮竹茹汤、黄连苏叶汤为代表方。

（四）肺之治法

1. 宣肺

即宣通肺气而恢复其肃降功能之治法。主要包括宣肺散寒、宣肺散热、宣肺降逆及宣肺行水四法。

（1）宣肺散寒法：适用于寒邪束表，肺失宣肃，症见恶寒发热、头身疼痛、鼻塞、咳嗽、胸闷不舒、吐痰清稀。以麻黄汤、荆防败毒散为代表方。

（2）宣肺散热法：适用于温邪侵袭，肺卫失宣，症见身热恶风、咽痛、流涕、咳嗽、舌尖红、脉浮等。以桑菊饮、银翘散为代表方。

（3）宣肺降逆法：适用于邪犯肺卫，肺失肃降而喘促、咳嗽者。偏寒的用三拗汤之类，偏热者用麻杏甘石汤之类。

（4）宣肺行水法：适用于外邪侵犯，肺气不宣，不能通调水道，因而水湿停滞，症见水肿、小便不利，兼有恶风、发热、脉浮等。以越婢汤及越婢加术汤为代表方。

2. 温肺

即用温阳、祛痰、化饮、降逆的方药以治疗因肺寒所致的痰、哮、喘、咳等症。主要包括温肺平喘、温肺止咳二法。

（1）温肺平喘法：适用于肺寒喘证与哮病。以小青龙汤、苏子降气汤、射干麻黄汤、苓甘五味姜辛半夏杏仁汤为代表方。

（2）温肺止咳法：适用于肺寒咳嗽，痰多、清稀、色白等症，以止咳散为代表方。

3. 清肺

即通过清泄肺热、清热降逆以消除热毒壅肺、肺热喘咳的治法。主要包括清肺降逆、清肺解毒二法。

（1）清肺降逆法：适用于肺热喘咳之证，以麻杏甘石汤、定喘汤为代表方。

（2）清肺解毒法：适用于热毒壅肺，症见发热、胸痛、咳唾脓血；或咽喉肿痛、腮颊肿痛。以千金苇茎汤、普济消毒饮等为代表方。

4. 润肺

即用滋养肺阴的方药以润肺燥的治法。

适用于温燥伤肺，津液被灼，出现头痛身热、心烦口渴、干咳无痰，或痰少咳出不畅，咳甚则胸痛、鼻燥咽干、咽喉疼痛，既有肺热，又已伤津等症。以桑杏汤、沙参麦冬汤、养阴清肺汤为代表方。

5. 补肺

即通过补肺气、养肺阴以消除肺虚证候的治法。主要包括补益肺气、滋养肺阴、双补气阴三法。

（1）补益肺气法：适用于肺气虚弱的少气懒言、声低气短、动则气促、自汗等症。以补中益气汤、玉屏风散、人参蛤蚧散为代表方。

（2）滋养肺阴法：适用于肺阴不足，或肺痨阴虚的干咳无痰、痰中带血、午后潮热、盗汗遗精等症。以琼玉膏、百合固金汤为代表方。

（3）双补气阴法：适用于肺之气阴两虚的气短懒言、头昏少神、咽干口渴、久咳、汗多、唇舌干燥等症。以生脉散为代表方。

6. 敛肺

即通过收敛肺气以止咳、平喘、止汗、止血的治法。主要包括敛肺降逆、敛肺止血、敛肺止汗三法。

（1）敛肺降逆法：适用于肺气耗散，肺虚不敛的久咳不止、脉细而数之症。以五味子汤、人参补肺饮为代表方。

（2）敛肺止血法：适用于久咳不愈并见咯血者。以五味子、白及、阿胶、海蛤粉等敛肺、止血药为主，辅以百合、百部、贝母等润肺、化痰、止咳之品，共收敛肺止血之效。

（3）敛肺止汗法：适用于气阴两虚，卫外失固而自汗、盗汗甚多、久汗不止等症。以生脉散为代表方。

7. 泻肺

即通过宣泄逐饮、通调水道以消除和改善痰水壅肺的治法。适用于痰水壅肺的喘息气促、胸胁疼痛等症。轻症选葶苈大枣泻肺汤，重症以十枣汤或大陷胸汤为代表方。

（五）肾之治法

1. 滋肾

即用滋养肾阴的方法以改善肾阴不足的治法。主要包括滋养肾阴、滋阴降火、滋肾纳气三法。

（1）滋养肾阴法：适用于肾阴不足，症见腰酸、遗精、盗汗、头痛、耳鸣、咽干、舌燥等。以左归饮、左归丸为代表方。

（2）滋阴降火法：适用于肾阴亏虚，虚火上炎，症见骨蒸潮热、头目眩晕、耳鸣耳聋、失眠盗汗、遗精梦泄、消渴等。以六味地黄丸、知柏地黄丸、大补阴丸为代表方。

（3）滋肾纳气法：适用于肾阴亏虚，阴虚阳浮，以致肾不纳气而喘促者。以都气丸、八仙长寿丸等为代表方。

2. 温肾

即用温补肾阳的方药以改善肾阳虚损的治法。主要包括温肾助阳、温肾救逆、温肾利水三法。

（1）温肾助阳法：适用于肾阳不足之阳痿、滑精、不育等症。以人参鹿茸丸为代表方。

（2）温肾救逆法：适用于肾阳虚衰的厥逆、脉微欲绝等症。以四逆汤、参附汤为代表方。

（3）温肾利水法：适用于肾阳不足，气化不行，水湿泛滥，症见面身水肿、肢体沉重、小便不利、形寒肢冷等。以真武汤、济生肾气丸为代表方。

3. 固肾

即用收敛固涩肾气的药物以改善肾气不固的治法。主要包括固肾涩精、固肾止带、固肾缩尿三法。

（1）固肾涩精法：适用于肾虚不固，遗精滑泄，日久不愈，兼见盗汗、虚烦、腰痛、耳鸣等症。以固精丸为代表方。

（2）固肾止带法：适用于肾虚不固，见白带清稀、久下不止、腰膝酸软、小便频数、头晕目眩等症。以固肾止带丸（鹿角霜、菟丝子、牡蛎、白术、杜仲、莲须、银杏、芡实）为代表方。

（3）固肾缩尿法：适用于肾虚不固，膀胱失约，见小便频遗、淋沥不断或小儿遗尿等症。以缩泉丸、桑螵蛸散为代表方。

第三章 中医辨证

第一节 八纲基本证

一、阴阳辨证

阴阳是指归类病证类别的两个纲领。

阴阳是辨别疾病类别的基本大法。阴、阳分别代表事物相互对立的两个方面，它无所不指，也无所定指，故疾病的性质、证的类别以及临床表现，一般都可用阴阳进行概括或归类。《素问·阴阳应象大论篇》说："善诊者，察色按脉，先别阴阳"。《类经·阴阳类》说："人之疾病……必有所本，或本于阴，或本于阳，病变虽多，其本则一。"《景岳全书·传忠录》亦说："凡诊病施治，必须先审阴阳，乃为医道之纲领，阴阳无谬，治焉有差？医道虽繁，而可以一言蔽之者，曰阴阳而已。"由此可见阴阳在辨别病证中的重要性。

阴证与阳证的划分是根据阴阳学说中阴与阳的基本属性。凡临床上出现具有兴奋、躁动、亢进、明亮、偏于身体的外部与上部等特征的临床表现、病邪性质为阳邪、病情变化较快的表证、热证、实证时，一般可归属为阳证的范畴；出现具有抑制、沉静、衰退、晦暗、偏于身体的内部与下部等特征的临床表现、病邪性质为阴邪、病情变化较慢的里证、寒证、虚证时，一般可归属为阴证的范畴。

阴阳是八纲中的总纲。表证与里证、寒证与热证、虚证与实证反映了病变过程中几种既对立又统一的矛盾现象。此三对证是分别从不同的侧面来概括病情的，所以只能说明疾病在某一方面的特征，而不能反映出疾病的全貌。六类证型相互之间虽然有一定的联系，但既不能相互概括，也不能相互取代，六者在八纲中的地位是相等的。因此，为了对病情进行更高层面或总的归纳，可以用阴证与阳证概括其他六类证，即表证、热证、实证属阳，里证、寒证、虚证属阴，因此，阴阳两纲可以统帅其他六纲而成为八纲中的总纲。

阴证与阳证的划分不是绝对的，是相对而言的。如与表证相对而言，里证属于阴证，但里证又有寒热、虚实之分，相对于里寒证与里虚证而言，里热证与里实证则又归于阳证的范畴。因此，临床上在对具体病证归类时会存在阴中有阳，阳中有阴的情况。

二、表里辨证

表里是辨别病变部位外内浅深的两个纲领。

表与里是相对的概念，如皮肤与筋骨相对而言，皮肤属表，筋骨属里；脏与腑相对而言，腑属表，脏属里；经络与脏腑相对而言，经络属表，脏腑属里；经络中三阳经与三阴经相对而言，三阳经属表，三阴经属里等。

表里主要代表辨证中病位的外内浅深，一般而论，身体的皮毛、肌腠、经络在外，属表；血脉、骨髓、脏腑相对在内，属里。因此，临床上一般把外邪侵犯肌表，病位浅者，称为表证；病在脏腑，病位深者，称为里证。从病势上看，外感病中病邪由表入里，疾病渐增重为势进；病邪由里出表，疾病渐减轻为势退。因而前人有病邪入里一层，病深一层，出表一层，病轻一层的认识。

辨别表里对于外感疾病来说，尤为重要。这是由于内伤杂病的证型一般属于里证范畴，主要应辨别"里"所在的具体脏腑的病位。而外感病则往往具有由表入里、由浅而深、由轻而重的发展传变过程，因此，表里辨证是对外感病发展的不同阶段的基本认识，它可说明病情的轻重浅深及病机变化的趋势，可为把握疾病演变的规律及取得诊疗的主动性提供依据。

（一）表证

表证是指外感疾病的初期阶段，正（卫）气抗邪于肤表浅层，以新起恶寒发热为主要特征的证。

1. 临床表现

新起恶风寒，或恶寒发热，头身疼痛，喷嚏，鼻塞，流涕，咽喉痒痛，微有咳嗽、气喘，舌淡红，舌苔薄，脉浮。

2. 证因分析

六淫、疫疠等邪气，经皮毛、口鼻侵入机体，正邪相争于肤表，阻遏卫气的正常宣发、温煦功能，故见恶寒发热；外邪束表，经气郁滞不畅，不通则痛，故有头身疼痛；皮毛受邪，内应于肺，鼻咽不利，故打喷嚏、鼻塞、流清涕，咽喉痒痛；肺气失宣，故微有咳嗽、气喘；病邪在表，尚未入里，没有影响胃气的功能，舌象没有明显变化，故舌淡红、苔薄；正邪相争于表，脉气鼓动于外，故脉浮。

表证发生，主要是感受六淫之邪，临床常见的表证有风邪袭表证、寒邪束表证、风热犯表证、湿邪遏表证、燥邪犯表证、暑湿伤表证、热邪犯表证及疫疠证的早期阶段等。

本证以新起恶寒发热、脉浮等症状为辨证要点。

（二）里证

里证是指病变部位在内，脏腑、气血、骨髓等受病所反映的病证。

1. 临床表现

里证的范围极为广泛，凡非表证（及半表半里证）的特定证候，一般都属里证的范畴，因此其表现多种多样。

2. 证因分析

里证形成的原因有三个：一是外邪袭表，表证不解，病邪传里，形成里证；二是外邪直接入里，侵犯脏腑等部位，即所谓“直中”为病；三是情志内伤、饮食劳倦等因素，直接损伤脏腑气血，或脏腑气血功能紊乱而出现各种证。由于里证形成的原因及表现不同，其证候机制亦各不相同。

本证以脏腑、气血津液等异常所致症状为辨证要点。

（三）半表半里证

半表半里证指病变既非完全在表，又未完全入里，病位处于表里进退变化之中，以寒热往来等为主要表现的病证。

1. 临床表现

寒热往来，胸胁苦满，心烦喜呕，默默不欲饮食，口苦，咽干，目眩，脉弦。

2. 证因分析

属六经辨证中的少阳病证，多因外感病邪由表入里的过程中，邪正相争，少阳枢机不利所致。

本证以寒热往来、胸胁苦满、口苦、咽干、目眩、脉弦等症状为辨证要点。

三、寒热辨证

寒热是辨别疾病性质的两个纲领。

病邪有阳邪与阴邪之分，正气有阳气与阴液之别，寒证与热证实际是机体阴阳偏盛、偏衰的具体表现，正如张景岳所说："寒热乃阴阳之化也。"阴盛或阳虚则表现为寒证，阳盛或阴虚则表现为热证。《素问·阴阳应象大论篇》所言"阳胜则热，阴胜则寒"及《素问·调经论篇》所说"阳虚则外寒，阴虚则内热"即是此意。

寒象、热象与寒证、热证既有区别，又有联系。如恶寒、发热等可被称为寒象或热象，是疾病表现的征象，与反映疾病本质的寒证或热证是不同的。一般情况下，疾病的本质和表现的征象多是相符的，热证多见热象，寒证多见寒象。但反过来，出现某些寒象或热象时，疾病的本质不一定就是寒证或热证。因此，寒热辨证，不能孤立地根据个别症状做判断，而是应在综合分析四诊资料的基础上进行辨识。

辨清寒证与热证，对于认识疾病的性质和指导治疗具有重要意义，是确定"寒者热之，热者寒之"治疗法则的依据。

（一）寒证

寒证是指感受寒邪，或阳虚阴盛，导致机体功能活动衰退所表现的具有"冷、凉"特点的证候。由于阴盛可表现为寒的证，阳虚亦可表现为寒的证，故寒证有实寒证与虚寒证之分。

1. 临床表现

恶寒（或畏寒）喜暖，肢冷蜷卧，冷痛喜温，口淡不渴，痰、涕、涎液清稀，小便清长，大便溏薄，面色苍白，舌质浅淡，苔白而润，脉紧或迟等。

2. 证因分析

多因感受寒邪或过服生冷寒凉所致，起病急骤，体质壮实者，多为实寒证；因内伤久病，阳气虚弱而阴寒偏胜者，多为虚寒证；寒邪袭于表者，多为表寒证；寒邪客于脏腑或因阳虚阴盛所致者，多为里寒证。阳气虚弱，或因外寒阻遏阳气，形体失却温煦，故见恶寒（或畏寒）喜暖、肢冷蜷卧、冷痛喜温等症；阴寒内盛，津液未伤，所以口淡不渴，痰、涕、涎液、大小便等分泌物、排泄物澄澈清冷，苔白而润；寒邪束遏阳气则脉紧，阳虚推动缓慢则脉迟。

本证以怕冷喜暖与分泌物、排泄物澄澈清冷等症状共见为辨证要点。

（二）热证

热证是指感受热邪，或脏腑阳气亢盛，或阴虚阳亢，导致机体功能活动亢进所表现的具有"温、热"特点的证候。由于阳盛可表现为热的证，阴虚亦可表现为热的证，故热证有实热证、虚热证之分。

1. 临床表现

发热，恶热喜冷，口渴欲饮，面赤，烦躁不宁，痰涕黄稠，小便短黄，大便干结，舌红少津，舌苔黄燥，脉数等。

2. 证因分析

多因外感火热阳邪，或过服辛辣温热之品，或寒湿郁而化热，或七情过激，五志化火等导致体内阳热过盛所致，病势急骤，形体壮实者，多为实热证；因内伤久病，阴液耗损而阳气偏亢者，多为虚热证；风热之邪袭于表者，多为表热证；热邪盛于脏腑，或因阴虚阳亢所致者，多为里热证。由于阳热偏盛，津液被耗，或因阴液亏虚而阳气偏亢，故见发热、恶热、面赤、烦躁不宁、舌红、苔黄、脉数等症；热伤阴津，故见口渴欲饮、痰涕黄稠、小便短黄、大便干结、舌红少津等症。

本证以发热恶热与分泌物、排泄物黏浊色黄等症状共见为辨证要点。

四、虚实辨证

虚实是指辨别邪正盛衰的两个纲领，主要反映病变过程中人体正气的强弱和致病邪气的盛衰。

《素问·通评虚实论篇》说："邪气盛则实，精气夺则虚。"《景岳全书·传忠录》亦说："虚实者，有余不足也。"实主要指邪气盛实，虚主要指正气不足，所以实与虚是用以概括和辨别邪正盛衰的两个纲领。

由于邪正斗争是疾病过程中的根本矛盾，阴阳盛衰及其所形成的寒热证，亦存在着虚实之分，所以分析疾病过程中邪正的虚实关系，是辨证的基本要求，因而《素问·调经论篇》有"百病之生，皆有虚实"之说。通过虚实辨证，可以了解病体的邪正盛衰，为治疗提供依据。实证宜攻，虚证宜补，虚实辨证准确，攻补方能适宜，才能免犯实实虚虚之误。

（一）虚证

虚证是以人体阴阳、气血、津液、精髓等正气亏虚为主要矛盾，而邪气不显著为基本病机的一类证候。

1. 临床表现

由于损伤正气的不同及影响脏腑器官的差异，虚证的表现也各不相同。

2. 证因分析

多因先天禀赋不足，后天失调或疾病耗损所致。如饮食失调，营血生化不足；思虑太过、悲哀惊恐、过度劳倦等，耗伤气血营阴；房事不节，耗损肾精元气；久病失治、误治，损伤正气；大吐、大泻、大汗、出血、失精等，使阴阳气血耗损，均可形成虚证。

本证以临床表现具有“不足、松弛、衰退”等特征为辨证要点。

（二）实证

实证是指人体感受外邪，或疾病过程中阴阳气血失调，体内病理产物蓄积，以邪气盛实、正气不虚为基本病机的一类证候。

1. 临床表现

由于感邪性质与病理产物的不同，以及病邪侵袭、停积部位的差别，实证的表现也各不相同。

2. 证因分析

实证的形成主要有两方面：一是因风寒暑湿燥火、疫疠以及虫毒等邪气侵犯人体，正气奋起抗邪所致；二是内脏功能失调，气化失职，气机阻滞，形成痰、饮、水、湿、脓、瘀血、宿食等有形病理物质，壅聚停积于体内所致。

本证以临床表现具有“有余、亢盛、停聚”等特征为辨证要点。

第二节
六淫辨证

六淫之邪侵袭人体，机体必然发生一定的病理变化，并通过不同的症状和体征反映出来。因此，六淫辨证是根据六淫各自的自然特性和致病特点，探求疾病所属何因的辨证方法。六淫病证的发生，往往与季节有关。如春多风病，夏多暑病，长夏多湿病，秋多燥病，冬多寒病。在四时气候变化中，六淫病证并不是固定的，且人体感受邪气，也不是单一的，例如风有风寒、风热、风湿；暑有暑热、暑湿、暑风等，因此，疾病的表现也是复杂多变的。

此外，临床上还有一些病证，其病因并不是外感六淫所致，而是在疾病发展过程中由于内部病理变化所产生的类似六淫的证候，称为内风证、内寒证、内湿证、内燥证、内火证等，其实质上是一种象征性的病理归类，应注意辨析。

一、风淫证

风淫证是指感受外界风邪所致的一类证，或称外风证。根据风邪侵袭所反映病位的不同，风淫证常有风邪袭表证、风邪犯肺证、风客肌肤证、风邪中络证、风窜关节证、风水相搏证等。风为百病之长，根据与外风兼见证候的不同，又有风寒、风热、风火、风湿以及风痰、风水、风毒等名称的不同。

1. 临床表现

一般有恶风寒，微发热，汗出，鼻塞或喷嚏，咳嗽，咽喉痒痛，苔薄白，脉多浮缓；或新起皮肤瘙痒，甚至出现丘疹时隐时现、此起彼落；或突现颜面麻木不仁，口眼歪斜，颈项拘急；或肢体关节疼痛而游走不定；或突起面睑肢体水肿。

2. 证因分析

多因感受外界的风邪，其中也可能包含着某些生物性致病因素。风邪袭表，腠理开合失调，故见恶风、微热、汗出等症；风邪犯肺，肺系不利，则见鼻塞或喷嚏、咳嗽、咽喉痒痛等；风邪客于肌肤，则见皮肤瘙痒，或见丘疹时隐时现、此起彼落；风邪侵袭经络，经气阻滞不通，轻则局部脉络麻痹、失调，而见肌肤麻木不仁、口眼歪斜，重则导致筋脉挛急，而现颈项强直等症；风与寒湿合邪，阻痹经络，流窜关节，则肢体关节游走疼痛；风水相搏，肺失宣降，则见面睑肢体水肿。

3. 辨证要点

本证以新起恶风、微热、汗出、脉浮缓，或突起风团、瘙痒、麻木、肢体关节游走疼痛为辨证要点。

二、寒淫证

凡感受外界寒邪所致的一类证，称为寒淫证，或称实寒证。

根据寒邪侵袭病位及临床表现的不同，寒淫证有“伤寒证”“中寒证”之分。伤寒证是指寒邪外袭，伤人肤表，阻遏卫阳，阳气抗邪于外所表现的表实寒证；中寒证是指寒邪直中而内侵脏腑、气血，损伤或遏制阳气，阻滞气机或血液运行所表现的里实寒证。寒邪常与风、湿、燥、痰、饮等病因共同存在，而表现为风寒、寒湿、凉燥、寒痰、寒饮等证。并且常因寒而导致寒凝气滞、寒凝血瘀，寒邪损伤机体阳气可演变成虚寒证，甚至亡阳证。

1. 临床表现

伤寒证者新起恶寒，或伴发热之感、头身疼痛、无汗、鼻塞流清涕、口不渴、舌苔白、脉浮紧等。中寒证者新起畏寒，脘腹或腰背等处冷痛、喜温，或见呕吐腹泻，或见咳嗽、哮喘、咳吐白痰。

2. 证因分析

多因淋雨、涉水、衣单、露宿、食生、饮冷等，体内阳气未能抵御寒邪而致病。故多属新病突起，病势较剧，并常有感受寒邪的原因可查。

伤寒证多因寒伤于表，郁闭肌腠，失于温煦，故见恶寒、疼痛、无汗、口不渴、分泌物或排泄物清稀、苔白、脉浮紧等。

中寒证多因寒邪遏伤机体阳气，故常有新起恶寒、身痛肢厥、蜷卧拘急、小便清长、面色苍白、舌苔白、脉沉紧或沉弦、沉迟有力等一般表现之外，且因寒邪所犯脏腑之别，因而可表现出各自脏器的证候特点。如寒滞胃肠，多有呕吐腹泻；如寒邪客肺，常见咳嗽、哮喘、咳吐白痰等。

3. 辨证要点

本证以恶寒甚、无汗、头身或胸腹疼痛、苔白、脉弦紧为辨证要点。

三、湿淫证

湿是指外界湿邪侵袭人体，或体内水液运化失常而形成的一种呈弥漫状态的病理性物质。由外界湿邪所致的证，即为湿淫证，亦称外湿证。亦有因过食油腻、嗜酒饮冷等而致脾失健运，水液不能正常输布而湿浊内生，是为内湿证。然而，湿证之成，常是内外合邪而为病，故其临床表现亦常涉及内外。

根据寒邪侵袭所反映病位的不同，湿淫证有“湿遏卫表”“湿凝筋骨”和“湿伤于里”等证。此外，湿郁则易于化热，而成湿热之证；湿邪亦可与风、暑、痰、水等邪合并为病，而为风湿、暑湿、痰湿、水湿、湿毒等证。

1. 临床表现

湿遏卫表，则恶寒微热，头胀而痛，身重体倦，口淡不渴，小便清长，舌苔白滑，脉濡或缓。湿凝筋骨，则骨节烦痛，关节不利。湿伤于里，除面色晦垢、肢体困重、舌苔滑腻、脉象濡缓等症之外，或有胸闷脘痞，纳谷不馨，甚至恶心欲呕；或见大便稀溏，或小便浑浊，妇女可见带下量多。

2. 证因分析

多因外湿侵袭，如淋雨下水、居处潮湿、冒犯雾露等而形成。湿遏卫表，与卫气相争，故恶寒微热；湿遏气机，清阳失宣，故见头胀而痛、身重体倦、口淡、胸闷；湿不伤津，故口不渴、小便清长；舌苔白滑，脉濡或缓，是湿邪为患之征。寒湿留滞于筋骨，气血痹阻不通，不通则痛，故骨节烦痛，则关节不利。

湿伤于里，则可出现一系列脏腑气机困阻的病证。湿滞胃肠，胃失和降，则胸闷脘痞，纳谷不馨，甚则恶心欲呕；湿困脾阳，运化失常，故见大便稀溏；湿滞膀胱，气化失常，故小便浑浊；湿浊下注胞宫，则妇女可见带下量多。湿邪为病，病势多缠绵，容易阻滞气机，困遏清阳，故以面色晦垢、肢体困重、舌苔滑腻、脉象濡缓为主要表现。

3. 辨证要点

本证以身体困重、肢体酸痛、脘腹痞闷、舌苔滑腻为辨证要点。

四、燥淫证

凡外界燥邪侵袭，耗伤人体津液所致的一类证候，称为燥淫证，又称外燥证。燥淫证有“温燥”“凉燥”之分，这多与秋季气候有偏热偏寒的不同变化相关。燥而偏热为温燥，燥而偏寒为凉燥。

1. 临床表现

皮肤干燥甚至皲裂、脱屑，口唇、鼻孔、咽喉干燥，口渴饮水，舌苔干燥，大便干燥，或见干咳少痰、痰黏难咳，小便短黄，脉象偏浮。

凉燥常有恶寒发热、无汗、头痛、脉浮缓或浮紧等表寒症状；温燥常见发热有汗、咽喉疼痛、心烦、舌红、脉浮数等表热症状。

2. 证因分析

燥邪具有干燥、伤津耗液、损伤肺脏等致病特点。燥淫证的发生有明显的季节性，是秋天的常见证，发于初秋气温者为温燥，发于深秋气凉者为凉燥。

燥邪侵袭，易伤津液，而与外界接触的皮肤、清窍和肺系首当其冲，所以燥淫证的证候主要表现为皮肤、口唇、鼻孔、咽喉、舌苔干燥，干咳少痰等；大便干燥，小便短黄，口渴饮水系津伤自救的表现。

燥淫证是感受外界燥邪所致，所以除了“干燥”的证候以外，还有“表证”的一般表现，如轻度恶寒或发热、脉浮等。初秋之季，气候尚热，余暑未消，燥热侵犯肺卫，故除了干燥津伤之证候表现外，又见类似风热表证之象；深秋季节，气候既凉，气寒而燥，人感凉燥，除了燥象之外，可见类似寒邪袭表之表寒证。

临床上常见的燥淫证，有燥邪犯表证、燥邪犯肺证、燥干清窍证等，各自症状虽可有所偏重，但由于肌表、肺系和清窍常同时受累，以至于三证的症状常相兼出现，因而辨证时可不严格区分，而主要在于辨别凉燥与温燥。

燥淫证与由于血虚、阴亏所导致的机体失于濡润而出现的干燥证不同，前者因于外感，属外燥；后者因于内伤，属内燥。但两者亦可相互为因、内外合病。

3. 辨证要点

本证以皮肤、口鼻、咽喉干燥等为辨证要点。

五、火淫证

火淫证是指感受外界阳热之邪所致的一类实热证。

1. 临床表现

发热恶热，烦躁，口渴喜饮，汗多，大便秘结，小便短黄，面色赤，舌红或绛，苔黄干燥或灰黑，脉数有力（洪数、滑数、弦数等）。甚者或见神昏、谵语，惊厥、抽搐，吐血、衄血，痈肿疮疡。

2. 证因分析

火、热、温邪的性质同类，仅有轻重、缓急等程度之别。程度上认为“温为热之渐，火为热之极”，病机上有“热自外感，火由内生”之谓，但从辨证学的角度看，火证与热证均是指具有温热性质的证候，概念基本相同。

火淫证多因外界阳热之邪侵袭，如高温劳作、感受温热、火热烧灼、过食辛辣燥热之品、寒湿等邪气郁久化热、情志过极而化火、脏腑气机过旺等而起。火为阳邪，具有炎上、耗气伤津、生风动血、易致肿疡等特性。

阳热之气过盛，火热燔灼急迫，气血沸涌，则见发热恶热、颜面色赤、舌红或绛、脉数有力；热扰心神，则见烦躁不安；邪热迫津外泄，则汗多；阳热之邪耗伤津液，则见口渴喜饮、大便秘结、小便短黄等。

由火热所导致的病理变化，最常见者为伤津耗液，甚至亡阴；火热迫血妄行可见各种出血；火热使局部气血壅聚，血肉腐败而形成痈肿脓疡；火热炽盛可致肝风内动，则见抽搐、惊厥；火热闭扰心神，则见神昏谵语等，其中不少为危重症。

火热证的临床证候，可因病变发生脏腑、组织等部位的不同，所处阶段的不同，以及轻重程度的不同，而表现出各自的特点。常见证有风热犯表证、肺热炽盛证、心火亢盛证、胃热炽盛证、热扰胸膈证、肠热腑实证、肝火上炎证、肝火犯肺证、热闭心包（神）证、火毒入脉证、热入营血证、热（火）毒壅聚肌肤证等。

按八纲归类，火热证有表实热、里实热之分。热邪外袭，卫气抗邪于外为表实热证；邪热传里，或火热之邪直接内侵，或体内阳热有余，以热在脏腑、营血等为主要表现者，为里实热证。

外感温热类疾病的基本病性是热（火）。卫气营血辨证主要是说明温（火）热类疾病在不同阶段、层次以及轻重、演变等方面的证候特点。

火热证常与风、湿、暑、燥、毒、瘀、痰、饮等邪同存，而为风热证、风火证、湿热证、暑热证、温燥证、火（热）毒证、瘀热证、痰热证、热饮证等。

病久而体内阴液亏虚者，常出现低热、五心烦热、口渴、盗汗、脉细数、舌红少津等症，辨证为阴虚证。阴虚证虽与火热证同属热证范畴，但本质上有虚实的不同，火热证以阳热之邪有余为主，发热较甚，病势较剧，脉洪滑数有力。

3. 辨证要点

本证以发热、口渴、面红、便秘、尿黄等为辨证要点。

六、暑淫证

暑淫证是指夏月炎暑之季，感受暑热之邪所致的一类证候。暑邪的性质虽与火热之邪同类，但暑邪致病有严格的季节性，其病机、证候也与一般火热证有一定的差别。

根据感暑的轻重缓急，有伤暑、冒暑、中暑三类，其中，较之伤暑为轻者是冒暑；较之伤暑急骤而神闭者为中暑。而根据暑邪兼挟寒热之邪的不同，伤暑证又有阳暑和阴暑之别。一般暑季受热者为阳暑；暑月感寒者为阴暑。

1. 临床表现

若恶热，汗出，口渴喜饮，气短神疲，肢体困倦，小便短黄，舌红苔黄或白，脉洪数或虚数者，为阳暑；若头痛恶寒，身形拘急，肢体疼痛而心烦，肌肤大热而无汗，脉浮紧者，为阴暑。若仅见头晕、寒热、汗出、咳嗽等症者，是为冒暑。如暑热炎蒸，忽然闷倒，昏不知人，牙关紧闭，身热肢厥，气粗如喘者，为中暑。

2. 证因分析

伤暑之阳暑，多因夏季气温过高，或烈日下劳动过久，或工作场所闷热，因而受热，动而得病。由于暑性炎热升散，耗津伤气，故见恶热汗出，口渴喜饮，气短神疲，肢体困倦，小便短黄，舌红苔黄，脉洪数或虚数。伤暑之阴暑，常在炎热暑月，过食生冷或贪凉露宿，因而受寒，进而得病。因寒束肌表，卫阳被遏，故见头痛恶寒，身形拘急，肢体疼痛，脉浮而紧；但暑热郁蒸于内，故并见心烦、肌肤大热等热象。

冒暑，是夏月感受暑热湿邪，邪犯肺卫的暑淫轻症。暑邪在表，卫表失宣，故见头晕、寒热、汗出等；暑邪袭肺，气郁不宣，故见咳嗽。

中暑，是在炎夏酷暑季节，卒中暑热，内闭心神，故忽然闷倒，神志昏迷，不省人事，牙关紧闭；阳郁不达、暑热内迫，则有身热肢厥、气粗如喘等症。

3. 辨证要点

本证以发热、口渴、汗出、疲乏、尿黄等为辨证要点。

第三节 疫疠辨证

疫疠，是一类具有强烈传染性的致病邪气，又有“瘟疫”“疠气”“毒气”“异气”之称。疫疠致病的一个特点是有一定的传染源和传染途径。其传染源有二：一是自然环境，即通过空气传染；二是人与人互相传染，即通过接触传染。其传染途径是通过呼吸道与消化道。疫病致病的另一特点是传染性强，死亡率高。《诸病源候论》说：“人感乖戾之气而生病，则病气转相染易，乃至灭门。”疫疠所致的病证很多，临床常见的有瘟疫、疫疹、瘟黄等病证。

一、瘟疫证

瘟疫证是指感受疫疠之气而发生的急性流行性传染病。《素问·本病论》说：“大风早举，时雨不降，湿令不化，民病温疫。”临床常见的瘟疫病有 3 种不同的类型。

（一）湿热疫毒证

1. 临床表现

初起恶寒而后发热，寒热如疟，头痛身疼，胸痞呕恶；以后但热不寒，昼夜发热，日晡益甚；舌质红绛，苔白如积粉，脉数。

2. 证因分析

多因疠气疫毒，伏于膜原。邪正相争于半表半里，故初起恶寒而后发热、寒热如疟、头痛身疼等；瘟疫每挟湿浊痰滞，蕴阻于内，邪浊交阻，表气不通，里气不达，故见胸痞呕恶、苔白如积粉等症状；疫邪久郁，化热入里，故见以后但热不寒、昼夜发热、日晡益甚、舌质红绛、脉数等症状。

（二）暑热疫毒证

1. 临床表现

壮热烦躁，头痛如劈，腹痛泄泻，并可见衄血，发斑，神志昏迷，舌绛苔焦，脉数实。

2. 证因分析

多因暑热疫毒充斥表里三焦，故初起即壮热烦躁、头痛如劈；暑热疫邪充斥于里，故见腹痛泄泻；热毒侵入血分，迫血上溢，则见衄血，外溢肌肤，则见发斑；热毒内扰心神，则见神志昏迷等症状；舌绛苔焦，脉象数实，皆为热毒壅盛之象。

（三）温热疫毒证

1. 临床表现

始起恶寒发热，头面红肿，继而恶寒渐罢而热势益增，口渴引饮，烦躁不安，头面肿，咽喉疼痛加剧，舌赤苔焦黄，脉象数实。

2. 证因分析

多因温热毒邪攻窜头面。温毒犯表，卫气失和，故始见恶寒发热等症；头为诸阳之会，继而热毒攻窜于上，则见头面红肿或咽喉疼痛；随着温毒化火，邪热逐渐侵入肺胃，由卫表传入气分，故不恶寒而但发热；气分热炽，津液受伤，则口渴烦躁；热毒充斥于上，则头面、咽喉肿痛急剧加重；舌赤苔黄，脉象数实，均为里热炽盛之征。

二、疫疹证

疫疹证是指瘟疫病过程中热毒侵入血分，热迫血溢，斑疹外发于肌肤的病证。它是传染性较强，并可造成大流行的疾患。疫疹证又有阳毒疫疹证和阴毒疫疹证之分。

（一）阳毒疫疹证

1. 临床表现

初起发热、遍体炎炎，头痛如劈，斑疹透露。如斑疹松浮，洒于表面，或红赤，或紫黑；斑疹如从皮里钻出，紧束有根，其色青紫，宛如浮萍之背，多见于胸背。脉数或浮大而数，或沉细而数，或不浮不沉而数。

2. 证因分析

多因外感疫疠之邪而火毒内盛，侵入血分，外发于肌肤所致。疫毒火邪充斥表里，故初起即见壮热、遍体炎炎，头痛如劈。疫毒火邪侵入血分，迫血外溢于肌肤，故见斑疹透露于皮肤。斑疹松浮，洒于表面，不论色红或色紫或色黑，都是邪毒外泄之象，一般预后良好。若斑疹如从皮里钻出，紧束有根，此乃邪气闭伏于里而一时不得外出之征，病多比较危重。若其色青紫，如紫背浮萍，且多见于胸背，则不仅疫毒深重，亦因气血不畅所致。疫疹之脉多数，这是由于暑热之疫，火热亢盛使然。如邪不太甚，正能胜邪，驱邪外出，则其脉多浮大而数；如邪气甚，正气不能胜邪，邪热闭于里，则脉见沉细而数，甚则若隐若现。邪毒郁伏愈深，则脉愈沉伏，所以暑热疫疹而见此等脉象，预后多属不良。

（二）阴毒疫疹证

1. 临床表现

如初起六脉细数沉伏，面色青惨，昏愦如迷，四肢逆冷，头汗如雨，头痛如劈，腹中绞痛，欲吐不吐，欲泄不泄，摇头鼓颔，则为闷疫。

2. 证因分析

阴毒疫疹证又称闷疫，是热毒深伏于里，不能透达于外的疫疹重症。疫毒闭伏而不外达，故见初起六脉细数沉伏、面色青惨；热盛神昏，故见昏愦如迷；热深厥亦深，故见四肢逆冷；火热上攻，故见头汗如雨、头痛如劈；疫毒闭伏于内，而不能畅达于外，故腹中绞痛，欲吐不吐，欲泄不泄，甚则摇头鼓颔等症皆可出现。

三、瘟黄证

瘟黄证是指伴有黄疸的传染性很强的急性传染病。本病多因感受“天行疫疠”之气，湿热时毒，燔灼郁蒸而成。《沈氏尊生书·黄疸》说：“又有天行疫疠，以致发黄者，俗谓之瘟黄，杀人最急。”临床常有瘟黄重症和急症两类。

（一）瘟黄重症

1. 临床表现

初起可见发热恶寒，随即猝然发黄，全身皮肤、白睛黄色深染。重症患者变证蜂起，或四肢逆冷，或神昏谵语，或神呆直视，或遗尿；甚至舌卷囊缩，循衣摸床，撮空理线。

2. 证因分析

瘟黄，多因时邪外袭，郁而不达，内阻中焦，脾胃运化失常，湿热蕴蒸于肝胆，逼迫胆汁外溢，浸渍肌肤而成。发病迅速，初起可见发热恶寒等表证的现象，随即出现猝然发黄，全身皮肤、白睛俱黄，且黄色较深等热毒炽盛的症状。

瘟黄重症发病迅速且变化较多，如疫毒闭伏于内，热深厥亦深，故见四肢逆冷；热毒内陷心包，心神被扰，故见神志昏迷、谵言妄语；疫邪上扰清空，故见神呆直视；热盛神昏，而致膀胱不约，故见遗尿；热毒流窜肝经，筋脉受其煎熬，故舌卷囊缩；甚至热盛动风，而见循衣摸床、撮空理线等症状。

（二）瘟黄急症

1. 临床表现

发病急，来势猛，猝然发黄，全身尽染，常见心满气喘，命在顷刻。

2. 证因分析

急黄是湿热疫毒伤及营血的危症，其发病急，来势猛，预后不良。

第四节
情志伤辨证

情志，是指喜、怒、忧、思、悲、恐、惊等情感。当外来的精神刺激过于强烈或持续过久，超过了正常活动范围，便可导致情志内伤病证的发生。综合分析患者的临床表现，从而辨别情志所伤的证候，称为情志证。

情志病证常与患者个性有关，而人事环境，则为动因。不同的情志变化，对内脏有不同的影响。如《素问·阴阳应象大论篇》曰："喜伤心""怒伤肝""忧伤肺""思伤脾""恐伤肾"。情志病变亦可导致人体气机紊乱，故《素问·举痛论篇》指出："怒则气上，喜则气缓，悲则气消，恐则气下""惊则气乱""思则气结"。由于五脏之间存在着相互依存、相互制约的关系，情志所伤亦可相互影响，故临床见症亦颇复杂。辨证时除详查病因之外，还须细审脏腑见症。

一、喜伤证

喜伤证是指由于过度喜乐，神气失常所致的病证。

1. 临床表现

喜笑不休，心神不安，精神涣散，思想不集中，甚则语无伦次、举止失常、肢体疲软、脉缓等。

2. 证因分析

喜为心志，适度喜乐能使人心情舒畅，精神焕发，营卫调和。然喜乐无制，则可损伤心神，使心气弛缓，神气不敛，故见肢体疲软、喜笑不休、心神不安、精神涣散、思想不集中等症；暴喜过度，神不守舍，诱发痰火扰乱心神，则见语无伦次、举止失常等症。

二、怒伤证

怒伤证指由于暴怒或过于愤怒，肝气横逆、阳气上亢所致的病证。

1. 临床表现

烦躁易怒，胸胁胀闷，头胀头痛，面红目赤，眩晕，或腹胀、泄泻，甚至呕血、发狂、昏厥，舌红苔黄，脉弦劲有力。

2. 证因分析

多因大怒不止，致使肝气升发太过，阳气上亢而成本证。肝气郁滞而欲发，则见胸胁胀闷、烦躁易怒；肝气上逆，血随气涌，故见面红目赤、头胀头痛、眩晕，甚至呕血；阳气暴涨而化火，冲扰神气，可表现为发狂，或突致昏厥；肝气横逆犯脾，则见腹胀、泄泻；舌红苔黄，脉弦劲有力为气逆阳亢之征。本证以烦躁易怒、胸胁胀闷、面赤头痛等为辨证要点。

三、忧伤证

忧伤证是指由于忧愁过度，脾肺气机抑郁所致的病证。

1. 临床表现

郁郁寡欢、忧愁不乐、表情淡漠、胸闷腹胀、善太息、倦怠乏力、脉涩等。

2. 证因分析

忧愁过度，气机沉郁，情志不舒，则见郁郁寡欢、忧愁不乐、表情淡漠、善太息等；肺气郁闭不宣，则胸闷气短；脾气不运，则腹部胀满、倦怠乏力等；脉涩为气滞不宣之象。本证以忧愁不解、胸闷气短、倦怠乏力等为辨证要点。

四、思伤证

思伤证是指由于思虑过度，心脾等脏腑气机功能紊乱所致的病证。

1. 临床表现

倦怠少食，面色萎黄，头晕，健忘，失眠，多梦，心悸，消瘦，脉沉结。

2. 证因分析

思虑太过则气结不散，脾不得正常受纳、运化而倦怠少食；思虑过度，暗耗心血，血不养神，则有头晕、健忘、失眠、多梦、心悸等症；心脾两虚，气血不足则面色萎黄、消瘦等；中焦气结，中气失运故脉沉结。本证以倦怠少食、健忘、失眠、多梦等为辨证要点。

五、悲伤证

悲伤证是指由于悲伤过度，使气机消沉，伤及肺脏所致的情志证。

1. 临床表现

善悲喜哭、精神萎靡、疲乏少力、面色惨淡、脉结等。

2. 证因分析

悲则气消，悲哀太过，则神气涣散，意志消沉，故见悲哀好哭、精神萎靡、疲乏无力、面色惨淡等；气消则血行不畅，故见脉结。本证以情绪悲哀、神疲乏力等为辨证要点。

六、恐伤证

恐伤证是指由于恐惧过甚，使气机沉降，伤及肾脏所致的病证。

1. 临床表现

恐惧不安，心悸失眠，常被噩梦惊醒，甚则二便失禁，或为滑精、阳痿等。

2. 证因分析

恐则伤肾，恐则气下，肾气不固，神气不宁，故见恐惧不安、心悸失眠，甚至出现二便失禁、滑精、阳痿等症。本证以恐惧、胆怯易惊等为辨证要点。

七、惊伤证

惊伤证是指由于经受过度惊骇，气机逆乱所致的病证。

1. 临床表现

胆怯易惊，惊悸不宁，坐卧不安，失眠多梦，或见短气、体倦自汗、饮食无味等。

2. 证因分析

惊则心无所倚，神无所归，虑无所定，气机逆乱，故见患者胆怯易惊、惊悸不宁、坐卧不安、失眠多梦等症；短气、体倦自汗、饮食无味等症则系过度惊吓导致心虚胆怯所为。本证以胆怯易惊、惊悸不宁、坐卧不安、失眠多梦等为辨证要点。

第五节 饮食劳逸伤辨证

饮食、劳动和休息是人类赖以生存和保持健康的必要条件。但饮食失节，过量饮酒，都能伤害胃肠，所以《素问·痹论篇》说："饮食自倍，肠胃乃伤。"过劳则气耗，过逸则气惰，劳逸失当，使气血、筋骨、肌肉失其常态；房劳太过，耗竭其精，亦能造成虚损等病。饮食劳逸辨证是辨别由于饮食失节、过劳过逸、房劳精伤所致的病证。

一、饮食伤证

饮食伤证是指因饮食不节或饮酒无度所致的病证。临床一般又分为食伤、饮伤和虫伤三类证候。

（一）食伤证

食伤的原因有过食生冷瓜果鱼腥寒物者；有过食辛辣炙煿酒酪热物者；又有壮实之人恣食大嚼者；有虚弱之人贪食不化者；有因久饥大食大啖以致食滞者。

1. 临床表现

腹胀气逆，胸膈痞塞；或吞酸嗳气，如败卵臭；或呕逆恶心，欲吐不吐，恶闻食气；或胃脘作痛，手按腹痛；或泄泻黄臭，而腹痛尤甚。

2. 证因分析

食为有形之物，阻滞中焦，气机不畅，则腹胀气逆、胸膈痞塞；食积于胃，郁而为热，热与胃液相煎，则吞酸嗳气，如败卵臭；食滞与热相搏，胃气失于下降，则呕逆恶心，欲吐不吐，恶闻食气；食滞胃脘，气不通降，不通则痛，则胃脘作痛，手按腹痛；若食与热下迫于大肠，则泄泻黄臭而绞痛尤甚。本证以腹胀腹痛、吞酸嗳气、呕逆恶心等为辨证要点。

（二）饮伤证

饮伤证是指因饮酒过多而致的病证。

1. 临床表现

伤饮者脾虚泄泻，腹中胀满，烦渴肿胀。若伤于酒，则身热尿赤，轻者头痛眩晕，呕吐痰逆，神昏闷乱，胸满恶心，饮食减少，小便不利；重者醉后战栗，手足厥冷，不省人事，又称酒厥。

2. 证因分析

伤饮者耗伤脾胃，引起水液停留不能运化，故见脾虚泄泻、腹中胀满、烦渴肿胀等症。伤酒者，则生痰益火，耗气损精。当酒入于胃，则脉络满而经脉虚，酒气与谷气相搏，热盛于体内，故身热而尿赤。酒性辛热燥烈，灼气耗精，故其病轻者，出现头痛眩晕、呕吐痰逆、神昏烦乱、胸满恶心、小便不利等；大醉则辛烈酒性，燥灼于中，而经气郁结则奔聚于内，故能使人忽然战栗，手足厥冷，不省人事而成“酒厥”。本证以多饮后出现泄泻、腹胀及饮酒过多后出现呕恶神昏等为辨证要点。

（三）虫伤证

虫伤证是指因吞食不洁之物而引起的肠道寄生虫病。临床以蛔虫、蛲虫病最为普遍。

1. 临床表现

蛔虫病者，脐腹作痛，时痛时止；严重时腹痛甚剧，并可触到条索状物，时聚时散；脘腹疼痛，甚则呕吐，其手足厥冷者为蛔厥。蛲虫病者，以肛门奇痒为主症，因痒而致睡不安；病久则面色萎黄，神疲乏力。

2. 证因分析

多因吞食不洁食物，虫卵从食物进入人体，寄生于肠道，以致湿热内聚生虫。虫积日久则影响脾胃的正常受纳和运化功能，而致食欲缺乏、腹痛阵作。如蛔虫窜动肠道则脐腹作痛，虫静则痛亦止。所以，其痛以时痛时止为特点。虫聚则气不通，在疼痛的时候，腹部可触及条索状物，若虫窜散则索状物消失，故腹部触诊时索状物又有时聚时散的特点。如蛔虫上扰于胃或窜入胆管，则脘腹痛剧，甚则呕吐；气机闭塞，手足厥冷，则形成蛔厥证候。若蛲虫寄生肠道，夜则窜出肛门产卵，故致肛门奇痒；久则酿成湿热，郁滞脾胃，亦可导致面色萎黄、神疲乏力等症状。

二、劳逸伤证

劳逸伤证是指过劳与过逸，损伤元气所致的证。临床一般包括过劳、过逸和房劳三类证候。

（一）过劳伤证

过劳伤证是指因过度劳累，耗伤正气，积劳成疾所致的证。

1. 临床表现

过度劳累，精神困顿，精疲力竭，甚则心悸气喘，虚热自汗，心烦不安等。

2. 证因分析

《素问·举痛论篇》曰："劳则气耗""劳则喘息汗出，外内皆越，故气耗矣。"过度劳累，脏腑、经络内外之气，皆发越于肢体，久之其气耗竭，则精神困顿，精疲力竭。心气耗则悸；肺气损则喘；卫外之气发越不固，则自汗出。气虚则生内热，故《素问·调经论篇》曰："有所劳倦，形气衰少，谷气不盛，上焦不行，下脘不通，胃气热，热气熏胸中，故内热。"由于心神失养，故又可出现心烦不安的现象。本证以过劳神疲为辨证要点。

（二）过逸伤证

过逸伤证是指长期体力上不活动和脑力上的松懈，使脏腑气血失调，气机不畅所致的证。

1. 临床表现

肢体乏力、易于疲劳、动则喘喝、心悸气短、食纳减少、脘痞腹胀、肌肉松软、形体虚胖等。

2. 证因分析

过逸气血运行不周，肌肉松缓，筋骨脆弱，故常感肢体乏力而易疲劳；由于元气运行不周，稍事活动或活动加重时，则气短难继，故动则喘促、心悸短气；过逸则脾气亏虚，运化失调，则食纳减少、脘痞腹胀；水谷精气，停聚于肌腠之间，则体肥而行动迟缓。本证以过逸乏力、精神不振为辨证要点。

（三）房劳伤证

房劳伤证是指因房事太过或醉以入房，以致精、气、神耗伤所致的证。

1. 临床表现

头晕，耳鸣，神疲，气弱，腰膝酸软，心悸怔忡；男子阳痿，梦遗，滑精；女子经少，梦交，宫寒不孕。

2. 证因分析

多因房事太过，耗损肾精，肾精不足，无以生髓，髓海空虚，元神失其所养，真气涣散，故头晕、耳鸣、神疲、气弱；腰为肾之府，肾之精气既亏，髓失所生，骨失所养，则腰膝酸软；肾精亏于下，心气动于上，故心悸怔忡；肾为真阴、真阳之所寓，肾阳不足，真火失其温煦之能，故男子阳痿、滑精，女子经少、宫寒不孕；肾阴不足，真火失其润养，虚火浮越，则男子梦遗，女子梦交。本证以房事太过之后出现神疲腰酸、男子阳痿、女子梦交等为辨证要点。

第四章 心脑系病证

第一节
中风先兆

一、概述

中风先兆是指中风之前出现的先兆症状，如阵发性眩晕，发作性偏身麻木等，多见于中老年人。

二、病因病机

中风先兆的病因可为：①五志过极，恼怒过度，导致肝气郁结，化火上逆，或伤肾阴，阴虚阳亢；②饮食不节，饥饱失宜或过食肥甘醇酒，损伤中气，脾失健运，聚湿生痰，痰郁化热，引动肝风，肝风夹痰；③劳倦过度，操持过度，劳则耗气，气虚运血无力，血行不畅，经脉痹阻；淫欲过度或房事不节，损伤肾精；④年老体虚，正气渐虚，肝肾阴虚，肝阳上亢，化风夹痰蒙蔽清窍，或年老肾精亏损，脑窍失养。

三、诊断

（一）诊断要点

（1）主症：阵发性眩晕；发作性偏身麻木；短暂性言语謇涩；一过性偏身软瘫；晕厥发作；瞬时性视歧昏瞀。

（2）次症：头胀痛；手指麻木；健忘；筋惕肉瞤；神情呆滞；倦怠嗜卧；步履不正。

（二）鉴别诊断

1. 昏厥

多有突然昏倒、不省人事或伴有四肢逆冷。昏厥发作后可在短时间内逐渐苏醒，醒后如常人，没有偏瘫、失语等症状。

2. 头痛

以头痛表现为主，疼痛性质、部位可表现出多样性、可变性，如胀痛、刺痛、灼痛等。

3. 痫病

多见于青少年，以间歇昏迷、抽搐为其主要表现。轻者可失神，但多短暂，伴双目凝视，面色苍白，迅即复常；重者突然昏仆，目睛上视，牙关紧闭，四肢抽搐，口吐白沫，移时复苏，醒后觉疲乏头痛，不伴偏瘫、语言障碍、一侧肢体麻木等现象。

四、治疗

（一）治疗原则

本病病机特点为本虚标实，其本虚为肝肾不足、气血虚损，其标实为痰瘀阻窍。气机失调是中风先兆发病的关键因素，气血失调、痰瘀阻窍是中风先兆的基本病机。其治疗原则为扶正祛邪，调理气血。

（二）辨证论治

1. 肝肾阴虚，风阳上扰证

症状：面色发红，头晕头痛，目赤口苦，急躁易怒，手足震颤，发时可突然一侧无力或见眩晕、视物不清、黑矇、麻木、言语不清等，舌红苔黄而干，脉弦数。

治法：平肝息风，育阴潜阳。

方剂：镇肝熄风汤加减。

用药：天麻 12g，白芍 20g，钩藤 15g，生龙骨、生牡蛎（捣碎）各 30g，生赭石（轧细）30g，生石决明 30g，怀牛膝 30g，玄参 15g，胆南星 6g，夏枯草 20g，山楂 30g，何首乌 12g。

加减：大便秘结者，可加大黄 15g，以通腑泄热；瘀血症状明显者，可加赤芍 15g，川芎 20g，水蛭 10g，以活血祛瘀通络。

2. 痰瘀互结，阻滞脉络证

症状：头晕不清，肢体麻木或猝然半身不遂，言语謇涩，移时恢复如常，舌质暗，苔白腻，脉滑或涩。

治法：祛瘀化痰通络。

方剂：涤痰汤合桃红四物汤加减。

用药：半夏 15g，茯苓 15g，陈皮 12g，石菖蒲 15g，郁金 15g，制天南星 10g，当归 15g，赤芍 15g，川芎 20g，鸡血藤 30g，桃仁 10g，红花 10g，水蛭 10g。

加减：肢麻无力者，可加天麻 15g，地龙 10g 以息风；口眼歪斜者，可加白附子，以加强祛痰之力；痰瘀蕴蓄日久化热者，可去制天南星，加胆南星 6g，黄连 10g，竹茹 30g，以清化痰热，开窍醒神。

3. 气虚血瘀，痰瘀阻滞证

症状：眩晕，动则加剧，时欲仆倒，手指麻木，气短乏力，倦怠懒言，或见一侧肢体时时麻木，或肢体软弱无力，或健忘多眠，夜卧口角流涎，或见肢体不自主颤动，舌淡，脉细涩。

治法：益气活血，化痰通络。

方剂：补阳还五汤加减。

用药：生黄芪 30g，牛膝 30g，鸡血藤 30g，石菖蒲 15g，丹参 30g。

加减：神疲气短，乏力重者，加人参 10g；肢麻无力者，加秦艽 10g。

4. 肾虚血阻证

症状：头晕目花，视物不清，肢软无力，神疲健忘，失眠多梦或嗜睡，面无表情，性格孤僻，沉默寡言，智力显著衰退，时有一侧肢体无力、麻木，语言謇涩，舌淡，脉细弱。

治法：补益肾精，活血祛痰。

方剂：地黄饮子加减。

用药：熟地黄 20g，何首乌 12g，山茱萸 30g，肉苁蓉 15g，巴戟天 15g，石菖蒲 15g，郁金 20g，天竺黄 10g，水蛭 10g，川芎 15g，莪术 10g。

加减：腰酸腿软者，可加鹿胶、龟甲胶以补血生精；失眠多梦者可加酸枣仁，以活血安神。

（三）中医特色疗法

1. 中成药

脑立清丸，每次 10 丸，口服，每日 2 次。

天麻钩藤颗粒，每次 5g，冲服，每日 3 次。

半夏天麻丸，每次 6g，口服，每日 2 ～ 3 次。

天丹通络胶囊，每次 5 粒，口服，每日 3 次。

步长脑心通胶囊，每次 4 粒，口服，每日 3 次。

2. 针灸

辨证为实证者取风池、百会、悬颅、内关、人中、侠溪、行间等穴，取泻法，每日 1 次，留针 20 ～ 30 分钟，7 日为 1 个疗程。

辨证为虚证者取肩髃、曲池、合谷、足三里、手三里、关元等穴，取补法，每日 1 次，留针 20 ～ 30 分钟，7 日为 1 个疗程。

头皮针选患侧肢体对侧运动区、足运感区。失语者加语言二区，眩晕及黑矇加晕听区，每 10 分钟行针 1 次，留针 30 分钟，每日 1 次，10 次为 1 个疗程，1 个疗程结束后休息 5 日，再进行第二疗程。

（四）名医经验

张学文教授认为，中风先兆应以肝热血瘀证为主。肝热血瘀系指肝经郁热或肝肾阴虚，水不涵木，肝阳上亢，化热灼津，伤血为瘀；或肾精亏乏，肝血不足所致的一种中风早期证候。中风病因病机虽然较为复杂，但瘀血因素是关键环节所在。脑络为气血津液濡养脑髓之通路，瘀阻脑络，影响脑之清阳，津血不得濡养，神明失养，此病机类似于现代医学的缺血性脑卒中，若瘀阻甚者，络破血溢，类似于现代医学之出血性脑卒中。无论是脑血管痉挛、脑梗死、脑血栓形成、脑栓塞，还是脑出血，其病理改变都符合中医瘀血的范畴。因此临床上瘀血因素贯穿中风病变之始终。针对中风先兆肝热血瘀证，张教授提出使用清脑通络汤为底方予以加减施治，药物组成：决明子 30g，川芎 12g，赤芍 10g，山楂、丹参各 15g，磁石（先煎）30g，菊花 12g，葛根 15g，地龙 10g，豨莶草 30g，川牛膝 15g，水蛭 6g。

五、预防调摄

（1）慎起居　注意按时作息，劳逸结合，养成良好的生活习惯。

（2）节饮食　总的原则是低盐、低糖、低脂饮食，避免暴食，饥饱适度，饮食宜清淡，营养丰富，切忌醉酒并戒除吸烟嗜好。

（3）需运动　重视体育锻炼，根据个人具体情况选择适合自己的活动方式。

（4）调情志　保持心情舒畅、情绪稳定。

同时还要治疗相关疾病，如糖尿病、心脏病、高血压等。

第二节
中风

一、概述

中风临床上以突然半身不遂、口眼歪斜、言语謇涩或昏仆、不省人事等为主要表现。

二、病因病机

中风之病机复杂多变，归纳起来不外风（肝风）、火（肝火、心火）、痰（风痰、热痰、湿痰）、虚（血虚、气虚、阴虚、阳虚）、气（气郁、气逆）、血（血瘀）、毒（外感六淫过盛和内伤痰、瘀、郁、火过盛为毒）七端，其中气血亏虚是根本。此七端在一定条件下可相互影响，共同致病，如年老体衰，正气不足，饮食不节、情志过极、气候骤变等，导致脏腑气血失调，内风动越，夹痰夹瘀化毒，闭阻脑脉，神机失用而引起病变的发生。

三、诊断

（一）诊断要点

（1）症状：偏瘫，偏身感觉异常，口舌㖞斜，言语謇涩，言语不清，或神识昏蒙。

（2）次症：头痛，眩晕，瞳神变化，饮水发呛，目偏不瞬，共济失调。

（3）急性起病，发病前多有诱因，常有先兆症状。发病年龄多在 40 岁以上。

（二）鉴别诊断

1. 厥证

以突然神昏，四肢逆冷为主要表现，而醒后无半身不遂等中风症状。劳累及紧张可诱发本病。而中风病常遗留后遗症，如半身不遂、言语不利等。

2. 痫病

以发作性神昏、肢体抽搐、醒后如常为主要表现。中风则常遗留后遗症状。中风急性期可有痫性发作，后遗症期可继发痫病，但均有中风的相应表现，可资鉴别。

3. 口僻

以口眼歪斜、额纹消失、闭目不能、鼓腮漏气、鼻唇沟变浅等为主要表现，部分患者可有同侧耳后疼痛；而中风虽可表现为口眼歪斜、鼻唇沟变浅等口僻症状，但无额纹消失，并常伴有半身不遂、偏身麻木、言语謇涩等症状，故可鉴别。

四、治疗

（一）治疗原则

1. 急性期

急则治其标，当以祛邪为主或祛邪与扶正相结合为原则。常以醒神开窍、破瘀通络、涤痰通腑、平肝息风、清热化痰等为治疗方法。闭证者宜平肝息风、豁痰开窍、通腑泄热；脱证者宜扶正固脱；内闭外脱者，则醒神开窍和扶正固脱兼用。

2. 恢复期及后遗症期

本期患者多以虚实夹杂之证为主，当以扶正祛邪，标本兼顾为治疗原则，可用益气活血、祛瘀通络、滋补肝肾、育阴息风等方法进行治疗。

（二）辨证论治

1. 急性期

（1）中脏腑

① 痰蒙清窍证

症状：意识障碍、半身不遂，口舌㖞斜，言语謇涩或不语，痰鸣辘辘，面白唇暗，肢体瘫软，手足不温，静卧不烦，二便自遗，舌质紫暗，苔白腻，脉沉滑缓。

治法：燥湿化痰，醒神开窍。

方剂：涤痰汤加减。

用药：制半夏 10g，陈皮 10g，枳实 10g，胆南星 6g，石菖蒲 20g，郁金 15g，竹茹 5g，茯苓 20g，远志 10g，生姜 3 片，灯盏花 10g。加水 600mL，煎至 200mL，分早、中、晚 3 次温服。

加减：四肢不温，有寒象者加桂枝；舌质紫暗有瘀斑、瘀点者加桃仁、红花、川芎等活血通络。

② 痰热内闭证

症状：意识障碍、半身不遂，口舌㖞斜，言语謇涩或不语，鼻鼾痰鸣，或肢体拘急，或躁扰不宁，或身热，或口臭，或抽搐，或呕血，舌质红，舌苔黄腻，脉弦滑数。

治法：清热化痰，醒神开窍。

方剂：羚羊角汤加减。

用药：羚羊粉 0.6g（分 2 次冲），珍珠母 30g（先煎），法半夏 10g，天竺黄 6g，石菖蒲 20g，郁金 15g，远志 10g，生大黄 15g，夏枯草 10g，牡丹皮 10g，竹茹 6g。加水 600mL，煎至 200mL，分早、中、晚 3 次温服。

加减：痰多者，加胆南星、瓜蒌；热甚者，加黄芩、栀子；高热者加生石膏、知母；抽搐者加僵蚕、全蝎；呕血者加生地黄、水牛角。

③ 元气败脱证

症状：神愦不知，目合口开，四肢松懈瘫软，肢冷汗多，二便自遗，舌卷缩，舌质紫暗，苔白腻，脉微欲绝。

治法：益气回阳固脱。

方剂：参附汤。

用药：人参 10 ～ 15g（另炖兑服），制附子 80 ～ 90g（先煎 1.5 小时，不麻为度，忌酸冷）。加水 400mL，浓煎至 150mL 频服。

加减：汗出不止者加山茱萸 30g，黄芪 30g，煅龙骨 30g，煅牡蛎 30g。

（2）中经络

① 风火上扰证

症状：眩晕头痛，面红耳赤，口苦咽干，心烦易怒，尿赤便干，舌质红绛，舌苔黄腻而干，脉弦数。

治法：清热平肝，潜阳息风。

方剂：天麻钩藤饮加减。

用药：天麻 15g，钩藤 10g，生石决明 15g，夏枯草 15g，黄芩 10g，炒山栀子 10g，牡丹皮 15g，赤芍 15g，川牛膝 15g，炒杜仲 15g，桑寄生 20g，益母草 20g。

加减：头晕头痛者加菊花；心烦不寐者加莲子、炒酸枣仁；口干口苦者加黄连、麦冬；言语謇涩者加石菖蒲、郁金；便秘者加大黄或番泻叶；苔黄腻者加胆南星、竹沥。

② 风痰阻络证

症状：头晕目眩，痰多而黏，舌质暗淡，舌苔薄白或白腻，脉弦滑。

治法：化痰息风，健脾祛湿。

方剂：半夏白术天麻汤加减。

用药：法半夏 15g，茯苓 15g，陈皮 15g，生白术 15g，天麻 15g，胆南星 10g，水蛭 10g，毛冬青 15g，香附 15g，酒大黄 15g。

加减：有瘀者加桃仁、红花；兼热象者加黄芩、栀子；头痛者加菊花、夏枯草。

③ 痰热腑实证

症状：腹胀便干便秘，头痛目眩，咳痰或痰多，舌质暗红，苔黄腻，脉弦滑或偏瘫侧弦滑而大。

治法：化痰通腑。

方剂：星蒌承气汤加减。

用药：生大黄 15 ～ 30g（后下），芒硝 10g（分冲），全瓜蒌 15 ～ 30g，胆南星 10 ～ 15g，羌活 5g，灯盏花 15g。

加减：烦躁不安，口臭口苦者加栀子、黄芩；年老体弱者加生地黄、玄参。

④ 气虚血瘀证

症状：面色㿠白，气短乏力，口角流涎，自汗出，心悸，便溏，手足肿胀，舌质暗淡，舌苔白腻、有齿痕，脉沉细。

治法：益气健脾，活血通络。

方剂：补阳还五汤加减。

用药：黄芪 45 ～ 120g，当归尾 10g，桂枝 10g，赤芍 15g，川芎 10g，桃仁 15g，红花 10g，地龙 15g，石菖蒲 20g，豨莶草 15g。

加减：言语不利，加郁金、炙远志；心悸、喘息者，加炙甘草；肢体麻木者加伸筋草、木瓜；肢体无力者，加续断、桑寄生、杜仲；小便失禁者加桑螵蛸；血瘀重者，加莪术、水蛭。

⑤ 阴虚风动证

症状：眩晕耳鸣，手足心热，咽干口燥，舌质红而体瘦，少苔或无苔，脉弦细数。

治法：育阴息风。

方剂：镇肝熄风汤加减。

用药：煅龙骨 20g（先煎），煅牡蛎 20g（先煎），赭石 20g（先煎），炙龟甲 15g（先煎），水牛角粉 30g（先煎），白芍 15g，玄参 6g，天冬 20g，麦冬 20g，天麻 10g，钩藤 10g，夏枯草 15g，川楝子 10g，女贞子 20g，茵陈 5g，青蒿 10g，炒谷芽 15g，炒麦芽 15g，山楂 15g，灯盏花 20g。

加减：夹痰者，加天竺黄、胆南星；失眠者，加首乌藤、合欢皮；半身不遂、肢体麻木者加当归、赤芍、水蛭等。

2. 恢复期及后遗症期

本期患者的辨证论治均参照上述中经络进行。

（三）中医特色疗法

1. 中成药

天麻钩藤颗粒，每次 1 袋，每日 3 次。

华佗再造丸，每次 1 袋，每日 3 次。

通心络胶囊，每次 3 粒，每日 3 次。

痰热清注射液，40mL，静脉滴注，每日 1 次。

安宫牛黄丸，每次 1 丸，每日 2 次。

2. 针灸治疗

在脑梗死恢复方面是一种有效可行的方法，可应用于整个脑梗死过程。治疗偏瘫时多选取上下肢穴位，且以合谷、足三里、曲池、肩髃等阳明经穴为主进行治疗。若尿失禁患者可选取百会、气海、关元、三阴交、中极等穴位进行治疗。

（四）名医经验

任继学教授认为中经络者应为络塞血瘀证，相当于现代医学中的脑梗死，治疗原则为急则治其标，缓则治其本。言中风治要有“开闭、固脱、豁痰、潜阳、化瘀、理气、填精、药禁、预防”，且每个环节均有其自己的治疗特色，如开闭者可投白矾散等，待开闭之后再服他药；固脱者予自拟方两救固脱饮；豁痰者予自拟之涤痰散；潜阳者予自拟方潜阳息风煎；化瘀者可投自拟方活络化瘀散、醒脑通脉散；自拟理气反正汤以理气；予自拟益脑丸以填精益髓；且禁用荆芥、防风、麻黄、独活、紫苏叶、细辛等解表发散之品，干姜、肉桂、鹿茸、人参再造丸、大活络丹等辛燥助阳、耗伤阴液之品应慎用，以防加重病情。

五、预防调摄

一部分中风患者常常有先兆症状，常表现为多次发作的一过性头晕、肢体麻木等，应及早治疗，达到未病先防的目的。密切观察患者病情变化，注意神志、瞳神、气息等的变化，并防治压疮、肺部感染、口腔感染、窒息等的发生。

恢复期及后遗症期的患者，条件允许的情况下可适当锻炼，如打太极拳。此外，饮食不宜辛辣，戒烟限酒，避免情志刺激，保持情绪稳定和心情舒畅。

第三节 心悸

一、概述

心悸是指患者自觉心中悸动，惊惕不安，甚则不能自主，或见脉象迟、数、参伍不调的一种病证。心悸包括惊悸、怔忡两大类，病情较轻者为惊悸，病情较重者为怔忡。临床有的呈阵发性，有的呈持续性。一般每因情志因素、劳累过度而诱发或加重，且常伴有失眠、健忘、胸闷、胸痛、眩晕、耳鸣等症。

二、病因病机

心悸的发生多因感受外邪、七情所伤、饮食失节、体虚劳倦等，以致气血阴阳亏损，心神失养，或痰、饮、火、瘀阻滞心脉，扰乱心神。

心悸的病因虽有上述诸端，然病机不外乎气血阴阳亏虚，心失所养，或邪扰心神，心神不宁。心悸的病理性质主要有虚实两方面。虚者为气、血、阴、阳亏虚，使心失滋养，而致心悸；实者多由痰火扰心、水饮上凌或心血瘀阻，气血运行不畅所致。虚实之间可以相互夹杂或转化。实证日久，病邪伤正，可分别兼见气、血、阴、阳之亏损，而虚证也可因虚致实，兼见实证表现。临床上阴虚者常兼火盛或痰热；阳虚者易夹水饮、痰湿；气血不足者，易兼气血瘀滞。

总之，本病为本虚标实之证，其本为气血不足、阴阳亏损，其标为气滞、血瘀、痰火、水饮。

三、诊断

（一）诊断要点

（1）常由情志刺激如惊恐、紧张，及劳倦、饮酒、饱食等因素而诱发。

（2）自觉心搏异常，或快速，或缓慢，或跳动过重，或忽跳忽止，呈阵发性或持续不解，神情紧张，心悸不宁，不能自主。

(3) 伴有胸闷不舒、易激动、心烦寐差、颤抖乏力、头晕等症。中老年患者，可伴有心胸疼痛，甚则喘促，汗出肢冷，或见晕厥。

(4) 可见数、促、结、代、缓、沉、迟等脉象。

(二) 鉴别诊断

1. 奔豚

奔豚发作之时，自觉胸中躁动不安，有气自小腹上冲咽喉。其鉴别要点为：心悸属于心中剧烈跳动，发自于心；而奔豚乃上下冲逆，发自小腹，其状如豚。

2. 怔忡

惊悸、怔忡虽同属心悸，但两者在临床表现、病因、病机和轻重程度等方面均有区别。惊悸常由外因引起，如情绪激动、惊恐、恼怒或劳累均可发病，时发时止，不发时如常人，病来虽速，但全身情况较好，病情较轻；怔忡则每因内因而引起，并无外惊，终日自觉心中惕惕，稍劳尤甚，病来虽渐，但全身情况较差，病情较重。但两者亦有密切的联系，惊悸日久不愈可发展为怔忡，而怔忡患者又易受外惊所扰，使动悸加重。

四、治疗

(一) 治疗原则

心悸的治疗应分虚实。虚证分别予以补气、养血、滋阴、温阳；实证则应祛痰、化饮、清火、化瘀。但本病以虚实错杂为多见，且虚实的主次、缓急各有不同，故治当相应兼顾。同时，由于心悸以心神不宁为其病理特点，故应酌情配合宁心安神之法。

(二) 辨证论治

1. 心虚胆怯证

症状：心悸，善惊易恐，坐卧不安，少寐多梦，恶闻声响，舌苔薄白，脉象动数或结代。

治法：益气养心，镇惊安神。

方剂：安神定志丸加减。本方安神定志，益气养心，用于惊恐不安、睡卧不宁。

用药：人参、炙甘草补益心气；朱砂、龙齿、龙骨、琥珀镇惊安神；茯神、石菖蒲、远志安神定志。

加减：若见气短乏力，头晕目眩，动则为甚，静则悸缓，则重用人参，加黄芪以加强益气之功；兼见心阳不振，用肉桂易桂枝，加附子，以温通心阳；兼心血不足，加阿胶、何首乌、龙眼肉以滋养心血；兼心气郁结，心悸烦闷，精神抑郁，加柴胡、郁金、合欢皮、绿萼梅以疏肝解郁；气虚夹湿，加泽泻，重用白术、茯苓益气化湿；气虚夹瘀，加丹参、川芎、红花、郁金活血化瘀。

2. 心血不足证

症状：心悸头晕，面色无华，倦怠无力，少寐多梦，舌质淡红，舌苔薄白，脉沉细或结代。

治法：补血益气，养心安神。

方剂：归脾汤加减。本方健脾养心，益气补血，用于心脾两虚，气血不足而致之心悸。

用药：当归、白芍、阿胶、龙眼肉补养心血；黄芪、人参、白术、炙甘草益气健脾以生血；茯神、远志、酸枣仁宁心安神；木香理气醒脾，使补而不滞。

加减：兼阳虚而肢冷，加附子、桂枝温补心阳；兼阴虚，加用麦冬、地黄、阿胶、沙参、玉竹、石斛滋养心阴；纳呆腹胀，加陈皮、麦芽、神曲、山楂、鸡内金、枳壳健脾助运；失眠多梦，加合欢皮、首乌藤（夜交藤）、五味子、柏子仁、莲子心等养心安神。若热病后期损及心阴而心悸者，以生脉散加减，有益气养阴补心之功。血虚有热者，加黄连、黄柏清热泻火。

3. 阴虚火旺证

症状：心悸失眠，五心烦热，口干口渴，盗汗，伴腰膝酸软，头晕耳鸣，舌红少苔，脉细数。

治法：滋阴清火，清心安神。

方剂：天王补心丹或朱砂安神丸加减。两方均能滋心阴而安心神，但前方偏重于滋心阴，后方偏重于清心火。

用药：天冬、麦冬、生地黄、玄参滋养心阴；当归、丹参补血养心；人参、茯苓、五味子补益心气；朱砂、远志、柏子仁宁心安神；黄连、栀子、莲子心清心泻火。

加减：肾阴亏虚，虚火妄动，遗精腰酸者，加龟甲、熟地黄、知母、黄柏滋阴清热；阴虚兼有瘀热者，加赤芍、牡丹皮、桃仁、红花、郁金等清热凉血，活血化瘀；阴虚兼有气虚，加人参、麦冬、五味子益气养阴。

4. 心阳不振证

症状：心悸不安，胸闷气短，或胸痛，面色苍白，形寒肢冷，舌质淡，苔薄白，脉沉迟或结代。

治法：温补心阳，安神定悸。

方剂：参附汤合桂枝甘草龙骨牡蛎汤加减。前方益气温阳，用于心悸气怯，汗出肢冷；后方温通心阳，镇心安神，用于心阳虚衰之心悸、怔忡。

用药：肉桂、甘草、人参、黄芪、附子益心气，温心阳；煅龙骨、煅牡蛎安神定悸。

加减：形寒肢冷者，重用人参、黄芪、附子、肉桂温阳散寒；大汗者重用人参、黄芪、煅龙骨、煅牡蛎益气敛汗，或用独参汤煎服；兼见水饮内停者，加葶苈子、五加皮、车前子、泽泻等化水利饮；夹瘀血者，加丹参、赤芍、川芎、桃仁、红花；兼见阴伤者，加麦冬、枸杞子、玉竹、五味子；若心阳不振，以致心动过缓者，酌加炙麻黄、补骨脂，重用桂枝以温通心阳。若病情严重，汗出肢冷，面青唇紫，喘不得卧者，急用参附龙牡汤，加服黑锡丹以回阳救逆。

5. 心气不足证

症状：心悸怔忡，因事烦扰即易触发，神疲无力，自汗懒言，面色无华，头昏头晕，舌质淡，舌苔白，脉细弱或迟缓。

治法：益气养心，安神定悸。

方剂：四君子汤加减。本方甘温益气，健脾扶中，用于心气不足之心悸、怔忡。

用药：人参、茯苓、白术、黄芪健脾益气；炙甘草甘温益气，补中和胃；丹参、红花、川芎活血通脉。

加减：若合并心血不足者，加熟地黄、阿胶补血养心；兼心气郁结，见心悸烦闷，精神抑郁，胸胁时痛者，加柴胡、郁金、合欢皮、绿萼梅疏肝解郁。

6. 水饮凌心证

症状：心悸眩晕，胸脘痞满，形寒肢冷，小便短少，或下肢水肿，渴不欲饮，恶心吐涎，舌胖，苔白滑，脉弦滑或促。

治法：温化水饮，宁心定悸。

方剂：苓桂术甘汤加减。本方健脾利湿，温化水饮，用于水饮凌心之胸胁胀满、眩晕心悸。

用药：茯苓、猪苓、葶苈子、泽泻淡渗利水；桂枝、炙甘草通阳化气；白术健脾祛湿。

加减：兼见恶心呕吐，加半夏、陈皮、生姜以和胃降逆；兼见肺气不宣，肺有水湿，咳喘，胸闷者，加杏仁、前胡、桔梗以宣肺，葶苈子、五加皮、防己以泻肺利水；兼见瘀血者，加当归、川芎、益母草活血化瘀；尿少肢肿，加车前子、冬瓜皮利水消肿。

7. 痰火扰心证

症状：心悸烦躁，胸闷痰多，恶心腹胀，口苦不寐，舌红，舌苔黄腻，脉滑数或结代。

治法：清热化痰，宁心安神。

方剂：黄连温胆汤加减。本方清心降火，化痰安中，用于痰火内扰之心烦失眠、心悸眩晕。

用药：黄连、黄芩苦寒泻火，清心除烦；半夏和胃降逆，燥湿化痰；陈皮理气和胃，化湿祛痰；竹茹涤痰开郁，清热化痰；枳实下气行痰；甘草和中。

加减：痰热互结，大便秘结者，加生大黄清热通腑；心悸重者，加珍珠母、石决明、磁石重镇安神；火郁伤阴，加麦冬、玉竹、天冬、生地黄养阴清热；兼见脾虚者加党参、白术、谷麦芽、砂仁益气醒脾；若胸闷痰多，加瓜蒌、贝母宽胸化痰。

8. 气滞血瘀证

症状：心悸怔忡，胸闷胁胀，心痛时作，急躁易怒，或脘腹胀满，嗳气，舌质紫暗或有瘀斑，脉涩或结代。

治法：理气活血，通脉定悸法。

方剂：柴胡疏肝散或血府逐瘀汤加减。两方均能理气活血，但前方偏于疏肝理气，后方偏于活血化瘀。

用药：赤芍、桃仁、红花、丹参、川芎、三七活血化瘀；郁金、延胡索、降香、香附行气止痛；琥珀宁心安神。

加减：兼心烦口苦者，加栀子、黄连、莲子心清心除烦；腹胀嗳气，食欲缺乏者，加佛手、砂仁、生山楂、炒麦芽理气助运；胸痛甚者，加延胡索、乳香、没药活血止痛；心悸、失眠重者，加酸枣仁、柏子仁、生龙骨、生牡蛎安神宁心。因虚致瘀者，气虚加黄芪、党参；血虚加何首乌、熟地黄、枸杞子；阴虚者加麦冬、玉竹、沙参；阳虚加附子、桂枝；夹痰浊者，加瓜蒌、薤白、半夏。

9. 痰瘀交阻，心神失养证

症状：心悸怔忡，胸闷痰多，心痛时作，恶心腹胀，急躁易怒，口苦不寐，舌质紫暗或有瘀斑，舌苔黄腻，脉象滑数或涩或结代。

治法：化痰祛瘀，养心安神。

方剂：温胆汤合血府逐瘀汤加减。前方长于化痰和中，后方长于活血化瘀。

用药：法半夏、茯苓、陈皮健脾和胃；炙远志、石菖蒲、郁金、全瓜蒌、炒枳实、厚朴化痰；桃仁、红花、丹参、川芎、三七、赤芍活血祛瘀；柴胡、香附、薤白理气行滞开郁，条达气机；麦冬、酸枣仁、柏子仁、人参、炙甘草养心安神。

（三）中医特色疗法

1. 单方验方

（1）紫石英 10 ～ 15g，水煎服。镇惊定志，适用于心悸不宁。

（2）苦参 10g，水煎服。清热宁心，适用于心悸而脉数或促者。

（3）定心汤：龙眼肉 30g，酸枣仁 15g，山茱萸 15g，柏子仁 12g，生龙骨 12g，生牡蛎 12g，生乳香 3g，没药 3g，水煎服。适用于气血亏虚，瘀血阻滞之心悸。

2. 中成药

（1）柏子养心丸：口服，每次 9g，每日 3 次。

（2）天王补心丹：口服，每次 9g，每日 3 次。

（3）人参归脾丸：口服，每次 9g，每日 3 次。

3. 针灸治疗

（1）体针：期前收缩，主穴取内关、神门、心俞、厥阴俞。心气虚加关元、膻中、足三里；气阴两虚加三阴交、肾俞；血脉瘀阻加膻中、膈俞。手法平补平泻，留针 10 ～ 20 分钟。室上性心动过速、房颤，内关透外关、合谷、厥阴俞，强刺激不留针。缓慢性心律失常，针刺双侧内关、太渊，捻针 20 分钟；或取人中、膻中、心俞穴，人中穴向鼻中隔斜刺 0.5 寸，雀啄手法，另两穴用捻转补泻法，每日施针 1 ～ 2 次。

（2）耳针：耳针心、神门、皮质下、胸区、交感，每次 2 ～ 3 穴，留针 20 分钟。

（3）穴位注射法：主穴取内关、心俞、厥阴俞、足三里。心动过速配间使，心动过缓配通里。每次选 2 ～ 3 穴，用当归注射液 1mL 注射，隔日 1 次。

（四）名家经验

1. 心悸之病，本虚标实，痰瘀同证，常是关键

周仲瑛教授认为，心悸总属本虚标实，心气、心阳、心阴、心血亏虚为本；痰浊、瘀血阻滞心脉为标。其中，痰瘀同证常是此病中重要的病理环节，尤在心悸加重、发作之时愈加明显。心气、心阳不足，不能输化津液，则聚而

成痰，不能推动血行，则滞而成瘀。心阴亏虚，虚火灼津，炼液成痰，血液受热煎熬，结而成瘀；另一方面，痰瘀之间亦可互生互化，痰浊阻滞脉道，妨碍血液循行，则血滞成瘀；瘀血阻滞，脉络不通，影响津液正常输布，或离经之血瘀于脉外，气化失于宣通，以致津液停聚为痰。“痰亦可化为瘀”“血积既久，亦能化为痰水”。痰阻则血难行，血凝则痰易生；痰停体内，久必成瘀，瘀血内阻，久必生痰，终致痰瘀共证，心脉阻滞的病理变化。

2. 临证辨识，四诊为纲，察舌切脉，甚为详要

周仲瑛教授指出，临证识辨心悸之痰瘀同证，当以四诊为纲。痰瘀同证的临床表现不仅是痰、瘀的各自证候，而且应是两者在病机上互为因果所致的综合征象。例如：望其面色，油光多脂，或晦暗、青紫、黧黑；望其唇龈，可见口唇青紫、唇部黑斑、唇肥厚、齿龈暗红发紫；望其爪甲，可见爪甲青或紫，甲床下多瘀点、瘀丝，指甲菲薄、翻甲。又如：问诊患者多在中年以上，老年人多见，女性多体胖且月经失调、不孕。患者性格内向，久坐少动，嗜烟好酒，喜食辛辣、酸、咸味。心悸病史较久，反复发作，可伴有胸膺部闷塞隐痛，咳喘，失眠，腹胀纳少，伴恶心，口不渴，或但漱水不欲咽等。四诊之中，周仲瑛教授认为以察舌切脉最为紧要，舌为心之苗，心之外象可从舌诊上表现。临证可见患者舌体胖大有齿印或有裂纹，舌色暗红、青、紫，有瘀斑瘀点，舌苔厚腻、浊腻、水滑，舌体运转不灵；切脉为滑、涩、沉、弦、结代等，合参四诊，则痰瘀同证昭然。

3. 攻邪治标，化痰祛瘀，症分主次，治有先后

周仲瑛教授认为，由于痰瘀相伴为患，在具体治疗时尚需分清两者先后及主次关系，确定化痰、祛瘀孰主孰次，孰先孰后，或是痰瘀并治。常选用化痰之药如陈皮、法半夏、云茯苓、炙远志、石菖蒲、郁金、全瓜蒌、炒枳实、川厚朴等；祛瘀之品常用紫丹参、川芎、川红花、桃仁、三七、京莪术、赤芍、血竭、降香等。治痰治瘀虽然主次有别，但痰化则气机调畅，有利于治血；瘀去则脉道通畅，而有助于痰清。此即所谓“痰化瘀消”“瘀去痰散”之意。若痰瘀并重，则当兼顾合治，分消其势，使其不致互相为患。周仲瑛教授还告诫，用药不可孟浪过剂，宜“中病即止”，以免“耗伤气血阴阳，变生坏病，选药以平稳”为原则，慎用毒猛辛烈之品。

4. 从本图治，养心通脉，调顺气机，助消痰瘀

心悸之病，以心之气血阴阳亏虚、心神失养为本；“君主之官”功能失调，津血不归，正化变异可生成痰瘀，痹阻心脉，此为标。周仲瑛教授认为，扶正补虚，养心通脉，治本之道十分重要，此即古人所谓“不治痰而痰化，不治瘀而瘀去”之一。临证在心悸发作加重期，一方面予以化痰祛瘀、攻邪治标的同时，仍不忘消补兼施、标本共治，常审证选用太子参、潞党参、南北沙参、炒玉竹、大麦冬、炙甘草、生黄芪、全当归、功劳叶、大生地黄等补益之品。当标邪渐祛及心悸发作间歇期时，更为重视养心治本，以翼气血冲和，心脉流畅，而无生痰停瘀之患。

另一方面，因为痰瘀是津血停聚而成，津血赖气化以宣通，所以调畅气机，则可助消痰瘀，周仲瑛教授常酌情配以适量理气药，行滞开郁、条达气机，使“气行则痰行”“气行则血行”，如配用醋柴胡、炙香附、薤白等，此即“善治痰者，不治痰而治气，气顺则一身津液亦随之而顺矣”“凡治血者必调气”之意。

五、预防调摄

对于心悸的预防，要做到保持心情舒畅，避免情志刺激。惊悸怔忡往往每因情志因素和恐惧而诱发，注意保持心情愉快，避免惊恐等因素，则可减少或防止心悸的发生。饮食有节，起居有常。平素饮食宜清淡，不宜过饱。生活要有规律，保证一定的休息和睡眠，以安养心神。注意寒暑变化，避免风、寒、湿、热等外界的侵袭，以防止心悸的发生。

对于心悸的调护应注意避免劳累过度，特别是重症患者，平时即感心悸、胸闷、气短，甚者气喘水肿，则应卧床休息。轻度患者，可做适当的体力活动，以不感觉劳累为限度，避免剧烈活动和强体力劳动。患者坚持药物治疗非常重要，病情减轻或症状缓解后，亦应遵医嘱继续服药一段时间，以巩固疗效和防止复发。

第四节
胸痹

一、概述

胸痹亦称心痛、胸痹心痛，是指以胸部闷痛，甚则胸痛彻背为主症的病证。其轻者仅感胸闷、心痛、气短，重者则有心痛彻背，背痛彻心。

本节讨论以胸部闷痛为主要表现的病证。胸痹还常与胃痛、痞满、心痹、真心痛等病证并见，应与之互参。

根据本证的临床特点，主要见于西医学所指的冠状动脉粥样硬化性心脏病（心绞痛、心肌梗死），此外心包炎、二尖瓣脱垂综合征、病毒性心肌炎、心肌病、慢性肺系疾病等，凡出现胸闷、胸痛、短气等症状者，均可参照本病证内容辨证论治。

二、病因病机

本病证的发生多与寒邪内侵、饮食不调、情志失节、劳倦内伤、年迈体虚等因素有关，其病机有虚实两方面，实为寒凝、血瘀、气滞、痰浊痹阻胸阳，阻滞心脉；虚为气虚、阴伤、阳衰，心脾肝肾亏虚，心脉失养。

三、诊断

（一）诊断要点

（1）膻中或心前区憋闷疼痛，甚则痛彻左肩背、咽喉、胃脘部、左上臂内侧等部位，呈反复发作性或持续不解，常伴有心悸、气短，自汗，甚则喘息不得卧。

（2）胸闷胸痛一般数秒、数分钟到几十分钟，可自行缓解。严重者疼痛剧烈，持续不解，汗出肢冷，面色苍白，唇甲青紫，心跳加快或心律失常等。

（3）多见于中年以上，常因操劳过度，抑郁恼怒或多饮暴食，感受寒冷而诱发。

（二）鉴别诊断

1. 悬饮

悬饮、胸痹均有胸痛，但胸痹为当胸闷痛，并可向左肩或左臂内侧等部位放射，常因受寒、饱餐、情绪激动，劳累而突然发作，历时短暂，休息或用药后得以缓解。悬饮为胸胁胀痛，持续不解，多伴有咳唾、转侧、呼吸时疼痛加重，肋间饱满，并有咳嗽、咳痰等肺系证候。

2. 胃脘痛

心在脘上，脘在心下，因其部位相近，故有胃脘当心而痛之称，而胸痹不典型者，其疼痛可在胃脘部，极易混淆。但胸痹常以闷痛为主，疼痛程度一般较剧烈，多伴有心慌、气短，为时短暂，休息可缓解。胃脘痛与饮食相关，以胀痛为主，局部常有压痛，持续时间较长，常伴有食少不馨、泛酸、嘈杂、嗳气等胃部证候。

3. 真心痛

真心痛乃胸痹的危重证，症见心痛剧烈，甚则持续不解，伴有汗出、肢冷、面白、唇紫、手足青至节、脉微或结代等，病发突然，病情凶险，变化多端，如处理不当，可危及生命，预后不佳。

四、治疗

（一）治疗原则

胸痹的治疗应先治其标，后治其本；先祛邪，后扶正；必要时可根据虚实标本的主次，兼顾同治。标实者针对气滞、血瘀、寒凝、痰浊而疏理气机、活血化瘀、辛温通阳、泄浊豁痰，尤重活血通脉治法；本虚应权衡心脏阴阳气血之不足，有无兼见肝、脾、肾等脏之亏虚，补气温阳、滋阴益肾，纠正脏腑之偏衰，尤其重视补益心气之不足。在胸痹的治疗中，必须辨清证候之重危顺逆，一旦发现脱证之先兆，必须尽早投用益气固脱之品，或采用中西医结合治疗。

（二）辨证论治

1. 心血瘀阻证

症状：心胸疼痛剧烈，如刺如绞，痛有定处，甚则心痛彻背，背痛彻心，或痛引肩背，胸闷，舌质暗红或紫暗，有瘀斑，舌下瘀筋，苔薄，脉涩或结、代、促。

治法：祛瘀通脉，行气止痛。

方剂：血府逐瘀汤加减。

用药：桃仁、红花、川芎、赤芍、牛膝活血祛瘀而通血脉；柴胡、桔梗、枳壳、甘草调气疏肝；当归、生地黄补血调肝，活血而不耗血，理气而不伤阴。

加减：兼寒者，可加细辛、桂枝等温通散寒；兼气滞者，可加沉香、檀香辛香理气止痛；兼气虚者，加黄芪、党参、白术等补中益气；瘀血痹阻较重，胸痛剧烈者，可加乳香、没药、郁金、延胡索、降香、丹参等加强活血理气止痛的作用。

2. 气滞心胸证

症状：心胸满闷不适，隐痛阵发，痛无定处，时欲太息，情绪波动时容易诱发或加重，或兼有脘腹胀闷，得嗳气或矢气则舒，苔薄或薄腻，脉细弦。

治法：疏肝理气。

方剂：柴胡疏肝散加减。

用药：柴胡、香附、檀香、枳壳疏肝行气解郁；川芎、降香、延胡索活血行气止痛；白芍与甘草同用而缓急舒脉止痛。

加减：兼有脘胀、嗳气、纳少等脾虚气滞的表现，可用逍遥散疏肝行气，理脾和血；气郁日久化热，心烦易怒，口干，便秘，舌红苔黄，脉数者，用丹栀逍遥散疏肝清热；胸闷心痛明显，为气滞血瘀之象，可合用失笑散，以增强活血行瘀、散结止痛之作用。

3. 痰浊闭阻证

症状：胸闷重而心痛微，痰多气短，肢体沉重，形体肥胖，遇阴雨天而易发作或加重，伴有倦怠乏力，纳呆便溏，咳吐痰涎，舌体胖大且边有齿痕，苔浊腻或白滑，脉滑。

治法：温通豁痰。

方剂：瓜蒌薤白半夏汤合涤痰汤加减。

用药：瓜蒌、薤白宣痹化痰，行气止痛；制半夏、陈南星燥湿化痰；枳实、陈皮行气滞，破痰结；石菖蒲化浊开窍；桂枝通阳化气通脉；干姜温中化饮，散寒止痛。

加减：痰黏稠，色黄，大便干，苔黄腻，脉滑数，为痰浊郁而化热之象，用黄连温胆汤加竹茹以清热化痰；痰与瘀血互结为患者，常配伍郁金、川芎理气活血，化瘀通脉；痰浊闭塞心脉，猝然剧痛，可用苏合香丸芳香温通止痛；因于痰热闭塞心脉者用猴枣散，清热化痰，开窍镇惊止痛。

4. 寒凝心脉证

症状：猝然心痛如绞，或心痛彻背，背痛彻心，喘不得卧，或感寒痛甚，心悸气短，形寒肢冷，冷汗自出，常因气候骤冷或感寒而发病或加重，苔薄白，脉沉紧或沉细。

治法：辛温散寒，助阳通脉。

方剂：枳实薤白桂枝汤合当归四逆汤加减。

用药：桂枝、细辛温散寒邪，通阳止痛；当归、芍药养血活血；芍药、甘草缓急止痛；通草通利血脉；大枣健脾益气；瓜蒌、薤白通阳开痹；延胡索、郁金活血理气定痛。

加减：疼痛剧烈，心痛彻背，背痛彻心，痛无休止，伴有身寒肢冷，气短喘息，脉沉紧或沉微者，为阴寒极盛之胸痹心痛重症，治以温阳逐寒止痛，方用乌头赤石脂丸、苏合丸或冠心苏合丸，以芳香化浊，理气温通开窍，发作时可含化以使疼痛迅速缓解。疼痛不著，伴神疲、乏力，此乃阳虚之象，宜配合温补阳气之剂，药如淫羊藿（仙灵脾）、仙茅、山茱萸等。

5. 心气不足证

症状：心胸阵阵隐痛，胸闷气短，动则益甚，心中动悸，倦怠乏力，神疲懒言，面色㿠白，或易出汗，舌质淡红，舌体胖且边有齿痕，苔薄白，脉细缓或结代。

治法：益气养心。

方剂：保元汤加减。

用药：人参、黄芪、甘草大补元气，扶助心气；肉桂辛热补阳，温通血脉，补少火而生气，或以桂枝易肉桂，有通阳行瘀之功；生姜温中；丹参、当归养血活血；麦冬、玉竹、黄精等以益气养阴。

加减：兼见心悸气短，头昏乏力，胸闷隐痛，口燥咽干，心烦失眠，舌红或有齿痕者，为气阴两虚，可用养心汤以养心宁神。

6. 心肾阴虚证

症状：心痛憋闷，心悸盗汗，虚烦不寐，腰酸膝软，头晕耳鸣，口干便秘，舌红少津，舌红或有紫斑，脉细带数或细涩。

治法：滋阴养心。

方剂：天王补心丹合加减复脉汤。

用药：生地黄、玄参、天冬、麦冬滋水养阴，以泻虚火；人参、炙甘草、茯苓补益心气；柏子仁、酸枣仁、五味子、远志交通心肾，养心安神；丹参、当归、芍药、阿胶滋养心血，而通心脉。

加减：阴不敛阳，虚火内扰心神，虚烦不寐，舌尖红少津者，可用酸枣仁汤清热除烦以养血安神；兼见风阳上扰，加用珍珠母、灵磁石、石决明、琥珀等重镇潜阳之品，若不效，再予黄连阿胶汤，滋阴清火，宁心安神；心肾阴虚，兼见头晕目眩，腰酸膝软，遗精盗汗，心悸不宁，口燥咽干，用左归饮以滋阴补肾，填精益髓，补而无泻之剂。

7. 心阳虚衰证

症状：心悸而痛，胸闷气短，自汗，动则更甚，面色㿠白，神倦怯寒，四肢欠温或肿胀，舌质淡胖，边有齿痕，苔白或腻，脉沉细迟。

治法：补益心气，振奋心阳。

方剂：参附汤合桂枝甘草汤。

用药：人参大补元气；附子温补真阳；桂枝振奋心阳；炙甘草益气通脉。

加减：心肾阳虚，兼见腰膝酸软，小便清长，可合用肾气丸，从阴引阳，温补心肾而消阴翳；若肾阳虚衰，不能制水，水饮上凌心肺，症见水肿，喘促，心悸，用真武汤，以温暖脾肾，敛阴和阳，化气行水，可加汉防己、猪苓、车前子温肾阳而化水饮；心肾阳虚，虚阳欲脱厥逆者，用四逆加人参汤，温阳益气，回阳救逆，或参附注射液 40 ～ 60mL 加入 5% 葡萄糖注射液 250 ～ 500mL 中静脉滴注。

（三）中医特色疗法

1. 单方验方

（1）胸痹汤：桂枝 10g，瓜蒌皮、薤白、炒枳壳、姜半夏、厚朴各 9g，生姜 6g，陈皮 3g。水煎服。

（2）利湿化瘀汤：法半夏 10g，川芎 9g，麦冬 9g，赤芍 9g，五味子 9g，茯苓 30g，党参 30g，枳实 10g，丹参 30g。水煎 2 次，分 2 次服，每日 1 剂。

2. 中成药

（1）速效救心丸：口服或含化，每次 4 ～ 6 丸，每日 3 次。急性发作时，每次 10 ～ 15 粒。

（2）冠心苏合丸：每次 1 丸，每日 3 次。

（3）复方丹参片：每次 3 片，每日 3 次。

（4）心可舒片：每次 4 片，每日 3 次。

3. 针灸治疗

（1）主穴针刺法：主穴，心俞、厥阴俞。每次取主穴一对或一侧，不留针，每日1次，12～15天为1个疗程，疗程间休息3～5天。

（2）辨证施针法：虚寒胸痹，取心俞、厥阴俞、内关、通里。采用针后加灸法以助阳散寒。寒重时加灸肺俞、风门；肢冷重时加灸气海或关元。痰浊胸痹，取巨阙、膻中、郄门、太渊、丰隆。针用泻法以通阳化浊。背痛时加肺俞、心俞；短气可灸气海俞、肾俞。瘀血胸痹，取膻中、巨阙、膈俞、阴郄、心俞。针用泻法以活血化瘀。唇舌发绀可取少商、少冲点刺放血。

4. 穴位贴敷

心舒散：檀香、制乳香、川郁金、醋炒延胡索、制没药各12g，冰片2g。将上药共研细末，另加麝香0.1g，调匀装盒备用。临用时取少许，用二甲基亚砜调成软膏状，置膏药中心，贴膻中、内关（双穴），每日换药1次。功可活血，通窍，止痛。

（四）名家经验

1. 胸痹治疗应以通为补，通补结合

胸痹患者临床以胸闷、心痛、气短为其特征，兼有心悸、眩晕、肢麻、疲乏等症；其病机为本虚标实。临床治疗应以通为补，其"通"法包括芳香温通法，方药如苏合香丸、冠心苏合丸、速效救心丸、心痛丸、宽胸丸、麝香保心丸等，但不宜过用久服，以免耗伤心气和心阴；宣痹通阳法，方药如瓜蒌薤白半夏汤、枳实薤白桂枝汤、瓜蒌片等；活血化瘀法，方药如血府逐瘀汤、失笑散、三七粉、复方丹参滴丸、心可舒、地奥心血康及川芎嗪、香丹、葛根素、脉络宁、冠心Ⅱ号等注射液。临证可据证加用养血活血药，如鸡血藤、益母草、当归等，活血而不伤正。"补"法包括补气血，方药选用八珍汤、当归补血汤等；温肾阳，可选用淫羊藿（仙灵脾）、仙茅、补骨脂；补肾阴，选用首乌延寿丹、左归丸等。临床实践证明通法与补法是治疗胸痹不可分割的两大原则，应据证通补结合或交替应用，有助于疗效的提高和巩固。

2. 关于活血化瘀法的应用

活血化瘀法是治疗胸痹最重要的方法，但并不是唯一方法，所以切不可一味蛮用而忽视辨证施治，若将胸痹的治疗仅仅局限于活血化瘀法，势必影响疗效的提高和巩固。胸痹的基本病机是本虚标实，其瘀血的形成，多由正气亏损、气虚阳虚或气阴两虚而致，亦可因寒凝、痰浊、气滞而诱发。加之本病具有反复发作、病程日久的特点，属单纯血瘀实证者甚微，多表现为气虚血瘀或痰瘀交阻、气滞血瘀等夹杂证候，故临床治疗应注意在活血化瘀中伍以益气、养阴、化痰、理气之品，辨证用药，加强祛瘀疗效。活血化瘀药物临床上主要选用养血活血之品，如丹参、鸡血藤、当归、赤芍、郁金、川芎、红花、泽兰、牛膝、桃仁、三七、水蛭、地龙、益母草、山楂、琥珀粉等。对破血攻伐之品应慎用，因其虽有止痛作用，但易耗伤正气，若用应注意不可久用、多用。此外，运用活血化瘀药物必须注意有无出血倾向或征象，一旦发现，立即停用，并予相应处理。

3. 关于芳香温通药的应用

临床以芳香走窜、温通行气类中药治疗胸痹历史悠久，药如桂心、干姜、吴茱萸、麝香、细辛、蜀椒、丁香、木香、安息香、苏合香油等。近年来，在此基础上研制的如心痛舒喷雾剂、苏合香丸、麝香保心丸、麝香苏合丸、速效救心丸等芳香温通制剂，较好地满足了临床需要，显示出良好的效果。实验研究证实，芳香温通类药大多含有挥发油，能有效解除冠脉痉挛，增加冠脉血流量，减少心肌耗氧量，改善心肌供血，同时能改善血液流变学、心肌收缩力。因此类患者临床常伴有阳虚之象，故使用芳香温通药物时宜配合温补阳气之剂，以增强温阳散寒之功。此外，该类药物辛散之性会耗损阴液，应中病即止而不可过量。

4. 化痰宣痹应注意健运脾胃

痰浊与胸痹的发病直接相关，痰阻心胸证多见于肥胖患者，每因过食肥甘、贪杯好饮伤及脾胃，健运失司，湿郁痰滞，留踞心胸。痰性黏腻，易于窒闭阳气，阻滞血运，造成气虚湿浊痰阻为患。治疗应在祛痰的同时，注意应用健脾之品，因为脾为生痰之源，脾健则生痰乏源，痰化则气行，气行则血亦行。临床选六君子汤为基本方，痰浊阻滞明显者可酌加胆南星、石菖蒲、郁金等；气虚明显可酌加党参、黄芪或西洋参另蒸兑服；同时要注意补气不宜过度，否则反生滞腻。

5. 治本以补肾为主

胸痹属本虚标实之病证，本虚指心、肝、脾、肾等脏腑功能失调，气血阴阳亏虚。然脏腑亏虚，根本在于肾虚。肾为先天之本，水火之宅，内藏真阴，“五脏之阴，非此不能滋”，心血依赖肾精化生而补养。肾又内寄元阳，为一身阳气之源，“五脏之充阳，非此不能发”。肾阳隆盛，则心阳振奋，鼓动有力，血行畅通。临床胸痹好发于中老年人，正值人体肾气逐渐衰退之时。年老肾亏，肾阳不能蒸腾，可致心阳虚衰，行血无力，久而致气滞血瘀。亦可致脾土失温，气血化源不足，营亏血少，脉道不充，血行不畅，皆可发为胸痹。因此在临证治疗中，应重视补肾固本，尤其在胸痹缓解期的治疗中尤为重要。药常以何首乌、枸杞子、女贞子、墨旱莲、生地黄、当归、白芍等滋肾阴；用黄精、菟丝子、山茱萸、杜仲、桑寄生等补肾气；桂枝、淫羊藿（仙灵脾）、仙茅、补骨脂等温肾阳。肾本得固则胸痹易治。

五、预防调摄

调摄精神，避免情绪波动，保持心情平静愉快。生活起居有常，寒温适宜。本病的诱发或发生与气候异常变化有关，故应注意避免感受寒冷。饮食宜清淡低盐，禁烟限酒。劳逸结合，适度活动。发作期患者应立即卧床休息，缓解期要注意适当休息，保证充足的睡眠。

加强护理及监护。胸痹具有反复发作、时作时止的特点，急性发病时应让患者卧床休息，立即给予速效止痛药物，并加强巡视，密切观察舌脉、体温、呼吸、血压及精神神志变化，必要时给予吸氧、心电监护及保持静脉通道；并准备好各种抢救设备及药物。

第五节 厥证

一、概述

厥证是以突然昏倒，不省人事或伴有四肢逆冷为主要表现的一种病证。一般发病后在短时间内苏醒，醒后无偏瘫、失语和口眼歪斜等后遗症，但部分严重者，昏厥时间较长，甚至一厥不复而亡。

厥证，古有寒厥、热厥、阴厥、阳厥、煎厥、薄厥、暴厥、大厥、尸厥、风厥、太阳厥（踝厥）、阳明厥（骭厥）、少阳厥、太阴厥、少阴厥、厥阴厥、首厥、臂厥、四厥、脊厥、痿厥、气厥、血厥、痰厥、食厥、色厥、蛔厥等多种名称，或从病因病机特性命名，或从病证表现命名，或从六经归属命名，而后世医家有以厥证统之者，或有以中恶统之者，亦有以类中风统之者。近代则大多以厥证命名。

从广义上讲，自古论厥包含有两大类，一类以突然昏倒，不省人事为主症，另一类以四肢逆冷为主症。本节所讨论者，主要为内伤杂病范围内以突然昏倒、不省人事为主症的厥证。另有六经形证的各种厥，目前一般已不再单列讨论。

本病可见于西医学多种疾病，如低血压、低血糖反应、癔症、痰液阻塞气道、急性过敏反应、高血压脑病等，凡以厥证为主要表现者，均可参照本节内容辨治。

二、病因病机

厥证是由外感六淫或秽毒之邪，内伤七情、饮食、劳倦、失血、亡津，气机逆乱，升降失常，阴阳之气不相顺接所致。

厥证所属脏腑主要以心、肝为主，涉及脾、肺、肾。心主神明，主血脉，肝主气机疏泄，肝气逆则全身皆逆，气机逆乱，升降乖戾，气血或并走于上，或失亡于下，则阴阳不相顺接，神明失主，而厥证成矣。脾主健运，主水湿之运化，肺主气，朝百脉，若久病肺虚痰浊内盛，或水湿不运，积聚成痰，痰阻气道，均可成厥。肾为元气之根，若失血失精，气血不升，则肾之元气亦将无根，而神明无元气之充养，便成厥矣。

本病多因于气机暴然逆乱，气血阴阳不相顺接所致，若气血阴阳得以顺接，则可转复，神志苏醒，但厥之重症，阴阳气血离乱衰亡，亦可厥而不复至亡。尚有体弱气血大亏之人，或可反复发作厥证，当予重视。

三、诊断

（一）诊断要点

（1）猝然昏倒，不省人事，醒后无口眼歪斜，无肢体偏废，或伴有四肢逆冷为主症者，为本病的主要特征。

（2）部分患者发病前或有头晕、面色苍白、出冷汗等先兆症状。

（3）发病前有暴怒气极、劳倦过度、暴饮暴食、大病、手术后、失血后等病史、诱因可资参考。

（二）鉴别诊断

1. 痫证

痫证是一种发作性神志异常的疾病，其典型发作以突然昏仆，不省人事，口吐涎沫，两目上视，四肢抽搐，口中如做猪羊叫声，或小便失禁，移时苏醒为特征。轻则一过性精神恍惚。病有宿根，反复发作。每次发作，病状相似。厥证与痫证虽然皆有猝然昏仆，但病作之后喉中发出异常叫声和反复发作等为痫证所独有。

2. 中风

中风以口眼歪斜，语言謇涩，半身不遂，甚至突然昏仆，不省人事为特征。厥证与中风均可出现猝然昏仆，但厥证之昏仆，无口眼歪斜、偏废不用，苏醒后也无后遗症。

3. 昏迷

昏迷以神志不清为主症，昏迷患者在发作之前，多患有较重疾病，昏迷之后，病情明显加重，昏迷时间较长，在短时间内不易苏醒，醒后常有较重的原发病存在。这与厥证在发作之前一如常人有所区别。

四、治疗

（一）治疗原则

厥证乃急候，当以及时救治为要，以厥回神醒为期。而具体治法则需分病因虚实分别处之，气实而厥者，理气降逆；气虚而厥者，益气扶正；血瘀而厥者，祛瘀降逆；血脱而厥者，速收其散亡之气；因痰、食、酒、暑、中恶等致厥者，则分别予以豁痰开闭，消食和中，解酒化滞，祛暑清心，辟秽开窍之法。色厥暴脱宜益气固脱，若阴竭于下，则予益阴归原。

（二）辨证论治

1. 气厥实证

症状：形体壮实，或平人之体，多素性争强好胜、急躁易怒，卒受精神刺激，突然昏倒，不省人事，口噤拳握，呼吸气粗，或四肢厥冷，舌苔薄白，脉沉或沉弦。

治法：理气开郁，降逆醒神。

方剂：通关散合五磨饮子加减。前方辛香通窍，一般先取少许吹鼻取嚏，以促其苏醒；再予后方开郁畅中，调肝降逆。亦可先予苏合香丸或玉枢丹芳香辛散，宣通气机。

用药：细辛、皂角辛温宣散，通窍醒神；枳壳、乌药、木香、沉香、槟榔降逆导滞，顺气调肝；檀香、丁香、藿香、薄荷宽胸行气，疏肝条达。

加减：肝阳偏亢，头晕、头痛、面赤升火，加天麻、钩藤、白蒺藜、石决明、磁石平肝潜阳；气壅痰盛，喉中痰鸣者，加半夏、天南星、橘皮、茯苓涤痰泄浊；或用胆南星、浙贝母、竹沥、橘红、黄芩清化痰热；醒后仍郁郁不解，夜寐不安者，加远志、茯神、香附、丹参、酸枣仁等安神定志；心中躁扰，哭笑无常者或合用甘麦大枣汤养心润燥。

2. 气厥虚证及色厥暴脱证

症状：素体不强，发病前或有紧张、恐惧、疲劳、久立等病因，而突发眩晕昏仆，面色苍白，呼吸微弱，汗出肢冷，舌质淡，脉沉微。

治法：益气固本。

方剂：生脉散（生脉注射液）或参附汤（参附注射液）或四味回阳饮。急救时可先予生脉注射液、参附注射液静脉注射，继则予生脉散、参附汤、四味回阳饮。生脉散益气助阴；参附汤补气温阳；四味回阳饮补气温阳，益阴固脱。

用药：人参大补元气；制附片、炮姜温阳散寒；山茱萸、麦冬、五味子益阴固脱；甘草补气调和药性。

加减：气虚汗多，惊惕者，加黄芪、白术、龙骨、牡蛎益气固表，收涩敛汗；气血两虚，心悸不宁者，加熟地黄、远志、当归、酸枣仁养血安神。

3. 血厥实证

症状：多于争吵恼怒时突然昏倒，不省人事，牙关紧闭，面赤唇紫，舌红，脉多沉弦。

治法：祛瘀降逆。

方剂：急用醋或童便火焠，取烟熏鼻；亦可灌服童便（取男性儿童中段尿）。苏醒后用通瘀煎或通窍活血汤加减。前者侧重活血行气，后者侧重通窍活血。

用药：当归尾、川芎、赤芍、桃仁、红花、山楂活血散瘀；乌药、青皮、香附、木香行气开郁；泽兰、泽泻活血利水；老葱、鲜姜、麝香开窍，通经络。

加减：瘀滞较重可加三棱、莪术、五灵脂、地鳖虫活血行气；急躁易怒，少寐多梦者，加首乌藤（夜交藤）、石决明平肝安神；兼风阳内盛而头痛眩晕者，加钩藤、菊花、白蒺藜、枸杞子、生地黄、芍药等柔肝息风。

4. 血厥虚证

症状：多发生于鼻衄、咯血、吐血、便血、妇女暴崩、外伤等大量出血之后，或大汗、吐下之后。突然昏厥，面色苍白，口唇无华，四肢震颤，目陷口张，自汗肤冷，呼吸微弱，舌质淡，脉芤或细数无力。

治法：益气固脱，养血摄血。

方剂：独参汤、当归补血汤、人参养荣汤。独参汤独用人参一味，功专力捷，意在大补元气，收敛亡散之气，所谓“有形之血难以速生，无形之气所当急固”，宜急予频频灌服，亦可予人参注射液、生脉注射液等静脉注射。当归补血汤补血生血；人参养荣汤气血双补，从本调治。

用药：人参大补元气以固脱；制附片、黄芪、白术、甘草、炮姜温阳益气；当归、熟地黄、麦冬、五味子滋阴养血固脱。

加减：出血未止者，酌加阿胶、仙鹤草、藕节、茜草根等止血；或三七粉、云南白药化瘀止血；血虚心神失养，心悸少寐者，加酸枣仁、龙眼肉、莲子肉、茯神养心安神；血少阴亏，舌质红绛，口干少津者，去附子、白术，加沙参、黄精、石斛养阴生津。

治疗本证，尤当重视益气，因有形之血难以速生，且养血之品多滋腻甘寒，易呆脾胃，气血难以生化。

5. 痰厥证

症状：多湿多痰之人，素有咳喘宿痰，剧烈咳嗽或恼怒之后，突然昏厥，喉间痰鸣，或呕吐痰涎，呼吸气粗，舌苔白腻，脉象沉滑。

治法：行气豁痰。

方剂：痰在膈上者，宜急用盐汤探吐，并将牵牛子（黑白丑）、甘遂研细末，拌和面粉做饼，贴足心；苏醒后，以猴枣散合导痰汤加减。猴枣散重于豁痰开窍，导痰汤长于化痰行气。

用药：猴枣、羚羊角、青礞石、天竺黄豁痰息风；半夏、胆南星、川贝母、茯苓燥湿化痰；陈皮、枳实、沉香、石菖蒲、生姜行气破滞；麝香开窍通络。

加减：口角流涎，脉沉滑者，多属寒痰，可用巴矾丸研细调水灌服；喉间痰鸣，面赤唇红，脉滑数者，多属热痰，用白金丸研细调莱菔汁灌服。患者苏醒后，可服导痰汤加减，并重视澄本清源。

由于厥多夹痰，所以祛痰法不仅用于痰厥证，亦常用于其他各类厥证之夹痰者。陈士铎《石室秘录·厥证》说："治法自宜攻痰为要，然徒攻痰而不开心窍，亦是徒然。方用启迷丹。"方中半夏、人参同用，攻补兼施，则痰易消，气可复；用菟丝子则正气生，邪气散；皂荚、石菖蒲、茯神开心窍，使气回而厥定；生姜、甘草和胃调中。立法遣药，颇有巧思。

6. 食厥证

症状：暴饮暴食后，突然昏厥，气息窒塞，脘腹胀满；舌苔厚腻，脉象滑实。

治法：消导开闭。

方剂：食后不久宜先予盐汤探吐驱邪外出；再予神术散合保和丸加减。神术散理气化浊，用于食积气滞；保和丸健胃消食，用于饮食积滞。

用药：山楂、神曲、莱菔子消食；藿香、苍术、厚朴、砂仁等理气化浊；半夏、陈皮、茯苓和胃化湿；连翘宣散郁热。

加减：腹胀而大便不通者，加大黄、枳实导滞通腑；呃逆呕吐者，加竹茹降逆和中。

7. 酒厥

症状：纵饮不节，饮后昏倒，轻者犹能知人，重者神志昏迷，或烦躁，或痰涎如涌，或气喘发热，脉滑数。

治法：解酒化滞。

方剂：急用盐汤探吐，然后用梨汁、绿豆汁、浓茶交替灌之。继用葛花解醒汤分消酒湿，和中健脾。

用药：葛花解酒宣发，使邪从肌表而出；茯苓、猪苓、泽泻淡渗利水，使邪从小便而去；砂仁、豆蔻、青皮、陈皮、木香、干姜调气温中；人参、白术、神曲补脾健胃。

加减：酒湿热化，湿热内盛而见面赤烦热、口渴饮冷等症，当酌减辛温之品，配加黄芩、黄连等清热之药。或选用抽薪饮，方用黄芩、栀子、黄柏、木通、泽泻清热利湿，使邪从小便分利；枳壳行气化湿；石斛、甘草生津止渴。此外，枳椇子善解酒毒，亦可配入主方中应用，或单独使用。

8. 暑厥证

症状：酷暑炎热之季，劳作奔忙，未有防护，头晕头痛，胸闷身热，面色潮红，继而卒仆，不省人事，或有谵妄，舌红而干，脉象洪数，或虚弦而数。

治法：解暑清心。

方剂：牛黄清心丸或紫雪灌服，白虎加人参汤或清暑益气汤加减。首应立即将患者移至阴凉通风之处，牛黄清心丸或紫雪等用凉开水调服，继则用白虎加人参汤益气清气固脱；或清暑益气汤祛暑清热，益气生津。

用药：人参益气生津；生石膏、知母、竹叶、黄连清泄气火；生地黄、麦冬、石斛、荷梗、西瓜翠衣、粳米、甘草养阴生津。

加减：暴受暑邪，邪热蒸迫于内，津液外泄，头晕心悸，四肢无力，面色苍白，多汗肢冷，卒然昏厥，治宜益气固脱，急灸百会、关元、气海，同时予服参附龙牡汤。暑邪伤阴，肝风内动，四肢抽搐，汗多口渴，眩晕恶心，脉象弦数者，治宜平肝息风、养阴清暑，方用羚角钩藤汤加减，可加西瓜皮、鲜荷叶、卷心竹叶以清心解暑。

9. 色厥

症状：男女同房后，或二三日后，发生昏厥，或伴暴吐、鼻衄、四肢逆冷、汗出、气喘等。暴脱者舌淡胖，阴亏者舌红瘦。暴脱者脉微欲绝，阴亏者脉细数无力。

治法：培本固元，滋阴潜阳。

方剂：独参汤或加减一阴煎。前方益气固脱，用于色厥暴脱者；后方滋补阴精，用于真阴衰耗，阴火上冲者。

用药：人参大补元气，培本固脱；生地黄、麦冬、知母、白芍、地骨皮滋阴清热；熟地黄、龟甲、炙甘草滋补精血。

加减：阴竭于下，火不归原，吐血、鼻衄而昏厥不醒，病势垂危者，可用镇阴煎。

10. 中恶

症状：不慎步入某种秽浊或特殊环境，忽然手足厥冷，头面青黑，精神不守，或错言妄语，牙口俱紧，昏晕不知。苔厚腻如粉，脉伏或弦紧。

治法：辟秽开窍。

方剂：苏合香丸或玉枢丹，急用姜汁调服或用醋炭熏法，苏醒后用调气散合平胃散调之。

用药：木香、白檀香、丁香、白芷、豆蔻、砂仁、香附、藿香、紫苏叶、沉香、苏合香芳香行气，辟秽化浊；苍术、厚朴、白术、茯苓健脾化湿。

加减：偏寒者加荜茇、高良姜温中散寒；偏热者加水牛角或牛黄清心丸清心解毒。

此证首当使厥者迅速撤离有害环境。而暑厥因暑湿秽浊之气郁闭，清窍不利，其证类似中恶表现，可参照本证治疗。

（三）中医特色疗法

1. 单方验方

（1）生半夏末或皂荚末，取少许吹入鼻中，使之喷嚏不已，凡属气厥、痰厥、暑厥、中恶之实证者，均可用之。

（2）石菖蒲末吹入鼻中，桂末纳于舌下，并以菖蒲根汁灌服之，功能通窍醒神，用于气厥、痰厥、中恶之实证者，此方名通鼻散。

（3）将烧红之炭块置于碗中，浇食醋于上，气味大出，近鼻使嗅之，具开窍醒神之效。

2. 中成药

（1）安宫牛黄丸：每次 1 丸，研末灌服或鼻饲，每日 1 ～ 2 次。

（2）苏合香丸：每次 1 丸，研末灌服或鼻饲，每日 1 ～ 2 次。

（3）玉枢丹：口服。每次成人 1.5g，3 岁以下小儿每次 0.3g，4 ～ 7 岁儿童每次 0.6g，每日 2 次。外用治疗疮痈疖肿，可用醋调外敷。

（4）猴枣散：成人，每次 0.3 ～ 0.6g，每日 2 ～ 3 次。

（5）藿香正气水：每次 1 支，每日 2 ～ 3 次。

3. 针灸

在厥证的抢救中，针灸简便迅捷，是重要的急救措施。针刺能开闭通阳，多用于闭证。针刺常用穴位为人中、内关、百会、素髎、十宣、十井等。邪实闭盛者，可十宣少量放血。

灸法有回阳救逆、温阳散寒的作用，常用于脱证和寒邪阻闭之证。常用穴位如百会、神阙、关元、气海、足三里。运用灸法时，还可加一些药物作熨敷，以增强疗效。如用吴茱萸和食盐炒烫，布包熨脐下；或以盐填脐中，盖蒜或生姜艾灸；或以胡椒粉纳脐中，以膏药封上，热熨。

（四）名家经验

1. 分清标本缓急

厥证为急症，起病急，来势猛，抢救乃第一要务，问清病因是关键，辨清病因及虚实，有的放矢，可厥回窍开，患者苏醒后，还需辨虚实而调理，以防再发，尤其是气虚、血虚证者，或体弱多病或失血亡津，非一时之功可愈，当从本治。

中医药宝库中有一批效优便用的开窍醒神成药，大体分为凉开、温开两类，凉开法以安宫牛黄丸、紫雪、至宝丹、牛黄清心丸等为代表，可用于热闭、痰热闭阻、瘀热内闭等；温开法以苏合香丸、玉枢丹等为代表，主要用于寒闭、痰浊闭、痰瘀内闭等，发病后辨清病因、病性，立即给药，多可快速起效。然需注意，此类药物药性较猛，只可短期运用，中病即止，不可久用。开窍法适宜于邪实之证，不宜于正虚之证，若邪陷正虚，内闭外脱，当开闭与固脱并进，不可一味破散。此外，开窍类药多属辛香走窜及重镇之品，孕妇当慎用。

2. 注意病证的动态变化

厥证若救治及时，一般短时苏醒，但厥之深者，亦或一厥不复，痰厥、血厥之虚实诸证等尤当注意，应密切观察患者的神志、面色、呼吸、脉象、体温、血压等，根据病情的变化随时救治。

3. 痰浊、瘀血为第二病因

痰浊、瘀血为机体脏腑功能失调而致的病理产物，可由外邪、饮食、情志等多种病因所致，并且又能成为导致他病的病因，在本病中，即成为痰厥、血厥等证的病因，此亦常被称作为“第二病因”。血厥实证，若伴有腹部硬满，大便数日未行，可合以通腑泄热之品，如生大黄、枳实、芒硝等，以冀瘀热之邪下行，使邪有出路。

五、预防调摄

厥证的预防重在平时之调摄，保持情绪稳定。素体不足，气血虚弱或大病失血者，要注意调养生息，劳逸结合。盛夏高温作业者，要采取有效保护措施，预防中暑。饮食有节，房事适度。

一旦发生厥证，应及时送医院救治。有条件者亦可就地先急救处理，如指压人中，气厥、血厥者迅速给服糖水等。如发生在烈日之下或高温环境，应及时把患者移至阴凉通风之处。如发生在严寒的野外，应及时把患者移至暖室之内，注意保温。若有喉间痰鸣者，要及时吸痰，保持呼吸道通畅，防止窒息死亡。

第六节 不寐

一、概述

不寐是以经常不能获得正常睡眠为特点的一类病证，主要表现为睡眠时间不足，或睡眠深度不够。轻者入睡困难，或睡眠不酣，时寐时醒，或早醒之后不能再寐；重者辗转反侧，彻夜不眠。不寐在古代书籍中有“不得卧”“不得眠”“目不瞑”等名称。

不寐以睡眠时间、睡眠深度和消除疲劳不足为主要表现，现代医学的失眠症与本病相同，抑郁症和焦虑症所伴有的失眠症状，也可以参照本病辨治。因为其他疾病和痛苦影响睡眠者，不属于本节讨论范围。他如神经症、围绝经期综合征、慢性消化不良、贫血、动脉粥样硬化等，若以不寐为主要临床表现，亦可参考本节内容辨证论治。

二、病因病机

人的正常睡眠，是阴阳之气自然而有规律地转化的结果，如情志失常、劳逸过度、病后体虚以及饮食不节等，影响营卫阴阳的运行，导致心神不安，引起不寐。

不寐的病位在心，与肝、脾、肾关系密切。其病理变化，总属阳盛阴衰，阴阳失交。其病位主要在心，因心主神明，神安则寐，神不安则不寐生。而阴阳气血之来源，由水谷之精微所化，上奉于心，则心神得养；受藏于肝，则肝体柔和；统摄于脾，则生化不息；调节有度，化而为精，内藏于肾，肾精上承于心，心气下交于肾，则神志安宁。若饮食、情志所伤，劳倦、思虑、体衰等因素所致，或为肝郁化火，或为痰热内扰，则动摇心神，神不安宅；或由心脾两虚，气血不足；或由心胆气虚，触事易惊；或由心肾不交，水火不济，则心神失养，神不安宁。

不寐的病性有虚有实。虚者为心失所养，实者为邪扰心神。心脾两虚、阴虚火旺、心肾不交、心胆气虚，多属虚；肝郁化火、痰热内扰、胃气不和、瘀血停滞，则以实为主。久病可表现为虚实夹杂。

三、诊断

（一）诊断要点

（1）以经常不能得到正常睡眠为主要表现。轻者入寐困难或寐而易醒，醒后不能再寐，重者彻夜难眠。可以有难以入睡、睡眠不深、易醒多梦、早醒、醒后不易再睡等多种表现形式。

（2）可伴有头痛头昏、神疲乏力、心悸健忘、心神不宁、多梦噩梦等症。

（3）常有饮食不节、情志异常、过度劳倦、思虑过度、病后体虚等诱因。

（二）鉴别诊断

1. 一过性失眠

在日常生活中很常见，可因一时性情志不舒、生活环境改变，或因饮咖啡、浓茶、酒和服用药物等引起。一般有明显诱因，且病程不长。一过性失眠不属病态，也不需任何治疗，可通过身体自然调节而复常。

2. 生理性少寐

多见于老年人，虽少寐早醒，而无明显痛苦。属生理现象。

四、治疗

（一）治疗原则

1. 补虚泻实，调和阴阳

虚证以补为要，养心以安神。血虚者养血，气虚者益气，阴虚者滋阴，阳虚者温阳。实证祛邪为主，排除对心神的干扰。气机郁滞者当予以疏解，痰热内扰者，当予以清化；胃气不和者，则应和胃；瘀血阻滞者，当活血化瘀。总之，以阴阳调和，营卫畅通为目的。

2. 以心为主，协调脏腑

不寐主病在心，养心安神是处方用药的重点。临床上，需根据患者的具体表现，辨明归属，以协调脏腑，标本同治。通过疏肝、健脾、和胃、补肾等，达到脏腑协调，心神自安的目的。

（二）辨证论治

1. 心脾两虚证

症状：不易入睡，多梦易醒，醒后再难入睡；兼见心悸健忘，神疲乏力，四肢倦怠，腹胀便溏，口淡无味，或食后腹胀，面色萎黄，舌质淡，舌苔薄白，脉象缓弱。患者可有崩漏、月经过多、贫血、大手术等病史。

治法：补益心脾，养血安神。

方剂：归脾汤加减。

用药：人参、白术、甘草益气健脾；当归、黄芪补气生血；远志、酸枣仁、茯神、龙眼肉补心益脾安神；木香行气舒脾。

加减：心血不足甚者，加熟地黄、白芍、阿胶以养心血；不寐较重者，加五味子、首乌藤（夜交藤）、合欢皮、柏子仁养心安神，或加生龙骨、生牡蛎、琥珀末以镇静安神；兼见脘闷纳呆，苔腻者，重用白术，加苍术、半夏、陈皮、茯苓、厚朴以健脾燥湿，理气化痰。产后虚烦不寐，或老人夜寐早醒而无虚烦者，多属气血不足，亦可用本方。

2. 阴虚火旺证

症状：心烦，不寐，入睡困难，腰酸足软，健忘，手足发热，口渴，咽干，或口舌糜烂，盗汗，舌质红，少苔，脉象细数。

治法：滋阴降火，清心安神。

方剂：黄连阿胶汤加减。

用药：黄连、黄芩清热降火；生地黄、白芍、阿胶、鸡子黄养血敛阴；朱砂、琥珀清热镇心安神。

加减：心经有热，心火偏亢，阴血暗耗所致者，加当归、莲子心；若属阴血不足，肝阳偏亢者，则加珍珠母。

3. 心肾不交证

症状：心烦不寐，头晕耳鸣，心悸多梦，烦热盗汗，咽干少津，精神萎靡，健忘，腰膝酸软，男子滑精阳痿，女子月经不调，舌尖红，苔少，脉细数。

治法：滋阴降火，交通心肾。

方剂：六味地黄丸合交泰丸加减。

用药：熟地黄、山茱萸、山药滋补肝肾，填精益髓；泽泻、茯苓、牡丹皮健脾渗湿，清泻相火；黄连清心降火；肉桂引火归原。

加减：心阴不足为主者，可用天王补心丹以滋阴养血，补心安神；心烦不寐，彻夜不眠者，加朱砂末（另吞）、磁石、龙骨等重镇安神。

4. 肝郁血虚证

症状：难以入睡，或多梦易惊，胸闷叹气，胁胀，不欲饮食，便秘或便溏；甚者伴有头晕头胀，目赤耳鸣，口干而苦，平时性情内向抑郁，或急躁易怒，舌红，苔白或黄，脉弦数。

治法：疏肝解郁，健脾养血。

方剂：逍遥散。

用药：柴胡、薄荷疏肝解郁，当归、白芍养血滋阴；白术、茯苓、甘草健脾益气，使气血生化有源。

加减：肝郁化火而见心烦、口苦、目赤、耳鸣者，加牡丹皮、栀子、夏枯草清热除烦；肝郁阳亢而有头晕头胀、急躁易怒者，加龙胆、黄芩、天麻清泻肝胆，平肝潜阳；平时性情内向抑郁者，加合欢皮、郁金解郁安神。

5. 心虚胆怯证

症状：虚烦不寐，入睡后又易惊醒，终日惕惕，心神不安，胆怯恐惧，遇事易惊，伴有心悸、气短、自汗、倦怠乏力等，舌质正常或淡，脉弦细。

治法：益气镇惊，安神定志。

方剂：安神定志丸合酸枣仁汤加减。

用药：人参、茯苓、甘草补益心胆之气；茯神、远志、龙齿、石菖蒲化痰宁心，镇惊安神；川芎、酸枣仁调血养心；知母清热除烦。

加减：心胆血虚，惊悸汗出者，重用人参，加白芍、当归、黄芪以补养肝血；肝不疏土，胸闷，善太息，纳呆腹胀者，加柴胡、陈皮、山药、白术以疏肝健脾；心悸甚，惊惕不安者，加生龙骨、生牡蛎、朱砂以重镇安神。

6. 痰热内扰证

症状：心烦不寐，胸闷脘痞，恶心，嗳气，口苦，目眩，头重，痰多，舌质偏红，舌苔黄腻，脉象滑数。

治法：清化痰热，和中安神。

方剂：黄连温胆汤加减。

用药：半夏、陈皮、茯苓、枳实健脾化痰，理中和胃；黄连、竹茹清心降火化痰；龙齿、珍珠母、磁石镇惊安神。

加减：不寐伴胸闷嗳气，脘腹胀满，大便不爽，苔腻，脉滑，加用半夏秫米汤和胃健脾，交通阴阳；若饮食停滞，胃中不和，嗳腐吞酸，脘腹胀痛，加神曲、焦山楂、莱菔子以消导和中。

7. 胃气不和证

症状：不寐，胃脘不适，腹胀腹满，时有呕恶，嗳腐吞酸，大便异臭，或便秘腹痛，舌苔黄腻或黄糙，脉弦滑或滑数。

治法：和胃宁神，消食导滞。

方剂：保和丸加减。

用药：神曲、山楂、莱菔子消食导滞；陈皮、半夏、茯苓和胃调中理气；连翘清热除烦。

加减：食积化热，舌苔黄燥或黄腻者，加黄连、栀子、竹茹清心除烦；大便不通或臭秽异常者，加大黄、枳实、火麻仁清泻肠胃；胃脘痞满，纳差苔腻者，配合半夏秫米汤和胃化痰。

（三）中医特色疗法

1. 单方验方

（1）龙眼肉、丹参各 9g，以水 2 碗煎成半碗，睡前 30 分钟服用。

（2）酸枣仁 9g，麦冬、远志各 3g，以水 500mL 煎成 100mL，于睡前服用。

（3）黄精 30g，玉竹 30g，决明子 9g，川芎 3g，每日 1 剂，分 2 次煎服。

（4）桑椹 30g，煎汤服。用于年老失眠而大便硬结者。

（5）酸枣仁 10g，加白糖研合，临睡前用少许温开水调服。

（6）小麦 60g，大枣 15 枚，甘草 30g，加水 4 碗煎成 1 碗，临睡前服。

（7）核桃仁 10g，黑芝麻 10g，桑叶 60g，共搅成泥状，加白糖少许，临睡前服用。

2. 中成药

（1）天王补心丹：滋阴养血，补心安神。用于心阴不足，失眠多梦等症。口服，大蜜丸每次 1 丸，水蜜丸每次 6g，每日 2 ～ 3 次。

（2）朱砂安神丸：清心养血，镇惊安神。主治心火亢盛所致心神不宁、失眠多梦等症。口服，大蜜丸每次 9g，水蜜丸每次 6g，小蜜丸每次 9g，每日 1 ～ 2 次。

（3）血府逐瘀汤：活血逐瘀，行气止痛。用于瘀血内阻所致的失眠多梦等症。口服，每次 10 ～ 20mL，每日 2 次。

（4）安神补脑液：健脑安神，生精补髓，益气养血。主治阴阳两虚所致的失眠、健忘等症。口服，每次 5 ～ 10mL，每日 2 ～ 3 次。

（5）柏子养心丸：补气，养血，安神。用于心气虚寒而引起的失眠多梦等症。口服，大蜜丸每次 1 丸，小蜜丸每次 9g，水蜜丸每次 6g，每日 2 次。

3. 针灸

毫针刺法：主穴选择四神聪、神门、三阴交。心脾两虚者，加心俞、脾俞、足三里；阴虚火旺者，加太溪、大陵、肾俞、心俞；肝郁化火者，加肝俞、大陵、行间；胃腑失和者，加中脘、足三里、内关；心胆气虚者，加心俞、胆俞、阳陵泉、丘墟。

4. 其他治法

（1）珍珠粉、丹参粉、硫黄粉等比例各适量，拌匀，加麻油调拌，敷于脐部，外盖塑料薄膜，胶布固定，3～5天更换。

（2）黄连、肉桂各适量，共研细末，敷脐，纱布盖之，适用于心肾不交之不寐。

（3）穴位按摩法：取涌泉、太溪、失眠三穴，按掐穴位各3～5分钟。结合温水洗足后按掐效果更佳。

（四）名家经验

1. 调整脏腑，以平为期

治疗不寐应当注意脏腑气血阴阳的平衡。如补益心脾，应佐以少量醒脾运脾药，以防碍脾；交通心肾，使用引火归原的肉桂时用量宜轻；益气镇惊，常需健脾，而慎用滋阴之剂；疏肝泻火，注意养血柔肝，以体现“体阴用阳”之意。总之，通过“补其不足，泻其有余，调其虚实”的方法，使血气调和，阴平阳秘，营卫通畅，心神则安。

2. 安神镇静，审机选用

对于不寐而言，安神镇静虽是治标之法，但合理选用，常能迅速取效，增强患者的自信心。具体而言，安神的方法有养血安神、清心安神、育阴安神、益气安神、镇惊安神、安神定志等，须在辨明病机的基础上，随证选用，而不能不加辨证地堆砌安神镇静药。

3. 立足复法，药证契合

导致不寐的主要病理因素——郁、瘀、痰、火，四者常可互相影响，相兼为患；心肝脾肾之间，也可互相制约。因此，对于不寐的治疗，应在分析病机特点，弄清病理因素的基础上，抓住主要矛盾，复法处方用药。心、肝、郁、瘀、痰、火，是不寐辨治的着眼点。治心，有养心阴、宁心神、泄心热、清心火、凉血清心诸法；治肝，有敛肝阴、益肝血、平肝阳、泄肝热、清肝火等法。针对病理因素，则有解郁散郁、化瘀通脉、清痰化痰、清火泻火等。临床需主次兼顾，因势利导，逐个击破。

五、预防调摄

不寐的预防，首先，应重视病因防治，改善睡眠环境，调整饮食起居，治疗原发疾病等，消除影响睡眠的不利因素。第二，要讲究睡眠卫生，建立有规律的作息习惯。第三，合理食物。实践证明，牛奶、豆浆、银耳、龙眼肉、大枣、莲子、百合、荔枝、山药、鹌鹑、黄花鱼、芹菜等食物，均具有良好的助眠作用。

不寐的护理，首先，要理解患者的痛苦，适时开导。其次，要做好睡眠前后的护理工作。睡眠之前，督促患者不饮夜茶、咖啡，不从事紧张和兴奋的活动。第三，适当从事体育锻炼。第四，警惕不寐背后可能掩盖着的重要疾病。如果发现患者伴有明显情绪低落、过度悲观、过度敏感、过分焦虑，要及时陪同患者到医院就诊，排除精神疾患，避免自杀等不良事件的发生。

第五章 肺系病证

第一节 感冒

一、概述

感冒是由卫表不和引起，以鼻塞、流涕、喷嚏、咳嗽、头痛、恶寒、发热、全身不适等为主要临床表现的外感疾病。

感冒又有伤风、冒风、伤寒、冒寒、重伤风等名称。

二、病因病机

风性轻扬，即“伤于风者，上先受之”。肺为脏腑之华盖，其位最高，开窍于鼻，职司呼吸，外主皮毛，其性娇气，不耐邪侵，故外邪从口鼻、皮毛入侵，肺卫首当其冲。感冒病位在肺卫，主要在卫表，其基本病机是外邪影响肺卫功能，导致卫表不和，肺失宣肃，尤以卫表不和为主要方面。

三、诊断

（一）诊断要点

1. 病史

四季皆有，以冬春季为多见，气候突然变化，有伤风受凉、淋雨冒风的经过，或时行感冒正流行之际；起病较急，病程较短，病程 3 ～ 7 天，普通感冒一般不传变。

2. 证候

典型的肺卫症状，初起表现为鼻咽部痒而不适、鼻塞、流涕、喷嚏、语声重浊或声嘶、恶风、恶寒、头痛等。继而发热、咳嗽、咽痛、肢节酸重不适等。部分患者病及脾胃，而兼有胸闷、恶心、呕吐、食欲减退、大便稀溏等症。时行感冒呈流行性发病，多人同时发病，迅速蔓延。可有咽部充血，扁桃体肿大。

（二）鉴别诊断

1. 风温

二者均有发热，风温早期更与风热感冒相似。但感冒一般病情轻微，发热不高或不发热，病势少有传变，服解表药后多能汗出热退，病程较短，四时可发；而风温其病情较重，必有发热，甚至高热寒战，服解表药后热虽暂减，但旋即又起，多有传变，由卫而气，入营入血，甚则出现神昏、谵妄、惊厥等，有明显季节性。

2. 鼻渊

二者均可见鼻塞流涕，或伴头痛等症。但鼻渊多流浊涕腥臭，眉额骨处胀痛、压痛明显，一般无恶寒发热，病程漫长，反复发作；而感冒一般多流清涕，并无腥臭味，寒热表证明显，头痛范围不限于前额或眉骨处，病程短，治疗后症状很快消失。

四、治疗

（一）治疗原则

感冒，邪在肺卫，治疗当因势利导，从表而解，以解表达邪为原则。解表之法应根据所感外邪寒热暑湿的不同，而分别选用辛温、辛凉、清暑解表法。时行感冒的病邪以时行疫毒为主，解表达邪又很重视清热解毒。虚人感冒应扶正祛邪，不可专事发散，以免过汗伤正。病邪累及胃肠者，又应辅以化湿、和胃、理气等法治疗，照顾其兼证。

（二）辨证论治

1. 风寒感冒

症状：恶寒重，发热轻，无汗，头痛，肢节酸痛，鼻塞声重，时流清涕，喉痒，咳嗽，咳痰稀薄色白，舌苔薄白，脉浮或浮紧。

治法：辛温解表，宣肺散寒。

方剂：荆防败毒散。

用药：荆芥穗 5g，防风 5g，羌活 5g，独活 5g，柴胡 6g，枳壳 6g，茯苓 6g，桔梗 5g，川芎 6g，甘草 3g。

加减：风寒重，恶寒明显，加麻黄、桂枝；头痛，加白芷；项背强痛，加葛根；风寒夹湿，身热不扬，身重苔腻，脉濡，用羌活胜湿汤加减；风寒兼气滞，胸闷呕恶，用香苏散加减。

2. 风热感冒

症状：发热，微恶风寒，或有汗，鼻塞，喷嚏，流稠涕，头痛，咽喉疼痛，咳嗽痰稠，舌苔薄黄，脉浮数。

治法：辛凉解表，宣肺清热。

方剂：银翘散。

用药：连翘 30g，金银花 30g，苦桔梗 18g，薄荷 18g，竹叶 12g，生甘草 15g，芥穗 12g，淡豆豉 15g，牛蒡子 18g。

加减：发热甚，加黄芩、石膏、大青叶；头痛重，加桑叶、菊花、蔓荆子；咽喉肿痛，加板蓝根、玄参；咳嗽痰黄，加黄芩、知母、浙贝母、杏仁、瓜蒌皮；口渴重，加芦根、天花粉、知母。

时行感冒，呈流行性发生，寒战高热，全身酸痛，酸软无力，或有化热传变之势，重在清热解毒，方中加大青叶、板蓝根、蚤休、贯众、生石膏等。

3. 暑湿感冒

症状：发生于夏季，面垢身热汗出，但汗出不畅，身热不扬，身重倦怠，头昏重痛，或有鼻塞流涕，咳嗽痰黄，胸闷欲呕，小便短赤，舌苔黄腻，脉濡数。

治法：清暑祛湿解表。

方剂：新加香薷饮。

用药：香薷 6g，金银花 9g，鲜扁豆花 9g，厚朴 6g，连翘 6g。

加减：暑热偏盛，加黄连、青蒿、鲜荷叶、鲜芦根；湿困卫表，身重少汗恶风，加藿香、佩兰；小便短赤，加六一散、赤茯苓。

4. 体虚感冒

（1）气虚感冒

症状：素体气虚，易反复感冒，恶寒，发热，热势不高，鼻塞流涕，头痛，汗出，倦怠乏力，气短，咳嗽咳痰无力，舌质淡苔薄白，脉浮无力。

治法：益气解表。

方剂：参苏饮。

用药：陈皮 20g，麸炒枳壳 20g，桔梗 20g，炙甘草 20g，木香 20g，姜半夏 12g，紫苏叶 12g，干葛 12g，前胡 12g，人参 12g，茯苓 12g。

加减：表虚自汗，加黄芪、白术、防风；表证轻，气虚明显，用补中益气汤。

（2）阴虚感冒

症状：微恶风寒，少汗，身热，手足心热，头昏心烦，口干，干咳少痰，鼻塞流涕，舌红少苔，脉细数。

治法：滋阴解表。

方剂：加减葳蕤汤。

用药：生葳蕤 9g，淡豆豉 9g，红枣二枚，生葱白 6g，炙甘草 1.5g，桔梗、苏薄荷各 5g，东白薇 3g。

加减：阴伤明显，口渴心烦，加沙参、麦冬、黄连、天花粉。

（三）中医特色疗法

1. 单验方

（1）生姜 10g，红糖适量，煎水服用。适用于风寒感冒轻证。

（2）蒲公英、大青叶各 30g，草河车 15g，薄荷 5g（或荆芥 10g），水煎服。适用于风热感冒热毒较重者。

（3）柴胡、炒黄芩、青蒿各 15g，大青叶 30g，水煎服。适用于感冒身热持续，或发热起伏不退者。

（4）贯众、紫苏、荆芥各 10g，甘草 3g，水煎顿服，连服 3 天。适用于预防冬春季节流行性感冒。

（5）藿香、佩兰各 5g，薄荷 2g，煎汤代茶口服。适用于预防夏季暑湿感冒。

2. 中成药

（1）通宣理肺丸：每次 1 丸，每日 2 次口服。适用于风寒感冒。

（2）感冒退热冲剂：每次 1 ～ 2 袋，每日 3 次，开水冲饮。适用于风热感冒。

（3）银翘解毒片：每次 4 片，每日 2 ～ 3 次。适用于风热感冒。

（4）正柴胡饮冲剂：每次 1 袋，每日 3 次，开水冲服。适用于外感风寒初起。

（5）藿香正气软胶囊：每次 2 ～ 3 粒，每日 3 次口服。适用于外感风寒、内伤湿滞之头痛昏重、脘腹胀满、呕吐泄泻等症。也可用藿香正气的其他剂型。

（6）板蓝根冲剂：每次 1 包，每日 2 ～ 3 次口服。适用于风热感冒，发热、咽喉肿烂，以及时行感冒。

（7）玉屏风滴丸：每次 1 袋，每日 3 次口服。适用于气虚易感冒患者。

3. 针灸

（1）主穴：列缺、合谷、大椎、太阳、风池。

配穴：风寒感冒者加风门、肺俞；风热感冒者加曲池、尺泽、鱼际；夹湿者加阴陵泉；夹暑者加委中；体虚感冒者加足三里。鼻塞流涕者加迎香；咽喉疼痛者加少商；全身酸楚者加身柱。

（2）耳针：选肺、内鼻、屏尖、额，用中强刺激，适用于感冒初期。咽痛加咽喉、扁桃体，毫针刺。

4. 其他疗法

（1）刮痧：用边缘光滑的瓷汤匙蘸润滑油（花生油或麻油）刮颈背，颈自风池穴向下，骨从背脊两旁由上而下。刮时要用力均匀，不要太重，防止刮破皮肤，刮到出现紫色出血点为止。感冒周身酸痛者，可以均匀力量反复刮胸背、腋窝、腘窝处至皮肤出现红色斑点或紫色斑片。

（2）拔火罐：选大椎、身柱、大杼、肺俞，拔罐后留罐 15 分钟后起罐，或用闪罐法。适用于风寒感冒。

（3）刺络拔罐：选大椎、风门、身柱、肺俞，常规消毒后，用三棱针点刺，使其自然出血，待出血颜色转淡后，加火罐于穴位上，留罐 10 分钟后起罐，清洁局部并再次消毒针眼。适用于风热感冒。

（四）名家经验

1. 辨风寒感冒与风热感冒

感冒常以风邪夹寒、夹热而发病，因此临床上应首先分清风寒、风热两证。二者均有恶寒、发热、鼻塞、流涕、头身疼痛等症，但风寒证多见恶寒重发热轻，无汗，有时无汗恶寒，可伴高热，头身疼痛不适症状明显，鼻流清涕，口不渴，舌苔薄白，脉浮或浮紧；风热证发热重恶寒轻，有汗，鼻流浊涕，口渴，舌苔薄黄，脉浮数。

2. 辨普通感冒与时行感冒

普通感冒呈散发性发病，肺卫症状明显，但病情较轻，全身症状不重，少有传变；时行感冒呈流行性发病，传染性强，肺系症状较轻而全身症状显著，症状较重，且可以发生传变，入里化热，合并他病。

3. 辨常人感冒与虚人感冒

普通人感冒后，症状较明显，但易康复。平素体虚之人感冒之后，缠绵不已，经久不愈或反复感冒。在临床上还应区分是气虚还是阴虚。气虚感冒，兼有倦怠乏力，气短懒言，身痛无汗，或恶寒甚、咳嗽无力、脉浮弱等症。阴虚感冒，兼有身微热，手足心发热，心烦口干，少汗，干咳少痰，舌红，脉细数。

五、预防调摄

（1）顺应四时　春季早睡早起，夏季适当午休，秋季早睡敛阳，冬季早睡晚起，避免熬夜。

（2）防寒保暖　冬季外出戴口罩、围巾，室内温度保持在 16 ～ 24℃。

（3）环境通风　卧室空气应流通，但不可直接吹风；感冒流行期避免去人群密集的场所，可用淡盐水漱口清洁鼻腔。

第二节 咳嗽

一、概述

咳嗽是指肺气不清，肺失宣肃而上逆，发出咳声或咳吐痰液为主要表现的一种病证。

历代将有声无痰称为咳，有痰无声称为嗽，有痰有声谓之咳嗽。临床上多为痰声并见，很难截然分开，故以咳嗽并称。

二、病因病机

咳嗽分外感咳嗽与内伤咳嗽，外感咳嗽病因为外感六淫之邪；内伤咳嗽病因为饮食、情志等内伤因素致脏腑功能失调，内生病邪。外感咳嗽与内伤咳嗽，均是病邪引起肺气不清，失于宣肃，迫气上逆而作咳。

咳嗽的病变脏腑不限于肺，凡脏腑功能失调影响及肺，皆可为咳嗽病证相关的病变脏腑。但是其他脏腑所致咳嗽皆须通过肺脏，肺为咳嗽的主脏。

三、诊断

（一）诊断要点

1. 病史

有外感病史或脏腑失调表现。

2. 证候

以咳逆有声，或咳吐痰液为主要临床症状；听诊可闻及两肺野呼吸音增粗或干湿啰音。

（二）鉴别诊断

1. 哮病、喘证

共同点是均有咳嗽。哮病和喘证虽然也会兼见咳嗽，但各以哮、喘为其主要临床表现。哮病主要表现为喉中哮鸣有声，呼吸气促困难，甚则喘息不能平卧，发作与缓解均迅速；喘证主要表现为呼吸困难，甚至张口抬肩，鼻翼翕动，不能平卧。

2. 肺胀

二者均有咳嗽症状。但肺胀有久患咳、哮、喘等病证的病史，除咳嗽症状外，还有胸部膨满，喘逆上气，烦躁心慌，甚至颜面紫暗、肢体水肿等症，病情缠绵，经久难愈。

3. 肺痨

二者均有咳嗽，咳嗽是肺痨的主要症状之一，但肺痨尚有潮热、盗汗、身体消瘦等主要症状，具有传染性，X 线胸部检查有助鉴别诊断。

4. 肺癌

二者均有咳嗽，但肺癌常以咳嗽或咯血为主要症状，多发于 40 岁以上吸烟男性，咳嗽多为刺激性呛咳，病情发展迅速，呈恶病质，一般咳嗽病证不具有这些特点。肺部 X 线检查及痰细胞学、气管镜检查均有助于确诊。

四、治疗

（一）治疗原则

外感咳嗽，为邪气壅肺，多为实证，故以祛邪利肺为治疗原则，根据邪气为风寒、风热、风燥的不同，应分别采用疏风、散寒、清热、润燥治疗。内伤咳嗽，多属邪实正虚，故以祛邪扶正、标本兼顾为治疗原则，根据病邪为“痰”与“火”，祛邪分别采用祛痰、清火为治，正虚则以养阴或益气为宜，又应分清虚实主次处理。

咳嗽的治疗，除直接治肺外，还应从整体出发注意治脾、治肝、治肾等。外感咳嗽一般均忌敛涩留邪，当因势利导，肺气宣畅则咳嗽自止；内伤咳嗽应防宣散伤正，注意调理脏腑，顾护正气。咳嗽是人体祛邪外达的一种病理表现，治疗决不能单纯见咳止咳，必须按照不同的病因分别处理。

（二）辨证论治

1. 外感咳嗽

（1）风寒袭肺

症状：咳声重浊，气急，喉痒，咳痰稀薄色白，常伴鼻塞、流清涕、头痛、肢体酸楚、恶寒发热、无汗等表证，舌苔薄白，脉浮或浮紧。

治法：疏风散寒，宣肺止咳。

方剂：三拗汤合止嗽散。

用药：麻黄 6g，杏仁 9g，甘草 6g，百部 9g，紫菀 9g，荆芥 9g，前胡 12g，桔梗 9g，陈皮 12g。

加减：痒甚，加牛蒡子、蝉蜕；鼻塞声重，加辛夷、苍耳子；夹痰湿，咳而痰黏，胸闷，苔腻，加半夏、茯苓、厚朴；表证明显，加防风、紫苏叶；表寒未解，里有郁热，热为寒遏，咳嗽音嘎，气急似喘，痰黏稠，口渴心烦，身热，加生石膏、桑白皮、黄芩。

（2）风热犯肺

症状：咳嗽咳痰不爽，痰黄或稠黏，喉燥咽痛，常伴恶风身热、头痛肢楚、鼻流黄涕、口渴等表热证，舌苔薄黄，脉浮数或浮滑。

治法：疏风清热，宣肺止咳。

方剂：桑菊饮。

用药：杏仁 6g，连翘 5g，薄荷 4g，桑叶 8g，菊花 3g，苦梗 6g，甘草 4g，苇根 6g。

加减：咳嗽甚，加前胡、瓜蒌、枇杷叶、浙贝母；表热甚，加金银花、荆芥、防风；咽喉疼痛，声音沙哑，加射干、牛蒡子、山豆根、板蓝根；痰黄稠，肺热甚，加黄芩、知母、石膏；鼻衄或痰中带血，加白茅根、生地黄；咽燥口干，加沙参、麦冬；夏令暑湿，加六一散、鲜荷叶。

（3）风燥伤肺

症状：喉痒干咳，无痰或痰少而粘连成丝，咳痰不爽或痰中带有血丝，咽喉干痛，唇鼻干燥，口干，常伴鼻塞、头痛、微寒、身热等表证，舌质红干而少津，苔薄白或薄黄，脉浮。

治法：疏风清肺，润燥止咳。

方剂：桑杏汤。

用药：桑叶 10g，杏仁 10g，沙参 10g，浙贝母 10g，淡豆豉 10g，栀子 10g，梨皮 10g。

加减：表证较重，加薄荷、荆芥；津伤较甚，加麦冬、玉竹；肺热重，加生石膏、知母；痰中带血丝，加生地黄、白茅根。

干咳而少痰或无痰，咽干鼻燥，兼有恶寒发热，头痛无汗，舌苔薄白而干，用杏苏散加减；恶寒甚、无汗，加荆芥、防风。

2. 内伤咳嗽

（1）痰湿蕴肺

症状：咳嗽反复发作，尤以晨起咳甚，咳声重浊，痰多，痰黏腻或稠厚成块，色白或带灰色，胸闷气憋，痰出则咳缓、憋闷减轻，常伴体倦，脘痞，腹胀，大便时溏，舌苔白腻，脉濡滑。

治法：燥湿化痰，理气止咳。

方剂：二陈汤合三子养亲汤。

用药：法半夏 15g，化橘红 15g，茯苓 9g，炙甘草 5g，紫苏子 9g，芥子 9g，莱菔子 9g。

加减：肺气不宣，加桔梗、杏仁、枳壳；胸闷脘痞，加苍术、厚朴；寒痰较重，痰黏白如泡沫，怯寒背冷，加干姜、细辛；脾虚证候明显，加党参、白术；有表寒，加紫苏叶、荆芥、防风；病情平稳后可服六君子汤加减调理。

（2）痰热郁肺

症状：咳嗽气息急促，或喉中有痰声，痰多稠黏或为黄痰，咳吐不爽，或痰有热腥味，或咳吐血痰，胸胁胀满，或咳引胸痛，面赤，或有身热，口干欲饮，舌苔薄黄腻，舌质红，脉滑数。

治法：清热肃肺，化痰止咳。

方剂：清金化痰汤。

用药：黄芩 12g，栀子 12g，知母 15g，瓜蒌子 15g，贝母 9g，麦冬 9g，橘皮 9g，茯苓 9g，桔梗 9g，桑白皮 15g，甘草 6g。

加减：痰黄如脓或有热腥味，加鱼腥草、金荞麦根、象贝母、冬瓜子等；便秘，加葶苈子、芒硝（风化硝）；咳痰不爽，加北沙参、麦冬、天花粉。

（3）肝火犯肺

症状：上气咳逆阵作，咳时面赤，常感痰滞咽喉，咳之难出，量少质黏，或痰如絮状，咳引胸胁胀痛，咽干口苦，症状可随情绪波动而增减，舌红或舌边尖红，舌苔薄黄少津，脉弦数。

治法：清肝泻火，化痰止咳。

方剂：黛蛤散合黄芩泻白散。

用药：青黛 15g，海蛤壳 20g，黄芩 15g，桑白皮 10g，地骨皮 10g，生甘草 6g，粳米 10g。

加减：火旺，加栀子、牡丹皮；胸闷气逆，加葶苈子、瓜蒌、枳壳；咳引胁痛，加郁金、丝瓜络；痰黏难咳，加海浮石、浙贝母、冬瓜子；咽燥口干，咳嗽日久不减，加北沙参、百合、麦冬、天花粉、诃子。

（4）肺阴亏耗

症状：干咳，咳声短促，痰少黏白，或痰中带血丝，或声音逐渐嘶哑，口干咽燥，常伴有午后潮热，手足心热，夜寐盗汗，口干，舌质红少苔，或舌上少津，脉细数。

治法：滋阴润肺，化痰止咳。

方剂：沙参麦冬汤。

用药：北沙参 10g，玉竹 10g，麦冬 10g，天花粉 15g，扁豆 10g，桑叶 6g，生甘草 3g。

加减：久热久咳，用桑白皮易桑叶，加地骨皮；咳剧，加川贝母、杏仁、百部；咳而气促，加五味子、诃子；咳吐黄痰，加海蛤粉、知母、瓜蒌、竹茹、黄芩；痰中带血，加栀子、牡丹皮、白茅根、白及、藕节；低热，潮热骨蒸，加功劳叶、银柴胡、青蒿、白薇；盗汗，加糯稻根须、浮小麦。

（三）中医特色疗法

1. 单验方

（1）川贝母 3g，白梨 2 个，白冰糖适量，水煎服。适用于燥热咳嗽。

（2）生梨 1 个，洗净连皮切碎，加冰糖炖水服；或用大生梨 1 个，切去盖，挖去心，加入川贝母 3g，仍旧盖上，以竹签插定，放碗内隔水蒸 2 小时，喝汤吃梨，每日 1 个。适用于肺燥咳嗽，痰量少，咳痰不爽者。

（3）佛耳草、紫苏子、莱菔子各 6g，煎服。适用于咳嗽痰浊壅盛证。

（4）桑白皮、枇杷叶各 12g，煎服。适用于咳嗽痰热证。

（5）矮地茶 30g，每日 1 次，服 20 ～ 30 天。适用于咳嗽肺热证。

2. 中成药

（1）二冬膏：每次 9 ～ 15g，每日 2 次口服。适用于咳嗽阴虚证。

（2）二陈丸：每次 9 ～ 15g，每日 2 次口服。适用于咳嗽痰湿停滞证。

（3）川贝枇杷糖浆：每次 10mL，每日 3 次口服。适用于感冒、咳嗽风热犯肺，内郁化火证。

（4）止嗽定喘口服液：每次 10mL，每日 2 ～ 3 次口服，儿童酌减。适用于咳嗽表寒里热证。

（5）蛇胆川贝散：每次 0.3 ～ 0.6g，每日 2 ～ 3 次口服。适用于咳嗽肺热痰多证。

（6）蛇胆陈皮口服液：每次 10mL，每日 2 ～ 3 次口服。适用于咳嗽痰热证。

（7）清肺消炎丸：1 袋，每日 2 ～ 3 次口服，适用于咳嗽痰热阻肺证。

3. 针灸

（1）外感咳嗽

主穴：列缺、合谷、肺俞。

配穴：风寒加风门、太渊；风热加大椎、曲池；咽喉痛加少商放血；急性支气管炎加大椎、风门、足三里；肺炎加大椎、身柱、膻中；支气管扩张加尺泽、鱼际、孔最。

（2）内伤咳嗽

主穴：肺俞、太渊、三阴交。

配穴：痰湿阻肺加丰隆、阴陵泉；肝火灼肺加行间；肺阴亏虚加膏肓；咯血加孔最；上呼吸道感染加尺泽、鱼际；慢性支气管炎加身柱、膏肓、足三里；肺结核加尺泽、膏肓、百劳。

4. 其他疗法

（1）石白散（熏洗法）：石菖蒲、麻黄、生姜、葱白、艾叶各适量。上药共研粗末，入锅内炒热后，用纱布包裹备用。取药袋趁热在胸背上，由上而下，反复热熨。凉后再炒用，每次热熨 10 ～ 15 分钟。每日 1 次。适用于咳嗽，兼有喘促者。

（2）药蛋熨法：半夏、苍术、麻黄各 25g，鸡蛋（连壳）1 枚。将药放入砂锅内，加清水适量（水超出药面 1cm），入鸡蛋，以文火煎沸 15 分钟，待药性深入鸡蛋后取出鸡蛋备用。趁热取鸡蛋熨背部的心俞、肺俞及足部涌泉双侧穴位。蛋凉再入药液中煮之再熨，每次热熨 10 ～ 15 分钟，每日 1 ～ 2 次。适用于咳嗽肺气上逆证。

（3）穴位贴敷法：选肺俞、定喘、风门、膻中、丰隆。用白附子 16%、洋金花 48%、川椒 33%、樟脑 3% 制成粉剂。将药粉少许置穴位上，用胶布贴敷，每 3 ～ 4 日更换一次，最好在三伏天应用。亦可用芥子、甘遂、细辛、丁香、苍术、川芎各等量，研成细粉，加入基质，调成糊状，制成直径 1cm 的圆饼，贴在穴位上，用胶布固定，每 3 日更换 1 次，5 次为 1 个疗程。

（4）穴位注射法：选定喘、大杼、风门、肺俞，用维生素 B_1 100mg 注射液或胎盘注射液，每次以 1 ～ 2 穴，每穴注入药液 0.5mL，选穴由上而下依次轮换。隔日 1 次。本法用于慢性咳嗽。

（四）名医经验

1. 辨外感内伤

外感咳嗽，多为新病，起病急，病程短，常伴肺卫表证。内伤咳嗽，多为久病，常反复发作，病程长，可伴见他脏见证。外感咳嗽与内伤咳嗽也可相互影响为病，病久则邪实转为正虚。外感咳嗽如迁延失治，邪伤肺气，更易反复感邪，而致咳嗽屡作，转为内伤咳嗽；肺脏有病，卫外不固，易受外邪引发或加重，特别在气候变化时尤为明显。久则从实转虚，肺脏虚弱，阴伤气耗。由此可知，咳嗽虽有外感、内伤之分，但有时两者又可互为因果。

2. 辨证候虚实

外感咳嗽以风寒、风热、风燥为主，均属实，而内伤咳嗽中的痰湿、痰热、肝火多为邪实正虚，阴津亏耗咳嗽则属虚，或虚中夹实。另外，咳声响亮者多实，咳声低怯者多虚；脉有力者属实，脉无力者属虚。

五、预防调摄

（1）保持室内空气流通，避免烟雾、粉尘等刺激性气体。

（2）保证充足睡眠，避免熬夜，以免耗伤肺气。

（3）戒烟限酒，减少对呼吸道的刺激。

（4）避免辛辣、油腻、生冷食物，以免损伤肺气或助湿生痰。

（5）咳嗽期间忌食海鲜、羊肉等发物，以免加重病情。

（6）肺在志为悲，过度悲伤易损伤肺气。可通过听音乐、阅读、与朋友交流等方式调节情绪，保持心情舒畅。

（7）练习太极拳、八段锦等传统功法，调和呼吸，舒缓压力。

第三节 肺痈

一、概述

肺痈是肺叶生疮，形成脓肿的一种病证，属内痈之一。其临床特征为发热、咳嗽、胸痛、咳吐腥臭脓血浊痰。

现代医学所指的多种原因引起的肺组织化脓症，如肺脓肿、化脓性肺炎、肺坏疽，以及支气管扩张继发感染等疾病，均可参照本节辨证论治，其中，肺脓肿的临床表现与肺痈更为贴近。

二、病因病机

感受风热（或风寒袭肺，未得表散，内蕴郁而化热），痰热素盛，蕴湿蒸痰化热，均造成邪热熏灼（熏蒸）于肺。本病病变部位在肺，病理性质为邪盛实热证候。其成痈化脓的病理基础在于热壅血瘀。

三、诊断

（一）诊断要点

以突然寒战高热，咳嗽胸痛，咯吐大量腥臭浊痰，甚则脓血相兼为主要特征。

（二）鉴别诊断

肺痈应注意与下列病证作鉴别。

1. 风温

由于肺痈初期与风温极为类似，故应注意区别。风温起病多急，以发热、咳嗽、烦渴，或伴气急胸痛为特征，与肺痈初期颇难鉴别。但肺痈之振寒、咳吐浊痰明显，喉中有腥味。风温经正确及时治疗后，多在气分解除，如经一周后身热不退，或热退而复升，应进一步考虑肺痈之可能。

2. 痰饮

痰饮咳嗽可见有咳逆倚息、咳痰量多等症，易与肺痈相混，但痰饮咳嗽起病较缓，痰量虽多，然无腥臭脓痰，亦非痰血相兼，且痰饮咳嗽的热势不如肺痈亢盛。

3. 肺痿

肺痿、肺痈同属肺部疾患，症状也有相似之处，两者虽同为肺中有热，但肺痈为风热犯肺，热壅血瘀，肺叶生疮，病程短而发病急，形体多实，消瘦不甚，咳吐脓血腥臭，脉数实；肺痿为气阴亏损，虚热内灼，或肺气虚冷，以致肺叶痿弱不用，病程长而发病缓，形体多虚，肌肉消瘦，咳唾涎沫，脉数虚。两者一实一虚，显然有别。若肺痈久延不愈，误治失治，痰热壅结二焦，熏灼肺阴，可转成肺痿。

四、治疗

（一）治疗原则

1. 掌握病性

本病为热毒瘀结于肺，成痈酿脓，故发病急，病程短，属于邪盛证实。临床以实热证候为主要表现。

2. 辨别病期

根据病程的先后不同阶段和临床表现，辨证可分为初期、成痈期、溃脓期、恢复期以作为分证的依据。

（二）辨证论治

1. 初期

症状：恶寒，发热，咳嗽，胸痛、咳则痛甚，呼吸不利，咳白色黏沫痰，痰量日渐增多，口干鼻燥。舌苔薄黄或薄白，脉象浮数而滑。

治法：疏风散热，宣肺化痰。

方剂：银翘散加减。

用药：金银花 18g，连翘 15g，芦根 20g，竹叶 10g，荆芥 10g，薄荷 6g（后下），瓜蒌子 15g，鱼腥草 30g，甘草 6g。

加减：头痛者，可加菊花、桑叶、蔓荆子等以疏风热，清头目；内热转甚者，可加石膏、炒黄芩以清肺热；咳甚痰多者，可加杏仁、桑白皮、冬瓜子、枇杷叶、贝母以化痰止咳；胸痛呼吸不利，可加瓜蒌皮、广郁金、桃仁以活血通络，化瘀止痛；喘甚者，可加用麻杏石甘汤以清肺平喘。

2. 成痈期

症状：身热转甚，时时振寒，继则壮热不退，汗出烦躁，咳嗽气急，胸满作痛，转侧不利，咳吐黄稠脓痰，气味腥臭，口干咽燥。舌质红苔黄腻，脉滑数或洪数。

治法：清热解毒，化瘀散结，泄肺逐痰。

方剂：苇茎汤合如金解毒散加减。

用药：苇茎30g，冬瓜子20g，薏苡子20g，桃仁12g，桔梗12g，黄芩12g，黄连10g，栀子10g，鱼腥草30g，红藤30g，蒲公英20g，瓜蒌子18g，甘草6g。

加减：咳痰黄稠，酌配桑白皮、射干、竹茹等清化之品；咳而喘满，咳痰稠浊量多，不得卧者，合葶苈大枣泻肺汤泻肺逐痰；咳脓浊痰，腥臭味严重者，可合用犀黄丸；胸痛甚者，可酌加三七、没药、郁金、赤芍、丹参等活血散结，通络定痛；烦渴甚者，可加石膏、知母、天花粉清热保津；便秘者，可加大黄、枳实荡涤积热。

3. 溃脓期

症状：咳吐大量脓痰，或如米粥，或痰血相兼，腥臭异常，有时咯血，胸中烦满而痛，甚则气喘不能平卧，身热面赤，烦渴喜饮。舌质红或绛，苔黄腻，脉象滑数或数实。

治法：清热解毒，化瘀排脓。

方剂：加味桔梗汤加减。

用药：桔梗15g，薏苡仁20g，川贝母12g，金银花18g，白及12g，鱼腥草30g，野荞麦根30g，败酱草20g，黄芩12g，甘草6g。

加减：若咯血者，可加仙鹤草30g，藕节炭10g，荆芥炭10g，三七末3g，紫珠草30g。伤津者，加沙参15g，麦冬12g，天花粉18g。气虚者，加黄芪18g。

4. 恢复期

症状：身热渐退，咳嗽减轻，咳吐脓血痰日渐减少、臭味亦减，痰液转为清稀，食纳好转，精神渐振；或见胸胁隐痛，难以久卧，短气，自汗盗汗，低热，午后潮热，心烦，口燥咽干，面色不华，形体消瘦，精神萎靡，或见咳嗽，咯血、脓血痰日久不净，或痰液一度清稀而复转臭浊，病情时轻时重，迁延不愈。舌质红或淡红，苔黄或薄黄；脉细或细数无力。

治法：益气养阴，润肺化痰，扶正托邪。

方剂：沙参麦冬汤加减。

用药：北沙参 18g，麦冬 15g，玉竹 15g，天花粉 12g，桑叶 12g，桔梗 12g，薏苡仁 18g，冬瓜子 20g，百合 18g，川贝母 10g，甘草 6g。

加减：若低热者，加青蒿 15g，白薇、地骨皮各 12g。咳痰腥臭脓浊者，加鱼腥草 30g，败酱草 20g。

（三）中医特色疗法

（1）鲜薏苡根适量，捣汁，温热服，一日 3 次，或加红枣煨服，可下臭痰浊脓。

（2）丝瓜水。丝瓜藤尖（取夏秋间正在生长的），折去一小段，以小瓶在断处接汁，一夜得汁若干，饮服。

（3）白及 30g，生蛤壳 45g，怀山药 30g，共研细末，一日 2 次，每次 3g，开水送服。

（4）白及 120g，浙贝母 30g，百合 30g，共研细末，早、晚各服 6g。

前二方用于溃脓期，后二方用于恢复期。

五、预防调摄

凡属肺虚或原有其他慢性疾患，肺卫不固，易感外邪者，当注意寒温适度，起居有节，以防受邪致病；并禁烟酒及辛辣炙焯食品，以免燥热伤肺。一旦发病，则当及早治疗，力求在未成脓前得到消散或减轻病情。

肺痈患者，应做到安静卧床休息，每天观察记录体温、脉象的变化，咳嗽情况，咳痰的色、质、量、味，注意室温的调节，做好防寒保温。在溃脓后可根据肺部病位，予以体位引流；如见大量咯血，应警惕血块阻塞气道，或出现气随血脱的危症，当按“咯血”采取相应的调摄措施。

饮食宜清淡，多食蔬菜，忌油腻厚味。高热者可予半流质。多吃水果，如橘子、梨、枇杷、莱菔等，均有润肺生津化痰的作用。每天可用薏米煨粥食之，并取鲜芦根煎汤代茶。禁食一切辛辣刺激之品及海腥发物，如辣椒、葱、韭菜、黄鱼、鸭蛋、虾子、螃蟹等。吸烟、饮酒者一律均须戒除。

第四节
肺胀

一、概述

肺胀是多种慢性肺系疾患反复发作，迁延不愈，导致肺气胀满，不能敛降的一种病证。临床表现为胸部膨满，憋闷如塞，喘息上气，咳嗽痰多，烦躁，心悸，面色晦暗，或唇甲发绀、脘腹胀满、肢体水肿等。其病程缠绵，时轻时重，经久难愈，严重者可出现神昏、痉厥、出血、喘脱等危重证候。

根据肺胀的临床证候特点，与西医学中慢性支气管炎并发肺气肿、肺源性心脏病相类似，肺性脑病则常见于肺胀的危重变证，可参考本节内容进行辨治。但由于本病是临床常见的慢性疾病，病理演变复杂多端，还当与咳嗽、痰饮（支饮、溢饮）等互参，注意与心悸、水肿（喘肿）、喘厥等病证的联系。

二、病因病机

肺胀是在久病肺虚的基础上，因六淫侵袭、饮食不当、情志失调、年老体虚等因素，导致痰浊、水饮、血瘀互结，阻于肺间，使肺气胀满，不能敛降。其病机特点为本虚标实，虚实夹杂，病位在肺，继则影响脾、肾，后期病及于心。

三、诊断

（一）诊断要点

（1）有慢性肺系疾患病史多年，反复发作，时轻时重，经久难愈。多见于老年人。

（2）临床表现为咳逆上气，痰多，胸中憋闷如塞，胸部膨满，喘息，动则加剧，甚则鼻煽气促，张口抬肩，目胀如脱，烦躁不安，日久可见心慌动悸，面唇发绀，脘腹胀满，肢体水肿，严重者可出现喘脱。

（3）常因外感而诱发，其他如劳倦过度、情志刺激等也可诱发。

（二）鉴别诊断

肺胀、哮病与喘证虽皆见咳喘气逆症状，然其鉴别要点如下。

肺胀：属慢性肺系疾病迁延所致，特征为胸膈膨满、咳喘心悸、唇甲发绀、脘痞肢肿，乃本虚标实之候。哮病：发作性疾患，以喉中哮鸣如水鸡声为典型表现。喘证：以气息迫促、呼吸困难为主症，无喉间哮鸣。

三者关联：肺胀可属喘证变证；哮病、喘证久延可转为肺胀；肺胀急性发作时可呈现支饮证候（咳逆倚息、短气不得卧）。

四、治疗

（一）治疗原则

治疗应抓住治标、治本两个方面，祛邪与扶正共施，依其标本缓急，有所侧重。标实者，根据病邪的性质，分别采取祛邪宣肺，降气化痰，温阳利水，甚或开窍、息风、止血等法。本虚者，当以补养心肺、益肾健脾为主，或气阴兼调，或阴阳两顾。正气欲脱时则应扶正固脱，救阴回阳。

（二）辨证论治

1. 痰浊壅肺证

症状：胸膺满闷，短气喘息，稍劳即著，咳嗽痰多，色白黏腻或呈泡沫，畏风易汗，脘痞纳少，倦怠乏力，舌暗，苔薄腻或浊腻，脉小滑。

治法：化痰降气，健脾益肺。

方剂：苏子降气汤合三子养亲汤加减。

用药：紫苏子、前胡、白芥子化痰降逆平喘；半夏、厚朴、陈皮燥湿化痰，行气降逆；白术、茯苓、甘草运脾和中。

加减：痰多，胸满不能平卧，加葶苈子、莱菔子泻肺祛痰平喘；肺脾气虚，易出汗，短气乏力，痰量不多，酌加党参、黄芪、防风健脾益气，补肺固表。若属外感风寒诱发，痰从寒化为饮，喘咳，痰多黏白泡沫，见表寒里饮证者，宗小青龙汤意加麻黄、桂枝、细辛、干姜散寒化饮；饮郁化热，烦躁而喘，脉浮，用小青龙加石膏汤兼清郁热；若痰浊夹瘀，唇甲紫暗，舌苔浊腻者，可用涤痰汤加丹参、地龙、桃仁、红花、赤芍、水蛭等。

2. 痰热郁肺证

症状：咳逆，喘息气粗，胸满，烦躁，目胀睛突，痰黄或白，黏稠难咳，或伴身热，微恶寒，有汗不多，口渴欲饮，溲赤，便干，舌边尖红，苔黄或黄腻，脉数或滑数。

治法：清肺化痰，降逆平喘。

方剂：越婢汤加半夏汤或桑白皮汤加减。

用药：麻黄宣肺平喘；黄芩、石膏、桑白皮清泄肺中郁热；杏仁、半夏、紫苏子化痰降气平喘。

加减：痰热内盛，胸满气逆，痰质黏稠不易咳吐，加鱼腥草、金荞麦、瓜蒌皮、海蛤粉、大贝母、风化硝清热化痰利肺；痰鸣喘息，不得平卧，加射干、葶苈子泻肺平喘；痰热伤津，口干舌燥，加天花粉、知母、芦根以生津润燥；痰热壅肺，腑气不通，胸满喘逆，大便秘结者，加大黄、芒硝通腑泄热以降肺平喘；阴伤而痰量已少者，酌减苦寒之味，加沙参、麦冬等养阴。

3. 痰蒙神窍证

症状：神志恍惚，表情淡漠，谵妄，烦躁不安，撮空理线，嗜睡，甚则昏迷，或伴肢体抽动，咳逆喘促，咳痰不爽，苔白腻或黄腻，舌质暗红或淡紫，脉细滑数。

治法：涤痰，开窍，息风。

方剂：涤痰汤加减。

用药：半夏、茯苓、橘红、胆南星涤痰息风；竹茹、枳实清热化痰利膈；菖蒲、远志、郁金开窍化痰降浊。另可配服至宝丹或安宫牛黄丸以清心开窍。

加减：若痰热内盛，身热，烦躁，谵语，神昏，苔黄舌红者，加葶苈子、天竺黄、竹沥；肝风内动，抽搐，加钩藤、全蝎，另服羚羊角粉；血瘀明显，唇甲发绀，加丹参、红花、桃仁活血通脉；如皮肤黏膜出血，咯血，便血色鲜者，配清热凉血止血药，如水牛角、生地黄、牡丹皮、紫草等。

4. 阳虚水泛证

症状：心悸，喘咳，咳痰清稀，面浮，下肢水肿，甚则一身悉肿，腹部胀满有水，脘痞，纳差，尿少，怕冷，面唇青紫，苔白滑，舌胖质暗，脉沉细。

治法：温肾健脾，化饮利水。

方剂：真武汤合五苓散加减。

用药：附子、桂枝温肾通阳；茯苓、白术、猪苓、泽泻、生姜健脾利水；赤芍活血化瘀。

加减：若水肿势剧，上凌心肺，心悸喘满，倚息不得卧者，加沉香、牵牛子、川椒目、葶苈子行气逐水；血瘀甚，发绀明显，加泽兰、红花、丹参、益母草化瘀行水。待水饮消除后，可参照肺肾气虚证论治。

5. 肺肾气虚证

症状：呼吸浅短难续，声低气怯，甚则张口抬肩，倚息不能平卧，咳嗽，痰白如沫，咳吐不利，胸闷心慌，形寒汗出，或腰膝酸软，小便清长，或尿有余沥，舌淡或暗紫，脉沉细数无力，或有结代。

治法：补肺纳肾，降气平喘。

方剂：平喘固本汤合补肺汤加减。

用药：党参（人参）、黄芪、炙甘草补肺；冬虫夏草、熟地黄、胡桃肉益肾；五味子收敛肺气；灵磁石、沉香纳气归原；紫菀、款冬花、紫苏子、法半夏、橘红化痰降气。

加减：肺虚有寒，怕冷，舌质淡，加肉桂、干姜、钟乳石温肺散寒；兼有阴伤，低热，舌红少苔，加麦冬、玉竹、生地黄养阴清热；气虚瘀阻，颈脉动甚，面唇发绀明显，加当归、丹参、苏木活血通脉。如见喘脱危象者，急用参附汤送服蛤蚧粉或黑锡丹补气纳肾，回阳固脱。

五、预防调摄

（1）防止经常感冒、内伤咳嗽迁延发展成为慢性咳喘，是预防形成本病的关键。

（2）既病之后，更应注意保暖，秋冬季节，气候变化之际，尤需避免感受外邪。

（3）一经发病，立即治疗，以免加重。

（4）平时常服扶正固本方药增强正气，提高抗病能力，禁烟酒，忌恣食辛辣、生冷、咸、甜之品。

（5）有水肿者应进低盐饮食。

第五节 肺痿

一、概述

肺痿，系咳喘日久不愈，肺气受损，津液耗伤，肺叶痿弱，临床表现以气短，咳吐浊唾涎沫，反复发作为特点。

大凡各种原因所致的慢性咳嗽，如现代医学的慢性支气管炎、支气管扩张症、慢性肺脓肿后期、肺纤维化、肺不张、肺硬变、硅沉着病（硅肺）等，经久不愈，咳唾稠痰、脓痰或涎沫，或痰中带血丝，咯血者，均可参照本病辨证论治。

二、病因病机

肺痿是在久病肺虚的基础上，因误治伤津、外感六淫、饮食不当、情志失调、劳倦过度等因素，导致肺气虚弱，宣降失司，津液输布失常，最终引发肺叶枯萎失于濡养的慢性肺系疾病。其病机特点为本虚标实，虚实夹杂，病位在肺，涉及脾、肾等脏腑。

三、诊断

（一）诊断要点

咳吐浊唾涎沫，虚热者痰黏而稠，不易咳出，容易咯血；虚寒者吐涎沫，痰清稀而量多。有肺脏内伤久咳，或痰热久嗽，或肺痨久咳，或肺痈日久，或寒哮日久等病史。

（二）鉴别诊断

1. 肺痿与肺痈

肺痿与肺痈同属肺脏疾患，但肺痿以咳吐浊唾涎沫为主症；而肺痈以咳则胸痛、吐痰腥臭，甚则咳吐脓血为主症。一般来说，肺痈为实证，或虚实夹杂为主，肺痿则纯属虚证；肺痈所咳脓痰腥臭，肺痿所咳浊痰不臭，虚热肺痿虽亦咳吐黄痰浊痰，或咳唾脓血，但痰浊脓血不腥；肺痈发病急，病势凶，形体不瘦，肺痿发病缓，病程长，形体消瘦。肺痈失治久延，可转为肺痿。肺痈脉数而实，肺痿脉数而虚。

2. 肺痿与劳嗽

劳嗽与肺痿都存在程度不同的肺脏器质性和功能性病变，但肺痿不同于劳嗽的病理改变，二者有轻重因果关系。一般来说，肺痿较劳嗽更为严重，是在劳嗽的基础上进一步恶化形成的。临床表现二者都有口干舌燥、痰中带血、骨蒸盗汗、气短、喘促、语声低怯、皮毛干枯、神疲消瘦、失精亡血、脉虚数等，为阴虚内热，鉴别要点就在于有无浊唾涎沫及张口抬肩喘息。一般来说，劳嗽未恶化到肺痿病理阶段，不出现浊唾涎沫之症状；劳嗽虽然可以出现呼吸困难，气短，但其程度没有肺痿严重，待劳嗽发展成肺痿时，呼吸就更加困难，不得不借助于张口抬肩来进行呼吸。临床见有劳嗽后期可转为肺痿重疾。

四、治疗

（一）治疗原则

治疗总以补肺生津为原则。虚热证治当润肺生津、清金降火，虚寒证治当温肺益气。

（二）辨证论治

1. 肺燥津伤，虚热肺痿

症状：咳吐浊唾涎沫，其质黏稠，不易咳出，胶黏唇边，吐不清爽，长丝不断，或涎沫中带有血丝，或咳甚则咯血，血色鲜红，咳声不扬，语声低怯，甚则音哽，气急喘促，咽干口燥，潮热盗汗，形体消瘦，皮毛干枯，可兼肾阴亏损或心阴不足等见症。舌质红，津少而干；脉象虚数。

治法：滋润生津，益气养阴，清金救肺。

方剂：麦门冬汤加减。

用药：党参 15g，麦冬 12g，法半夏 10g，山药 18g，玉竹 15g，石斛 12g，甘草 6g。

加减：如阴虚燥热较盛、虚热表现比较明显，可用清燥救肺汤（桑叶、石膏、杏仁、甘草、麦冬、人参、阿胶、炒胡麻仁、炙枇杷叶）以清热润燥。津伤甚者，再加沙参养肺津；潮热明显，可加银柴胡、地骨皮等以清虚热。平时可常服琼玉膏调理（生地黄汁、茯苓、人参、白蜜）。

2. 肺中虚冷，虚寒肺痿

症状：咳吐涎沫，其质清稀量多，口不渴，形寒气短，神疲乏力，不思饮食，尿频数或遗尿不禁，夜尿次数较多，舌质淡苔薄白，舌体胖嫩，脉虚弱。

治法：温肺散寒，益气生津。

方剂：甘草干姜汤加味。

用药：炙甘草 9g，干姜 12g，党参 15g，白术 12g，茯苓 12g，黄芪 12g，大枣 5 枚。

加减：阴虚血少气弱者，可选用炙甘草汤以益气养血滋阴（炙甘草、人参、桂枝、生姜、阿胶、生地黄、麦冬、火麻仁、大枣），往往可收到比较好的效果。

（三）中医特色疗法

（1）百合 30g 煮粥，每日一次，适用于虚热肺痿。

（2）银耳 15g，冰糖 10g。同煮内服，适用于虚热肺痿。

五、预防调摄

由于肺痿是因久咳引起，积极预防咳嗽反复发作，对预防肺痿有积极的意义，除了外感咳嗽需要及时治疗外，平时还需要做到以下几点。

（1）要加强锻炼，增强体质，提高机体的抗病能力。

（2）要戒烟，减少对呼吸道的刺激，也可减轻咳嗽的发作。

（3）避免过食黏腻肥甘之品，以免助痰生湿，加重病情。

（4）改善环境卫生，消灭烟尘等空气污染，对预防咳嗽有重要意义。

第六节 肺痨

一、概述

肺痨是指以咳嗽、咯血、潮热、盗汗及身体逐渐消瘦为主要临床表现的一种具有传染性的慢性虚弱性肺系病证。病轻者诸症间作，重者则每多兼见。西医所称的肺结核可参考本节辨证论治。

二、病因病机

肺痨的致病因素主要有两个，外则痨虫传染，内伤则正气虚弱，两者多互为因果。痨虫蚀肺，肺阴耗损，可致阴虚火旺或气阴两虚，甚则阴损及阳，其病理性质主要在于阴虚。

三、诊断

（一）诊断要点

初期仅感疲劳乏力、干咳、食欲缺乏、形体逐渐消瘦。病重者可出现咳嗽、咯血、潮热、颧红、盗汗、形体明显消瘦等主要临床表现。且有与肺痨患者长期密切接触史。

（二）鉴别诊断

1. 虚劳

肺痨与虚劳的共同点是都有正气虚的表现，而主要区别在于肺痨为痨虫侵袭所致，主要病变在肺，具有传染性，以阴虚火旺为其病机特点，以咳嗽、咯血、潮热、盗汗、消瘦为主要临床症状；而虚劳则由多种原因所致，病程较长，病势缠绵，一般不具有传染性，可出现五脏气、血、阴、阳亏虚的虚损症状，是多种慢性虚损证候的总称。

2. 肺痿

肺痨与肺痿两者病位均在肺，但肺痿是多种慢性肺部疾患所导致的肺叶痿弱不用。在临床上肺痿是以咳吐浊唾涎沫为主症，而肺痨是以咳嗽、咯血、潮热、盗汗为特征。肺痨后期亦可致肺痿。

3. 肺胀

以咳嗽、咳痰、气喘、水肿四大主症为特征，其中气喘不续症状最为显著，多为久咳、哮证等肺系疾病演变而成，而肺痨以咳嗽、咯血、潮热、盗汗、消瘦为主要临床症状。

四、治疗

（一）治疗原则

肺痨的病变部位主要在肺，临床以肺阴亏损为多见，如进一步演变发展，则表现为阴虚火旺或气阴耗伤，甚至阴阳两虚。病久多及脾肾，临床上以咳嗽、咯血、潮热、盗汗、消瘦为特点。

肺痨的治疗当以补虚培元和治痨杀虫为原则。根据体质强弱分别主次，尤需重视增强正气，以提高抗病能力。调补脏器重点在肺，同时注意补益脾肾。治疗大法应以滋阴为主，火旺者兼以降火，合并气虚、阳虚者，则当同时兼顾。杀虫主要是针对病因治疗，如《医学正传·劳极》指出“一则杀其虫，以绝其根本，一则补其虚，以复其真元”的两大治则。

（二）辨证论治

1. 肺阴亏损

症状：干咳少痰，咳声短促，或痰中带血丝，血色鲜红，胸部隐痛，午后自觉手足心热，或盗汗，皮肤干灼，口干咽燥，苔薄，舌边尖红，脉细或兼数。

治法：滋阴润肺。

方剂：月华丸（《医学心悟》）。

用药：沙参、麦冬、天冬、生地黄、熟地黄滋阴润肺；百部、獭肝、川贝母润肺止嗽，兼能杀虫；桑叶、白菊花疏风清热，清肺止咳；阿胶、三七有止血和营之功；茯苓、山药健脾补气，以资气血生化之源。

加减：若咳频而痰少质黏者，可加甜杏仁与方中川贝母共奏润肺化痰止咳之功，并可配合琼玉膏（《洪氏集验方》）滋阴润肺；痰中带血丝较多者，加白及、小蓟、仙鹤草、白茅根等和络止血；若低热不退者可酌配银柴胡、地骨皮、功劳叶、青蒿、胡黄连等以清热除蒸；若久咳不已，声音嘶哑者，可加诃子皮等以养肺利咽，开音止咳。

2. 虚火灼肺

症状：呛咳气急，痰少质黏，或吐痰黄稠量多，咯血，血色鲜红，午后潮热，骨蒸，五心烦热，颧红，盗汗量多，心烦口渴，失眠，急躁易怒，或胸胁掣痛，男子遗精，女子月经不调，形体日渐消瘦，舌红而干，苔薄黄或剥，脉细数。

治法：滋阴降火。

方剂：百合固金汤（《医方集解》）合秦艽鳖甲散（《卫生宝鉴》）加减。

用药：百合、麦冬、玄参、生地黄、熟地黄滋阴润肺，止咳生津；当归活血养血；白芍柔润滋阴；桔梗、贝母、甘草清热化痰止咳；合鳖甲、知母滋阴清热；秦艽、柴胡、地骨皮、青蒿清热除蒸；另可加龟甲、阿胶、五味子、冬虫夏草滋养肺肾之阴，培其本元；百部、白及补肺止血，抗结核杀虫。

加减：若火旺较甚，热势明显者，酌加胡黄连、黄芩苦寒泻火、坚阴清热；痰热蕴肺，咳嗽痰黄稠浊，酌加桑白皮、天花粉、知母、马兜铃、鱼腥草等清化痰热；咯血较著者，加黑山栀、牡丹皮、紫珠草、大黄炭、地榆炭等凉血止血；血出紫暗成块，伴胸胁刺痛者，可酌加三七、茜草炭、蒲黄、郁金等化瘀活络止血；盗汗甚者可选乌梅、煅牡蛎、麻黄根、浮小麦等养阴止汗。

3. 气阴耗伤

症状：咳嗽无力，气短声低，咳痰稀白量多，或痰中带血，午后潮热，伴有畏风寒，自汗、盗汗，纳少神疲，便溏，面色白，颧红，舌质淡、边有齿痕，苔薄，脉细弱而数。

治法：益气养阴，兼清虚热。

方剂：保真汤（《十药神书》）加减。

用药：人参、黄芪、白术、茯苓、大枣、炙甘草补肺益脾，培土生金；天冬、麦冬、五味子滋阴润肺止咳；熟地黄、生地黄、当归、白芍育阴养荣，填补精血；地骨皮、银柴胡清退虚热；黄柏、知母滋阴清热；陈皮、生姜运脾化痰。亦可加白及、百部以补肺杀虫。

加减：若夹有湿痰者，可加姜半夏、橘红、茯苓等燥湿化痰；咯血量多者可酌加蒲黄、仙鹤草、三七等，配合补气药，以补气摄血；咳嗽痰稀者，可加紫菀、款冬花、紫苏子温润止嗽；有骨蒸、盗汗等伤阴症状者，可加鳖甲、牡蛎、乌梅、地骨皮、银柴胡等补阴配阳，清热除蒸；如纳少腹胀、大便溏薄者，酌加扁豆、薏苡仁、莲子肉、山药等甘淡健脾。

4. 阴阳虚损

症状：咳逆喘息，少气，咳痰色白有沫，或夹血丝，血色暗淡，潮热，盗汗，自汗，声嘶或失音，面浮肢肿，心慌，唇紫，形寒肢冷，或见五更泄泻，口舌生糜，大肉尽脱，男子滑精阳痿，女子经少、经闭，舌质光淡隐紫，少津，脉微细而数，或虚大无力。

治法：温养精气，培补阴阳。

方剂：补天大造丸（《医学心悟》）加减。

用药：人参、黄芪、白术、山药、茯苓以补肺脾之气；白芍、当归、酸枣仁、远志养血宁心；枸杞子、熟地黄、龟甲培补阴精；鹿角助真阳而填精髓。另可酌加麦冬、阿胶、五味子滋养肺肾。

加减：若肾虚气逆喘息者，配钟乳石、冬虫夏草、诃子、蛤蚧、五味子等摄纳肾气以定喘；心悸者加丹参、远志镇心安神；五更泄泻者配用煨肉豆蔻、山茱萸、补骨脂以补火暖土，并去地黄、阿胶等滋腻碍脾的药物。

（三）中医特色疗法

1. 针灸

（1）基本处方　膏肓、肺俞、膻中、太溪、足三里。

膏肓功擅补肺滋阴；肺俞、膻中属前后配穴法，可补肺止咳；太溪补肾水以滋肺阴；足三里疗诸劳虚损。

（2）加减运用

肺阴亏损证：加肾俞、复溜、三阴交以养阴润肺。诸穴针用补法，膏肓、肺俞可用灸法。

虚火灼肺证：加尺泽、阴郄、孔最以滋阴清热、凉血止血。诸穴针用平补平泻法，膏肓、肺俞可用灸法。

气阴耗伤证：加气海、三阴交以益气养阴。诸穴针用补法，膏肓、肺俞可用灸法。

阴阳虚损证：加肾俞、脾俞、关元以填补精血、温补脾肾。诸穴针用补法，膏肓、肺俞可用灸法。

2. 耳针

取肺区敏感点、脾、肾、内分泌、神门，每次取双耳穴 2 ～ 3 穴，毫针刺法，留针 15 ～ 20 分钟，隔日 1 次，10 次为 1 个疗程。

3. 穴位敷贴

五灵脂、白芥子各15g，甘草6g，大蒜15g。五灵脂、白芥子研末，与大蒜同捣匀，入醋少量，摊纱布上，敷于颈椎至腰椎旁膀胱经第一侧线上，保持1～2小时，皮肤有灼热感则去之，7日1次。

五、预防调摄

做好宣传工作，预防疾病的传播流行。痰是结核杆菌最集中的地方，对痰的处理，是防止结核病传播的重要手段之一。最科学简便的方法是把吐在纸上，包好，然后烧掉。或在痰盒中装少量石灰，以起到杀菌作用。

做到“无病早防，有病即查，查出必治，治必彻底”，并且向广大群众进行防痨宣传，使广大群众掌握结核病的防治知识。定期集体肺部检查，对新生儿接种卡介苗，是预防结核病发生的重要措施。

第七节 咯血

一、概述

咯血是血由肺而来，经咳嗽而出的一种证候。或痰血相混，或痰中夹有血丝，或为纯血，间夹泡沫，或一咯即出，满口皆血，故前人又称其为嗽血。

咯血的发生多和肺有关，但其他疾病，特别是心脏疾患也可引起咯血。

现代医学的肺结核、肺炎、肺脓肿、支气管扩张、心力衰竭、血液病等，都能引起咯血，均可参照本节施治。

二、病因病机

咯血是中医肺系病证中的常见症状，指咳嗽时伴有血液的病证。其病因病机复杂，可概括为外感与内伤两端，以肺热络伤、阴虚火旺、气虚不摄为主要病机。

咯血初期，多因外感风热燥邪或内伤情志、饮食所致，以实证为主，表现为咳嗽、咯血、痰黄稠等症状。

若病情迁延不愈，可转化为虚证，如阴虚火旺或气虚不摄，表现为咯血反复发作、口干咽燥、乏力等症状。

严重咯血可导致气随血脱，出现面色苍白、四肢厥冷、脉微欲绝等危重证候。

三、诊断

以咳嗽、咯血为主要症状，咯血量可多可少，色鲜红或暗红，常伴有痰液。

四、治疗

（一）辨证论治

1. 燥热伤肺

症状：喉痒咳嗽，痰中带血，口干鼻燥，或有身热，舌红，少津，苔薄黄，脉数。

治法：清热润肺，宁络止血。

方剂：桑杏汤。

用药：桑叶、栀子、淡豆豉、沙参、梨皮、杏仁、贝母。

加减：兼有外感风热表证时，加金银花、连翘、牛蒡子。

2. 肝火犯肺

症状：咳嗽阵作，痰中带血或纯血鲜红，胸胁胀痛，烦躁易怒，口苦，舌质红，苔薄黄，脉弦数。

治法：清肝泻肺，凉血止血。

方剂：泻白散合黛蛤散。

用药：桑白皮、地骨皮、海蛤壳、青黛、甘草。

加减：肝火较甚者加牡丹皮、栀子、黄芩；若咯血量多、纯血鲜红，可用犀角地黄汤加三七粉冲服。

3. 阴虚肺热

症状：咳嗽痰少，痰中带血或反复咯血，血色鲜红，口干咽燥，颧红，潮热盗汗，舌质红，脉细数。

治法：滋阴润肺，宁络止血。

方剂：百合固金汤。

用药：百合、麦冬、玄参、生地黄、熟地黄、当归、白芍、贝母、甘草。

加减：盗汗加糯稻根、浮小麦、五味子、牡蛎。

（二）中医特色疗法

（1）鲜土大黄 15g，水煎服。

（2）生地黄 18g，黄芩 8g，牡丹皮 9g，大黄炭 9g。水煎服。适用于热伤血络之咯血。

（3）地榆、甘草各 12g，水煎服。

（4）白及 30g，百部 30g，百合 60g，共为细末，每次 9g，每日 2 次。

（5）白及、花蕊石、血余炭各等分，或其中任何一味研细末，每次 6 ～ 9g。

五、预防调摄

（1）预防感冒　外出时要根据天气变化增减衣服，防止受寒感冒。

（2）注意饮食　以富含维生素的食物为首选。

（3）“管理空气”　房间经常通风，保持适宜温度（一般 25℃）和湿度（一般 40% ～ 70%）。

（4）锻炼身体　要进行适度的体育锻炼和呼吸功能锻炼。

（5）戒烟、限酒　有呼吸道疾病的患者，一定要戒烟、限酒，以减少发生咯血的诱因。

（6）情志调畅　中医认为，情志变化和疾病有一定的关系，如“喜伤心”“忧伤肺”。所以，预防咯血还要注意修身养性。

第八节 哮病

一、概述

哮病是一种突然发作，以呼吸喘促、喉间哮鸣有声为临床特征的疾病。痰浊内伏，是哮病的宿根，常因感受外邪、饮食不当或情志失调而诱发。

由于哮必兼喘，所以哮病又称作哮喘；亦有称为哮吼或喘者。

西医学的支气管哮喘、哮喘型支气管炎以及嗜酸性粒细胞增多症或其他急性肺部过敏性疾患引起的哮喘，均可参考本节进行辨证论治。

二、病因病机

宿痰内伏于肺，每因外感、饮食、情志、劳倦等因素，以致痰阻气道，肺失宣降，是哮病的基本病因病机。

哮病的病理因素以痰为主，痰伏藏于肺，成为发病的“宿根”。此后如遇气候突变、饮食不当、情志失调、劳累等多种诱因，均可引起发作。发作期的基本病机变化为“伏痰”遇感引触，痰阻气闭，以邪实为主。若反复久发，肺脾肾渐虚，则在平时也有正虚表现，当大发作时，可见正虚与邪实相互错杂，甚则发生喘脱。

三、诊断

（一）诊断要点

哮病大多起病于童稚之时，与禀赋有关，以后可因感冒、气候变化、疲劳、饮食不当、起居失宜等诱因引动而发作，常数年、数十年发作不愈。且发作常有明显的季节性。一般发于秋初或冬令者居多，其次是春季，至夏季则缓解。但也有常年反复发作者。发作时以呼吸迫促、喉间痰鸣有声以及咳嗽、咳痰、胸闷为特点。

（二）鉴别诊断

喘证：喘证以气息喘急迫促为主要表现，多并发于多种急、慢性疾病病程中。而哮病是一个独立的疾病，除了气息喘促外，以在发作时喉中哮鸣如水鸡声为其特点。“喘以气息言，哮以声响言”，两者以此为辨。实喘中的痰喘，也可能出现气息喘促、哮鸣有声，有类似于哮病，但不若哮病有反复发作的特点，不难鉴别。

四、治疗

（一）治疗原则

以发时治标、平时治本为原则。由于痰浊是本病之宿根，故发时以宣肺豁痰为重点，并根据证候寒热之属性，或宣肺散寒，或宣肺清热。治本主要从肺、脾、肾着手，区别不同的证候，或补益脾肺，或肺肾双补。

（二）辨证治疗

1. 发作期

（1）冷哮

症状：初起恶寒，发热，头痛，无汗，咳嗽，呼吸紧迫感，喉痒、鼻痒或身痒，鼻流清涕如水样；继则喘促加剧，喉中痰鸣如水鸡声，咳吐稀痰，不得平卧，胸膈满闷如窒，面色苍白或青灰，背冷，口不渴，或渴喜热饮。舌质淡，苔白滑，脉浮紧。也有一开始就突然发作，咳喘哮鸣皆见，而兼见恶寒发热头痛等表证者。

治法：宣肺散寒，豁痰平喘。

方剂：初起用九宝汤加半夏、赤茯苓以散邪豁痰。

用药：方中麻黄、杏仁、甘草即三拗汤，有宣肺平喘之效；更配合薄荷、姜、葱，透邪于外；肉桂、紫苏、陈皮、大腹皮行气于里，加半夏、茯苓等以化痰。俾表解气顺，肺气恢复宣降之常，而哮喘自平。

（2）热哮

症状：发热，头痛，有汗，气促胸高，喉中哮鸣，声若曳锯，张口抬肩，不能平卧，痰色黄而胶黏浓稠，呛咳不利，胸闷，烦躁不安，面赤，口渴喜饮，大便秘结。舌质红，苔黄腻或滑，脉滑数。

治法：宣肺清热，涤痰利气。

方剂：越婢加半夏汤。

用药：麻黄、石膏开肺泄热；半夏、生姜化痰降逆；大枣、甘草甘缓和中。

加减：痰稠而黏者，去甘草、大枣，合苇茎汤（苇茎、冬瓜子均需用大量），竹沥、川贝母、全瓜蒌、鱼腥草、海浮石、桑白皮等清热化痰药物，亦可酌加。哮喘较剧者，加杏仁、地龙。热痰壅盛，阻塞气道，气急欲死者，加吞猴枣粉，每日 2 次，每次 0.3g。

2. 缓解期

（1）肺脾气虚

症状：咳嗽气短，痰液清稀，面色白，自汗畏风，食少，纳呆，便溏，头面四肢水肿。舌淡有齿痕，苔白，脉濡弱。

治法：健脾益气，补土生金。

方剂：四君子汤。

用药：人参、白术、茯苓、甘草。常加山药、薏苡仁甘淡益肺；五味子摄纳肺气。

加减：表虚自汗加炙黄芪、浮小麦、大枣，不效加制附片、龙骨、牡蛎以敛汗固卫。食少、腹胀、痰多者，加半夏、陈皮、前胡。面色白、形寒、心悸者，四君子汤合保元汤或黄芪建中汤温阳益气。平时可常服六君子丸或资生丸。

（2）肺肾两虚

症状：咳嗽气短，自汗畏风，动则气促，腰膝酸软，脑转耳鸣，盗汗遗精。舌淡，脉弱。

治法：肺肾双补。

方剂：四君子汤合金水六君煎。

药用：熟地黄补肾纳气；人参补肺益气；白术、茯苓、炙甘草健脾；陈皮理气；当归养血；半夏化痰。

加减：以肺气虚为主者，加黄芪、山药之类；以肾虚为主者，加杜仲、怀牛膝、菟丝子、淫羊藿之类；或用大补元煎。咳嗽气喘者，兼以川贝母、杏仁、车前子、前胡、紫苏子、旋覆花之类出入。平时可常服金匮肾气丸、六君子丸以培其根本。

3. 哮病危证：阳气暴脱

症状：哮病发作过程中，陡见吐泻，筋惕肉瞤，神气怯倦，面色青紫，汗出如油，四肢厥冷。舌色青暗，苔白滑，脉微欲绝。

治法：回阳救逆。

方剂：四逆汤加人参。

用药：附子、干姜化浊阴以回阳；人参、炙甘草益气固脱。

加减：面色青紫、舌紫者，加桃仁、红花活血化瘀。阳气津液两脱者，宜回阳固阴、益气生脉，用陶氏回阳救急汤。方用人参、附子、肉桂、干姜、炙甘草以回阳，麦冬、五味子以固阴，并借麝香之香窜以醒脑通窍。

（三）其他治法

1. 针灸

① 实证，宜针。常用穴位有大椎、身柱、风门、肺俞、丰隆、膻中、曲池、合谷、外关、商阳、鱼际等。

② 虚证，宜灸。常用穴位有肺俞、璇玑、膻中、天突、气海、关元、膏肓、神阙、三阴交、肾俞、复溜、命门等。

2. 贴敷法

① 三健膏：天雄、川乌、川附子、桂心、官桂、桂枝、细辛、川椒目、干姜各等份，麻油熬，加黄丹收膏，摊贴肺俞穴，三日一换。

② 白芥子涂法：白芥子（研末）、延胡索各30g，甘遂、细辛各15g，入麝香1.5g，研末杵匀，姜汁调涂肺俞、膏肓、百劳等穴，10日一换，最好在夏月三伏天涂治。

3. 穴位埋线

选取定喘、大椎、肺俞、厥阴俞、中府、尺泽等穴，埋植羊肠线，20～30日1次，连续数次。

五、预防调摄

哮喘每因气候突然变化，特别是寒冷空气的刺激而诱发，故患者应注意避免感冒，并应根据具体情况，做适当的体育锻炼，如打太极拳、跑步等，以逐步增强体质。青壮年患者，可逐渐试作冷水浴，以适应寒冷刺激，减少发病。饮食宜清淡，忌肥甘厚味，如酒、鱼、虾、肥肉、浓茶等。勿过饮过饱。居住环境的空气宜新鲜，避免异味和烟尘刺激。有吸烟嗜好者，应坚决戒烟。

哮喘发作时应及时治疗；平时可长期服用切合具体情况的扶正固本中药，以增强机体抗病能力，减少发作，但严忌杂药乱投、损伤正气。

第九节
喘证

一、概述

喘即气喘、喘息，以气息迫急为其主要临床表现，可见呼吸困难，甚至张口抬肩，鼻翼煽动，不能平卧，严重者每致喘脱。作为一个症状，喘可以出现在许多急、慢性疾病过程中，如咳嗽、肺胀、悬饮、哮证等。但喘不仅是肺系病的主要证候之一，也可因其他脏腑病变影响于肺所致，如水肿、鼓胀、虚劳等。当喘成为这些疾病某一阶段的主证时，即称作喘证。

西医学中的急、慢性支气管炎及肺炎、肺气肿、慢性肺源性心脏病、心力衰竭等疾病过程中所出现的呼吸困难，均可参照喘证辨证论治。

二、病因病机

外感六淫、七情所伤、水饮潴留、痰热内蕴以及饮食劳倦都可以引起喘证，而喘证发生的根本原因又在于人体肺、脾、肾等脏的功能失调，或者由于上述致病因素作用于这些脏器所致，或者因为这些脏器本身虚损而发病。

喘证的发病虽在肺、肾，但与五脏相关。肺为气之主，司呼吸，外合皮毛，内为五脏华盖，若外邪侵袭或他脏病气上犯，可使肺气失于宣肃而致喘促；肾为气之根，主纳气，肾元不固，摄纳无权，则气不归原而为喘。此外，心阳虚衰，不能下归于肾可致阳虚水泛、凌心射肺致喘；脾虚痰阻、上干于肺，或肝失疏泄、逆乘于肺等均可致喘。

喘证的病机可分为虚实两类。实喘在肺，以肺气宣肃失常为病机要点，因外邪（风寒燥热）、痰浊、水饮或肝郁气逆、壅塞肺气而宣降不利；虚喘在肾，或在肺肾两脏，以肺气失肃、肾失摄纳为其病机要点；因精气不足，或气阴亏耗，而致肺肾出纳失常。病情错杂者，可下虚上实并见，即叶天士所谓“在肺为实，在肾为虚”。

三、诊断

（一）诊断要点

1. 发病特点

喘证可见于所有人群，在呼吸、心血管等多个系统的常见疾病中均可出现。呼吸系统疾病发生喘证常因感染诱发，大多表现为实喘，而虚喘则主要见于阻塞性肺气肿；循环系统疾病表现喘证则多发生于慢性心衰患者，急性加重（肺水肿）时可表现为喘脱，出现亡阳、亡阴的危候。

2. 临床表现

发病主要表现为呼吸困难的临床症状。实喘病势急骤，声粗息高，甚则张口抬肩；虚喘病势徐缓，慌张急促，呼多吸少，动则加剧。喘脱则不仅喘逆剧甚，端坐不能平卧，还见烦躁不安、面青唇紫、汗出如珠、肢冷、脉浮大无根，或模糊不清，为肺气欲绝、心肾阳衰危象。

（二）鉴别诊断

1. 哮病

喘证应与哮病相鉴别。喘证是一个临床症状，可见于多种急、慢性疾病过程中；哮病是一个独立的疾病，哮必兼喘，故称哮喘，以反复发作、喉间哮鸣有声的特点而区别于喘证。

2. 短气

喘证还应与短气相鉴别。短气即呼吸微弱而浅促，状若不能接续，似喘而无声，亦不抬肩，但卧为快。但喘证有时为短气之渐，故既有区别又有联系。

四、治疗

（一）治疗原则

（1）平喘：实喘治肺为主，以祛邪为急；在表解之，在里清之；寒痰则温化宣肺，热痰则清化肃肺，湿痰则燥湿理气。虚喘治在肺肾，以扶正培本为主：或补肺，或健脾，或补肾；阳虚则温补之，阴虚则滋养之。至于虚实夹杂、上实下虚、寒热兼见者，又当分清虚实，权衡标本，根据具体情况辨证选方用药。

（2）积极防治原发病：由于喘证常继发于多种急、慢性疾病过程中，所以还应当积极治疗原发病，不能不问原因，见喘平喘。如因产后大失血引起的喘息，久病、重病突然出现呼吸迫促等，皆属正虚气脱的危候，亟应明辨。

（二）辨证论治

1. 实喘

（1）风寒束肺

症状：咳嗽、气喘，胸闷，痰色白而清稀，口不渴；初起多兼恶寒、发热、无汗、头痛、身痛、喉痒、鼻痒等症。舌质不红，舌苔薄白，脉象浮紧。

治法：辛温解表，宣肺平喘。

方剂：麻黄汤加减。

用药：麻黄、桂枝辛温发汗，杏仁下气平喘，甘草调和诸药。外感风寒，体实无汗者服药后往往汗出喘平。

加减：若表证不重，可去桂枝，即为宣肺平喘之三拗汤；喘甚加紫苏子、前胡降气平喘，痰多加半夏、橘红，或制天南星、白芥子燥湿化痰，胸闷加枳壳、桔梗、紫苏梗。若发热恶风、汗出而喘、脉浮缓者，可用桂枝加厚朴杏子汤调营卫而兼下气平喘。高龄、气虚之体，恐麻、桂过汗伤气，可选用参苏饮。

（2）外寒内饮

症状：喘息、咳嗽、痰多稀薄，恶寒、发热无汗，形寒肢冷，背冷，面色青晦，口不渴或渴喜热饮。舌苔白滑，脉弦紧。

治法：温肺散寒，解表化饮。

方剂：小青龙汤加减。

用药：麻黄、桂枝解表散寒；细辛、干姜辛散寒饮；五味子收敛肺气；半夏降逆化痰。如咳喘重者，加杏仁、射干、前胡、紫菀。

加减：若痰鸣、咳喘不得息，可合葶苈大枣泻肺汤；兼烦躁面赤、呛咳内热者，小青龙汤加生石膏、芦根，煎取药汁，稍凉服。

内饮每因脾肾阳虚而生，故药后喘证缓解即当健脾益肾，以治其本，常用苓桂术甘汤、六君子汤、金匮肾气丸等，脾肾双补，温阳化饮。

素体阳虚而患外寒内饮者，不任发越，可用小青龙汤去麻黄、细辛，或以六君子汤加干姜、细辛、五味子。阳虚水泛、阴寒内盛，症见恶寒肢冷、面目虚浮、口唇青紫、脉细微、苔白滑者，宜选真武汤或四逆汤加人参、肉桂、茯苓、麻黄等。

（3）痰湿壅肺

症状：气喘，咳嗽，痰多而黏，咳吐不利，胸中满闷，恶心。舌苔白腻，脉滑。

治法：祛痰降逆，宣肺平喘。

方剂：三子养亲汤合二陈汤。

用药：半夏、陈皮、茯苓、紫苏子、白芥子、莱菔子、苍术、厚朴。

加减：兼寒加温化之品，或用苏子降气汤，除寒温中，降逆定喘；兼热宜加清化之品，如黄芩、瓜蒌子、胆南星、海蛤壳、桑白皮等。

（4）风热犯肺

症状：发热，恶风，有汗，口渴欲饮，咳喘气粗，甚则鼻张肩息，痰黄而黏稠。舌尖红，苔薄黄或薄白而干，脉浮数。

治法：祛风清热宣肺。

方剂：桑菊饮加味。

用药：桑叶、菊花、杏仁、连翘、薄荷、苦桔梗、甘草、芦根。

加减：若肺热较甚，口渴欲饮冷，舌燥唇红，面赤，加生石膏、知母清热泻火；有热结便秘者，加凉膈散泻火清金；若喘促较甚，改用麻杏石甘汤加味，宣肺清热平喘。

（5）燥热伤肺

症状：发热、恶风，咳喘气急，痰少而咳吐不易，胸膺疼痛，痰中带血，口干，鼻干，大便干结。舌尖红，苔薄黄而干，脉浮数。

治法：清金润燥，宣肺平喘。

方剂：桑杏汤、清燥救肺汤。

用药：桑叶、杏仁宣肺润燥；淡豆豉发表散邪；沙参、梨皮润肺生津；栀子皮清热；象贝母化痰。

加减：若病情较重者，用清燥救肺汤，方用桑叶、石膏清金润肺；阿胶、胡麻仁、麦冬养阴增液；杏仁、枇杷叶降气平喘；人参、甘草兼益肺气，若嫌其性温，可改用西洋参、沙参、玉竹之类。燥热化火而迫肺者，治宜泻火清金，常用泻白散、黛蛤散加竹沥、杏仁、石膏、寒水石等。若喘咳痰稠、大便不通、苔黄脉实者，可加莱菔子、葶苈子、大黄，或礞石滚痰丸等以清下痰热。

（6）痰热壅肺

症状：喘急面红，胸闷炽热，口干，痰黄而稠，或虽白而黏，咳吐不利。舌红，苔黄腻而干，脉滑数。

治法：清热化痰，宣肺平喘。

方剂：麻杏石甘汤加味。

用药：麻黄与杏仁配伍可宣肺平喘，与石膏配伍能发散郁热；常加薏苡仁、冬瓜子、苇茎、地龙等，清热化痰定喘。

加减：若里热重，可加黄芩、大青叶、板蓝根、重楼（七叶一枝花）以清热解毒；若喘甚痰多，可加射干、桑白皮、葶苈子；便秘腹胀加决明子、瓜蒌子、大黄或青礞石。

（7）外寒里热

症状：恶寒发热，无汗或有汗不多，喘急烦闷，痰黄而稠、咳吐不利，口渴。舌尖红，舌苔薄白微黄，脉浮数。

治法：解表清里，化痰平喘。

方剂：定喘汤加减。

用药：麻黄、杏仁宣肺平喘；黄芩、桑白皮清热泻肺；紫苏子、半夏降气化痰；白果、款冬花敛肺气之耗散；甘草调和诸药。全方清中有散，散中有收，配伍精当可法。此外，大青龙汤、越婢加半夏汤亦可因证选用。

加减：若因饮食积滞而喘者，当消导食滞、化痰平喘，常用保和丸加减。方中神曲、山楂消食健胃；半夏、茯苓、陈皮、莱菔子化痰降逆；连翘清积滞之热。若气喘、大便不通，或见腹胀拒按者，必下之，腑气得通，其喘始平，用大承气汤。若伴发热烦躁、腹泻不爽、肛门灼热者，用葛根芩连汤加桑白皮、瓜蒌子、杏仁等清热平喘。

（8）肺气郁闭

症状：每遇情志郁怒而诱发喘促，发时突然呼吸短促，但喉中痰声不著，气憋，胸闷胸痛，咽中如窒，或伴失眠、心悸。苔薄，脉弦。

治法：行气开郁，降逆平喘。

方剂：五磨饮子加减。

用药：沉香、木香、槟榔、乌药、枳壳、白酒等开郁降气平喘。

加减：伴心悸、失眠者加百合、合欢花、酸枣仁、远志等宁心安神。并劝慰患者保持心情开朗，配合治疗。

若由气郁化火、上冲于肺而发哮喘者，治宜清肝达郁，方用丹栀逍遥散去白术加郁金、香附、川芎。方中当归、白芍养血活血；柴胡疏郁升阳；茯苓健脾渗湿；生姜温胃祛痰；薄荷疏肝泻肺；郁金合香附、川芎调理气血；栀子、牡丹皮以清郁火。肝复条达，气机舒畅，哮喘自已。

2. 虚喘

（1）脾肺两虚

症状：喘促短气，乏力，咳痰稀薄，自汗畏风，面色苍白，舌不红，脉细弱；或见面红，口干，咽喉不利，盗汗，舌红苔少或剥，脉细数。或兼食少、食后腹胀不舒、便溏或食后即便，或大便不尽感，消瘦，痰多。

治法：健脾益气，补土生金。

方剂：补中益气汤合生脉散。

用药：人参、黄芪、炙甘草补益肺气；五味子敛气平喘；升麻、柴胡升阳，麦冬养阴，白术健脾，当归活血，陈皮理气，共奏脾肺并调、阴阳兼理之功。

加减：若咳痰稀薄，形寒、口不渴，为肺虚有寒，可去麦冬加干姜以温肺祛寒；肺阴虚者，生脉散加百合、南北沙参、玉竹或用百合固金汤；脾虚湿痰内聚之哮喘，用六君子汤加干姜、细辛、五味子，平时可常服六君子丸。

妇女产后、月经后期、慢性失血，或大病之后见喘促气短者，应以大补气血为主，不能见喘平喘。可选用生脉散、当归补血汤、归脾汤、十全大补汤等。

若肺肾气虚，喘促欲脱，急需峻补固脱，先用独参汤，继进大剂生脉散合六味地黄丸。

（2）肾阳虚衰

症状：喘促日久，呼多吸少，稍一活动则其喘更甚，呼吸不能接续，汗出肢冷，面浮，胫肿，腰酸，夜尿频多，精神委顿，痰多清稀。舌淡，脉沉细无力或弦大而虚。

治法：温肾纳气。

方剂：金匮肾气丸。

用药：桂枝、附子、熟地黄、山茱萸、山药、茯苓、牡丹皮、泽泻。本方尚可加用人参，以补益肺气。

加减：若喘甚而烦躁不安、惊悸、肢冷、汗出如油、脉浮大无根或疾数模糊，为阴阳欲绝之危候，急用参附汤合龙骨、牡蛎、桂心、蛤蚧、紫石英、五味子、麦冬等味配合黑锡丹以扶阳救脱、镇摄肾气。

若阳虚饮停、上凌心肺致喘，可用真武汤合苓桂术甘汤，并重用附子以温阳利水。兼痰多壅盛，上实下虚，可酌加紫苏子、前胡、海蛤壳、杏仁、橘红、车前子等以降气豁痰。

（3）肾阴不足

症状：喘促气短，动则喘甚，口干，心烦，手足心热，面赤，潮热，盗汗，尿黄。舌红，脉细数。

治法：滋阴填精，纳气平喘。

方剂：七味都气丸、河车大造丸。

用药：五味子、山茱萸、茯苓、牡丹皮、熟地黄、山药、泽泻。

加减：如正气不支，气喘较甚，可配用人参胡桃汤、参蛤散或紫河车粉；

兼肺阴虚者，合生脉散、百合固金汤。若虚损劳伤，咳喘痨热，选用河车大造丸滋阴降火、益肺补肾而平喘。

肾阴肾阳两虚者，可用左归丸合右归丸，或用金匮肾气丸合河车大造丸二方，平时常服。

（三）其他治法

1. 单方验方

① 麻黄、五味子、甘草各30g，研细末，分作30包，每日2次，每次1包。用于寒喘实喘。

② 人参胡桃汤（《济生方》）：人参10g切成片，胡桃5个去壳取肉，生姜5片。加清水武火煮沸，后改用文火煮约20分钟，去渣取汁。用于肾虚型喘证。

③ 莱菔子（蒸），皂角（烧存性），姜汁和蜜丸如梧子大，每服50丸，每日2～3次。用于实喘、痰喘。

④ 桑白皮、苦葶苈子各等份，炒黄，捣为粗末，水煎9g，去渣，食后温服。用于痰喘、热喘。

2. 穴位贴敷

① 温肺化痰膏：白芥子、细辛、甘遂、细麻黄、麝香（比例为10 ∶ 3 ∶ 3 ∶ 4 ∶ 0.1），烘干，研末，过筛，装瓶加盖贮存。使用前以生姜适量煎水取汁，调成膏状，取指甲大小涂于敷料，然后胶布固定在穴位上。于每年夏季的初、中、末3个伏天，选患者背部俞穴定喘（双）、肺俞（双）、心俞（双）及前胸天突穴各贴敷1次，每次2～4小时取下。

② 白芥子散：敷贴药物为白芥子、延胡索、细辛、甘遂各等份，共研细粉。方法：用新鲜姜汁调制成药饼6个，分别敷贴在百劳、肺俞、膏肓穴上，并用胶布固定，0.5～2小时后取下，每日1次，6日为一个疗程，有温肺化痰、止咳平喘之功效。

（四）名医经验

喘证主要临床表现是呼吸迫促，可出现在多种急、慢性疾病病程中。

由于肺主气，肾主纳气，所以喘证多属肺、肾二脏的病变。喘证的病因有虚实、寒热之异，虚则以肺肾之虚为主，或脾虚生痰；实则水湿、痰饮、食滞；寒热则主要是指外感风寒、燥热之邪。在病邪作用下，肺失宣降之常，或精气内虚，不能纳气归原，是喘证的常见病机。

喘证的治疗，大法不外虚则补之，实者泄之，寒则热之，热则寒之。一般实喘其治在肺，解其外邪，则其喘自平；虚喘其治在肾，或益肾填精，或温肾壮阳，纳气归元，亦可逐渐向愈。唯喘可由多种疾病引起，故又应特别注意处理原发病，以求其本，如气随血脱之喘，当益气固脱；瘀血上冲之喘，当活血化瘀；气郁不舒、肝气横逆之喘，当疏肝理气；饮食积滞之喘，当用消导攻下之类，不可一见气喘，便漫投平喘套方，延误病情。特别是大失血或疾病后期出现呼吸迫促、似断似续，兼见汗出如油、四肢厥冷者，是脱证危候，应积极抢救，否则立致危殆。

喘证之属实证者，一般易于见效；虚证之喘，则因精气亏损，难以速愈，故治之较难。应予以细致正确的辨证，守方治疗，巩固疗效。同时，患者还应积极配合治疗，注意摄生，以增强体质和祛除诱因。

五、预防调摄

本病发作每有外感引发，故重在预防。未病要慎风寒，适寒温，节饮食，薄滋味，并积极参加体育活动增强体质；青年、中年人，可试行冷水浴，以增强机体对寒冷的适应能力。已病则应注意早期治疗，力求及早根治，避免受凉，冬季要特别注意背部和颈部的保暖；有吸烟嗜好者应坚决戒烟；房事应有节制。在护理方面，饮食宜清淡而富有营养，忌油腻、荤腥，保持大便通畅；室内空气要新鲜，避免烟尘刺激；痰多者要注意排痰，使呼吸通畅。

第十节 痰饮

一、概述

痰饮是指水液在体内输布运化失常，停积于某些部位的一类病证。其中，饮留胃肠者为痰饮（狭义），饮留胁下者为悬饮，饮溢四肢肌肤者为溢饮，饮停胸肺者为支饮。西医学的慢性支气管炎、支气管哮喘、渗出性胸膜炎、慢性胃炎、胃下垂、胃扩张、胃肠功能紊乱、幽门梗阻、肾炎水肿等疾病的某一阶段具有相应临床表现者，可参照本证进行辨证论治。

二、病因病机

痰饮是中医理论中的病理产物，也是重要的致病因素，指体内水液代谢障碍所形成的病理产物，包括有形之痰和无形之痰。其病因病机复杂，可概括为外感、内伤两端，以肺、脾、肾三脏功能失调为主，涉及肝、三焦等脏腑。

痰饮的性质有寒热虚实之分。寒痰多因脾阳虚弱，水湿不运所致；热痰多因湿热蕴结，或阴虚火旺，灼津为痰所致；虚痰多因肺、脾、肾等脏腑功能衰退，水液代谢失常所致；实痰多因外感六淫，或内伤七情，或饮食不节等因素导致水液代谢障碍所致。

痰饮为病，无处不到，可随气升降，流窜全身。痰饮停于肺，则咳嗽、气喘；停于胃，则恶心、呕吐；停于胸胁，则胸闷、胁痛；停于经络，则肢体麻木、疼痛；停于肌肤，则水肿、痰核；蒙蔽心窍，则神昏、癫狂。

三、诊断

由于痰与饮干犯停滞部位不同，及体内阴阳二气偏盛偏衰，故临床表现相当复杂，可根据下列几条进行诊断与鉴别。

痰病：①喘咳痰多，喉中痰鸣；②胸闷呕恶，眩晕心悸；③胸胁满闷，咽喉梗塞；④四肢麻木，关节漫肿、疼痛，或皮起包块；⑤眼周黑如烟灰色；⑥苔腻，脉滑。临床凡具备第一项或其他任何两项者，一般即可诊为痰病。

饮病：①胸满水肿，肠鸣食减；②咳逆；③舌白，脉弦。临床凡具备第一项与其他两项之一者，一般即可诊为饮病。

四、治疗

（一）治疗原则

本病治疗当以温化为原则，即《金匮要略》提出“病痰饮者，当以温药和之”。因痰饮总属阳虚阴盛，本虚标实之证，故健脾、温肾为其正治，发汗、利水、攻逐，乃属治标的权宜之法，待水饮渐去，仍当温补脾肾，扶正固本，以杜水饮生成之源。

（二）辨证论治

1. 痰饮

症状：形体消瘦，胸脘胀满，纳呆呕吐，胃中振水音或肠鸣辘辘，便溏或背部寒冷，头昏目眩，心悸气短。舌苔白润，脉弦滑。

治法：温阳化饮。

方剂：苓桂术甘汤加减。

用药：茯苓 20g，桂枝 15g，白术 12g，炙甘草 6g，法半夏 12g，生姜 10g。

加减：若小便不利者，加猪苓 15g，泽泻 12g。脘部冷痛、背寒者，加干姜 10g，吴茱萸 9g，肉桂 6g。饮郁化热者，可改用己椒苈黄丸（张仲景《金匮要略》）。

2. 悬饮

症状：病侧胁间胀满刺痛，转侧及咳唾尤甚，气短息促。舌苔白，脉沉弦。

治法：宣利逐饮。

方剂：柴枳半夏汤和葶苈大枣泻肺汤加减。

用药：柴胡 12g，黄芩 10g，枳实 12g，法半夏 12g，瓜蒌子 10g，桔梗 12g，赤芍 12g，葶苈子 15g，桑白皮 12g，白芥子 10g，茯苓 15g，泽泻 12g，大枣 5 枚。

3. 支饮

症状：咳逆喘满不得卧，痰吐白沫量多，颜面水肿。舌苔白腻，脉弦紧。

治法：温肺化饮。

方剂：苓甘五味姜辛汤加减。

用药：茯苓 18g，干姜 10g，细辛 5g，法半夏 15g，紫菀 12g，款冬花 12g，五味子 6g，北杏仁 12g，炙甘草 6g。

4. 溢饮

症状：四肢沉重或关节重，甚则微肿，恶寒，无汗或有喘咳，痰多白沫，胸闷，干呕，口不渴。舌苔白，脉弦紧。

治法：发表化饮。

方剂：小青龙汤加减。

用药：麻黄 10g，桂枝 12g，北杏仁 12g，生姜 10g，茯苓 12g，细辛 5g，法半夏 12g，五味子 6g，白芍 12g，紫菀 12g，甘草 6g。

五、预防调摄

（1）凡有痰饮病史者，平时应注意保暖，避免感受风寒湿邪。

（2）饮食宜清淡，忌生冷、甘肥、油腻。

（3）加强体质锻炼，保持劳逸适度，以防诱发。

第六章 脾胃系病证

第一节 胃脘痛

一、概述

胃痛是以上腹胃脘部近心窝处经常发生疼痛为主症的疾病。

二、病因病机

胃脘痛发生的常见原因有寒邪客胃、饮食伤胃、肝气犯胃和脾胃虚弱等。胃主受纳腐熟水谷，若寒邪客于胃中，寒凝不散，阻滞气机，可致胃气不和而疼痛；或因饮食不节，饥饱无度，或过食肥甘，食滞不化，气机受阻，胃失和降引起胃脘痛；肝对脾胃有疏泄作用，如因恼怒抑郁，气郁伤肝，肝失条达，横逆犯胃，亦可发生胃脘痛；若劳倦内伤，久病脾胃虚弱，或禀赋不足，中阳亏虚，胃失温养，内寒滋生，中焦虚寒而痛；亦有气郁日久，瘀血内结，气滞血瘀，阻碍中焦气机，而致胃脘痛发作。总之，胃脘痛发生的病机分为虚实两端，实证为气机阻滞，不通则痛；虚证为胃腑失于温煦或濡养，失养则痛。

三、诊断

（一）诊断要点

（1）胃脘部疼痛，常伴有食欲缺乏、痞闷或胀满、恶心呕吐、吞酸嘈杂等。

（2）发病常与情志不遂、饮食不节、劳累、受寒等因素有关。

（3）起病或急或缓，常有反复发作的病史。

（二）鉴别诊断

（1）真心痛：系心经病变引起的心痛证。

（2）胁痛：以两胁胀痛为主症。

（3）腹痛：是以胃脘部以下，耻骨毛际以上整个部位疼痛为主症。

四、治疗

（一）治疗原则

本病以疏肝健脾、和胃止痛为论治原则。

（二）辨证论治

1. 脾胃虚弱（虚寒）证

症状：胃脘部隐隐作痛，得温痛减，口中和，喜热饮，或伴恶寒，舌淡胖边有齿痕，苔薄白，脉弦紧。

治法：温中健脾，和胃止痛。

方剂：香砂六君子汤（《医方集解》）或黄芪建中汤加减。

用药：党参、炒白术、茯苓、法半夏、陈皮、木香、砂仁（后下）、干姜、炙甘草。

加减：泛酸者，加煅瓦楞、煅牡蛎、海螵蛸；泛吐清水较多者，加半夏、陈皮、茯苓；痛发作时合良附丸（良姜、香附）；呕吐者，加吴茱萸等；中气下陷者，加升麻、柴胡、枳壳；吐血便血者，加地榆炭、海螵蛸（乌贼骨）、白及、赤石脂、生三七粉。

2. 肝胃不和（或肝胃气滞）证

症状：上腹胃脘部暴痛，痛势较剧，痛处拒按，饥时痛减，口干口苦，苔薄白，脉弦紧。

治法：疏肝和胃，理气止痛。

方剂：柴胡疏肝散（《景岳全书》）。

用药：柴胡、香附、川芎、陈皮、枳壳、白芍、甘草。

加减：疼痛甚者，加延胡索 10g，乌药 10g；吐酸甚者，加海螵蛸（乌贼骨）15g，瓦楞子 10g；胀甚者，加陈皮 10g，广木香 10g，砂仁 9g；食滞嗳气者，加麦芽 20g，神曲 20g，莱菔子 20g；恶心反胃者，加半夏 10g，生姜 9g，赭石 20g。

3. 脾胃湿热证

症状：胃脘疼痛、嘈杂，痛势绵绵，纳后痛增，口干而不欲饮，苔白厚腻或黄腻，脉弦滑。

治法：清热除湿、理气和中。

方剂：连朴饮（《霍乱论》）加减。

用药：黄连、厚朴、石菖蒲、制半夏、炒栀子、芦根、茵陈、生薏苡仁、炒莱菔子。

4. 胃阴不足证

症状：胃脘疼痛、嘈杂，口干而不欲饮或饮而口渴不减，苔白少津或少苔，脉细。

治法：养阴益胃，和中止痛。

方剂：益胃汤（《温病条辨》）加减。

用药：北沙参、生地黄、麦冬、白芍、川楝子、石斛、当归、甘草。

加减：口干舌燥、胃脘嘈杂、胃酸缺乏者，加乌梅、山楂，以酸甘化阴；胃脘痛、胀较甚者，酌加川厚朴花、佛手花、玫瑰花理气而不伤阴之品；大便干结者：加火麻仁、瓜蒌子以润肠通便。

5. 胃络瘀阻证

症状：胃脘部刺痛，痛势较剧，痛处不移，痛而拒按，舌边夹瘀斑瘀点，苔白，脉弦细涩。

治法：活血通络止痛。

方剂：丹参饮合失笑散加减。

用药：丹参、砂仁（后下）、蒲黄、莪术、五灵脂、三七粉（兑服）、延胡索、川芎、当归。

（三）中医特色疗法

1. 中成药

（1）脾胃虚弱（寒）型：温胃舒胶囊或养胃舒胶囊，每次 3 粒，每天 3 次；胃康胶囊，一日服 3 次，每次 2 粒。

（2）肝胃气滞型：气滞胃痛颗粒，每次 5g，每日 3 次；荆花胃康丸，每次 2 粒，每天 3 次；胆胃康胶囊，每天 3 次，每次 2 粒；枳术宽中胶囊，每次 3 粒，每日 3 次。

（3）脾胃湿热型：三九胃泰颗粒、荆花胃康丸、肠胃舒胶囊等成药可用。

（4）胃阴不足型：养胃舒胶囊，每次 2 粒，每天 3 次；猴头菌颗粒，每次 1 包，每日 3 次；延胡胃安胶囊，每次 2 粒，每天 3 次。

（5）胃络瘀阻证：胃复春片、复方胃痛田七胶囊等均可使用。

2. 针灸疗法

体针疗法：取穴中脘、内关、胃俞等，根据证型可适当加减。如肝胃不和，可加肝俞、太冲、行间；脾胃虚弱，可加脾俞、气海；胃阴不足，可加三阴交、太溪；虚证用补法，其他证型用平补平泻法，每日或隔日 1 次，10 次为一疗程，疗程间隔 3 ～ 5 天。

3. 穴位贴敷

采用“穴位敷贴治疗贴”贴敷于上脘穴、神阙穴、关元穴等，对改善慢性胃炎引起的胃脘痛、上腹饱胀感、不思饮食等症有效。

4. 耳穴

使用王不留行籽贴耳穴，主穴为胃、脾、皮质下、十二指肠、交感。配穴为肝、神门。

（四）名医经验

李乾构教授认为本病病位在胃，与肝、脾有关；病机特点是本虚标实，本虚为脾胃虚弱，标实为气血痰湿食等郁滞中焦，气机不通；治疗时应健脾和胃，理气降逆。

（1）健脾土，助中运：《金匮要略》谓“四季脾旺不受邪”。脾主运化，脾气健则运化功能正常，水谷精微才能转输于全身，糟粕才得以排出体外。治疗时李老以四君子汤加减，以健脾补气，助运和中。

（2）疏肝气，调气机：《素问·宝命全形论》谓“土得木而达”。唐容川云：“木之性主于疏泄，食气入胃，全赖肝木之气以疏泄之，而水谷乃化，若肝之清阳不升，则不能疏泄水谷，渗泄中满之证在所难免。”肝主疏泄，调畅气机，肝气不舒，则气机郁滞，横逆犯胃，胃失和降而成痞。治疗时可加柴胡、郁金、木香、枳实、厚朴等以疏肝理气，调畅气机。

（3）降胃气，理中焦：胃主和降，以降为顺。胃失和降，则气机不畅，糟粕无以排出，浊气上逆，而发为痞证，出现嗳气、呃逆等症，如《素问·宣明五气》篇所说：“胃为气逆，为哕，为恐。”治疗时可加旋覆花、赭石、炒莱菔子、降香，以和胃降逆，调理中焦。

（4）祛瘀血，养胃络：胃为多气多血之腑，脾为统血之脏，脾虚统摄失职，血液离经留滞脉管内外可致血瘀，气虚无力鼓动血液运行或肝郁气滞也可致血瘀。功能性消化不良发病时间长，多有瘀血在内。治疗时应适当加用活血祛瘀药，如丹参、酒大黄（酒军）之类以祛瘀生新，养胃通络。

五、预防调摄

饮食有节，防止暴饮暴食，宜进食易消化的食物，忌食生冷、粗硬、酸辣刺激性食物。特别是要注意腹部保暖，早饭不仅必须吃，而且最好是温热的。

根据不同证型进行辨证论治，积极进行饮食指导，注重为患者进行心理疏导，调畅情志，尽量避免烦恼、忧虑，保持乐观情绪。必要时请脑病科医生会同处理患者的焦虑 - 抑郁状态。

第二节 胃痞

一、概述

胃痞是指胃脘部痞闷胀满不舒的一种自觉症状，触之无形，按之柔软，压之无痛，又称痞、痞满、满、痞塞，是胃肠疾病中的常见病症。现代医学的慢性胃炎（浅表性、萎缩性）、功能性消化不良、胃肠神经症、胃下垂等疾病，表现以胃脘痞满闷胀为主要表现时，参照胃痞辨证论治。

二、病因病机

胃痞发病原因可有感受外邪、食滞中焦、痰湿阻滞、情志失调。脾胃同居中焦，表里相互络属，脾主升清，胃主降浊，清升浊降，中焦气机条畅，若感邪或脾胃虚弱，健运失职，气机升降失调、气机滞塞中焦而发为痞满。肝主疏泄，中焦气机升降有赖于肝气条达，肝气郁滞，克犯脾胃，也可导致痞满。该病病位在胃脘，涉及肝、脾。感受外邪：风寒暑湿之邪或秽浊之气袭表，治不得法，滥用攻里泻下，伤及胃腑，外邪内陷，结于心下胃脘，中焦气机阻塞，升降失常，发为胃痞。食滞中焦：暴饮暴食，或嗜食生冷肥甘，或食谷不化，阻滞胃脘，痞塞不通发为痞满。痰湿阻滞：脾胃健运失调，酿生痰浊，痰气交阻，中焦气机阻塞，升降失常，发为胃痞。情志失调：忧思恼怒，五志过激，气机逆乱，升降失职，肝气横逆犯脾，肝脾不和，气机郁滞，发为痞满。禀赋不足，脾胃虚弱：素体脾胃虚弱，中气不足，或饮食不节，损伤脾胃，脾失健运，气机不利发为痞满。临床有实痞与虚痞之分。

三、诊断

（一）诊断要点

1. 症状

该病常见自觉胃脘部痞满不舒，闷塞不痛为主的症状，触之无形，按之柔软，压之无痛，望无胀大，伴胸膈满闷，得食则胀，嗳气则舒。

2. 体征

患者大多无明显体征。

（二）鉴别诊断

1. 胃脘痛

两者病变部位相同，均在胃脘部。胃脘痛以疼痛为主，兼有胀满；胃痞以满闷为主症，时有隐痛；胃痛，胃脘部有压痛，胀较甚，胃痞，胃脘部无压痛，而以痞闷胀满不舒的自觉症状为主。胃痛起病急；胃痞起病缓。在胃病的发生、发展过程中，胃痛及胃痞在某一阶段表现程度不一，或以胃痛为主，或胃痞较为明显，需依据证候鉴别辨证。

2. 臌胀

与胃痞均有腹部胀满之候，但两者病位不一样，胃痞病位在胃脘，臌胀病位在大腹；臌胀腹部胀大如鼓，皮色苍黄，脉络暴露，而胃痞腹部外形无异常；臌胀按之胀急，久病腹部可有瘕积，胃痞无胀急，触之无有形积块。

3. 胸痹心痛

两者症状时有互见，胸痹时伴有脘腹不舒，胃痞也常兼见胸膈不适。胸痹以胸闷痛，气短如窒，疼痛可牵及左臂，起病急骤，为心脉痹阻、心失所养所致，胃痞为胃脘痞塞满闷不痛，起病缓，为脾胃虚弱、健运失职、气机升降失调，气机滞塞中焦所致。两者应审慎鉴别。

四、治疗

（一）治疗原则

根据本病病因及病机，论治原则本着实者泻之，虚者补之，据辨证实证分别予泄热、消食、化痰、理气；虚证给予温补脾胃，辅以通导行气之品调畅中焦气机。

（二）辨证论治

1. 邪热内陷

症状：胃脘痞满，病势急迫，按之满甚，食后加重，舌淡，苔白腻，脉弦。

治法：泄热消痞，和胃开结。

方剂：大黄黄连泻心汤加减。

用药：大黄、黄连、枳实、木香、炒厚朴。

2. 饮食停滞

症状：胃脘满闷，伴见恶心呕吐，嗳腐吞酸，厌食，大便不调，舌淡，苔白腻。

治法：消食和胃，行气消痞。

方剂：保和丸加减。

用药：焦山楂、神曲、炒莱菔子、茯苓、半夏、陈皮、连翘。胀满加枳实、厚朴；大便干结加玄明粉、大黄、槟榔；舌苔白腻加用炒苍术；脾虚便溏加黄芪、炒白术。

3. 痰湿内滞

症状：胃脘痞满，食后加重，反酸咳吐，食少纳呆，大便干稀不调，舌淡，苔白腻，脉弦滑。

治法：化痰除湿，理气宽中。

方剂：二陈汤或三仁汤。

用药：半夏、炒苍术、茯苓、陈皮、炒厚朴、桔梗、枳实。

加减：暑湿加滑石 15g（包煎），木通 6g，薏苡仁 30g，豆蔻 6g，杏仁 12g，淡竹叶 10g。

4. 肝郁气滞

症状：胃脘痞满，咽干口苦，心烦易怒，大便干结，小便短赤，舌红苔白或黄腻，脉滑数。

治法：疏肝解郁，行气消痞。

方剂：柴胡疏肝散或越鞠丸。

用药：柴胡、枳壳、白芍、川芎、炙香附、陈皮、甘草。郁而化热加黄连、吴茱萸、栀子。

5. 脾胃虚弱

症状：胃脘痞满，时轻时重，喜温喜按，食欲不振，食后腹胀，大便溏薄，面黄，神疲倦怠，气短懒言，舌淡苔白，脉细弱。

治法：益气健脾养胃。

方剂：补中益气汤。

用药：人参、黄芪、炒白术、当归、陈皮、炙升麻、柴胡。

加减：腹冷喜温按，手足不温，加附子、干姜，或用理中汤、大建中汤温中补虚。

（三）中医特色疗法

1. 单方验方

（1）甜橙皮 30g 切丝，山药 200g 切片，加水文火共煮成粥，加入饴糖，空腹食用，治疗胃痞腹胀纳呆。

（2）莱菔子 15g 洗净，加水 300mL，煎煮半小时，取汁与粳米 100g 同煮成粥，分次服食，针对慢性胃炎腹胀、饮食停滞。

（3）佛手、延胡索各 6 ～ 10g，煎水代茶饮，治疗肝胃气滞胃痞。

2. 中成药

（1）邪热内陷：雪胆素胶囊、三九胃泰颗粒、肠胃舒胶囊。

（2）饮食停滞：保和丸、克痢痧胶囊、气滞胃痛颗粒、胆胃康胶囊。

（3）痰湿内滞：香砂平胃颗粒、延胡胃安胶囊。

（4）肝郁气滞：舒肝片、气滞胃痛颗粒、逍遥丸、胆胃康胶囊等。

（5）脾胃虚弱：温胃舒、养胃舒、胃康胶囊、健胃消食片、香砂养胃丸。

3. 针灸

体针取穴中脘、内关、胃俞、足三里；寒湿加下脘、天枢、公孙、三阴交；湿热加合谷、至阴、承山；肝胃不和加肝俞、太冲；脾胃虚弱加脾俞、气海；虚证用补法，其余证型用平补平泻，每日或隔日 1 次，10 次一疗程。

4. 其他疗法

（1）耳穴：取穴脾、胃肠、内分泌、交感。

（2）穴位贴敷：将专用穴位贴贴敷关元、足三里、神阙、上脘、中脘、下脘等，消胀除满，对改善胃肠功能具有较好的辅助治疗作用。

（3）腹部湿热敷：针对虚证、寒证具有温胃助运、理气止痛功效。

（四）名医经验

康相彬教授擅长治疗脾胃病、肝胆病、功能失调性疾病等疑难杂病。康老认为脾与胃在生理上相反相成，在病理上互相影响，故脾胃病常见虚实互见、寒热错杂、气机升降失调。康老结合多年临床实践经验在《伤寒论》的半夏泻心汤基础上遵古而不泥古，加减化裁拟方加减半夏泻心汤，以吴茱萸代干姜，助半夏辛开散结，辛温散寒，降逆下气，又用吴茱萸、黄连配成左金丸寒温并用，辛开苦降，疏肝泄热，去大枣，防止大枣助湿生热，腻脾碍胃，导致中焦气机壅滞，痞满症状加重。康老在该方基础上参照症状、舌、脉，四诊合参，辨证加减如：寒多热少，得热则舒，加大吴茱萸用量；热多寒少，渴喜冷饮，加大黄连、黄芩用量；脾虚便溏者加用茯苓、白术、黄芪；挟湿者加陈皮、佩兰；痞满重者加枳实、炒槟榔；反酸者加瓦楞子、甘草；纳差者加焦三仙、炒鸡内金；脘痛者加延胡索、川楝子。既能改善临床症状，也能有效杀除幽门螺杆菌感染，促进胃黏膜修复，取得较好疗效。

五、预防调摄

（1）调摄饮食　按时进食，以新鲜、清淡为宜，忌油腻，忌暴饮暴食，忌烟酒、浓茶、肥甘厚味；勿过于辛辣刺激、过烫、过冷、过于粗糙之品；多食蔬菜、水果，少吃煎、炸、腌、烤食品。

（2）起居有常　忌贪凉感寒、感暑湿之邪；避免过度劳累，熬夜，适当运动，勿久坐、久卧。

（3）调摄情志　防止五志过激，避免精神高度紧张。

（4）口腔卫生　积极治疗口腔疾病，如有牙齿缺失，应及时安装义齿，保证正常咀嚼功能。

第三节 呕吐

一、概述

中医呕吐是指胃失和降，气逆于上，胃内容物经食管和口腔吐出的一种病症。有物有声为呕，有物无声为吐，无物无声为干呕，临床上呕与吐常同时发生，难以截然分开，故合称为呕吐。西医呕吐是指胃内容物，甚至胆汁、肠液通过食管反流到口腔，并吐出的反射性动作。

呕吐是临床常见的消化道症状，可发生于多种疾病，涉及各系统，需要认真鉴别。西医呕吐一般分反射性、中枢性、前庭障碍性、神经性四大类。中医呕吐主要包括反射性呕吐中的胃十二指肠疾病（急性胃肠炎或慢性胃炎急性发作等）所导致的呕吐。急性胃肠炎或慢性胃炎是临床常见的消化道疾病，临床可出现呕吐，可兼见胃痛、嗳气、反酸、腹泻等。

二、病因病机

呕吐发生的常见原因有外邪犯胃、饮食停滞、肝气犯胃、痰饮内停、脾胃虚寒、胃阴不足等。胃主受纳腐熟水谷，若风、寒、暑、湿之邪及秽浊之气，侵犯胃腑，以致胃失和降，水谷反而上逆而发生呕吐；或由于饮食不节、暴饮暴食、多食生冷、醇酒辛辣、甘肥及不洁食物，皆可伤胃滞脾，每易引起食滞不化，胃气不降，上逆而为呕吐；或因恼怒伤肝，肝失条达，横逆犯胃，胃气上逆，忧思伤脾，脾失健运，食停难化，胃失和降，而发生呕吐；或因脾运失司，痰饮内停而导致呕吐；或因病后胃弱、劳倦过度，耗伤中气，脾虚不能承受水谷，水谷精微不能化生气血，寒浊中阻而致呕吐；或因素体胃阴偏虚、久呕不愈或热病之后，或因肝郁化火，耗伤胃阴，致胃失濡润，不得润降而引起呕吐。总之，胃失和降，胃气上逆是呕吐的基本病机。临床上可分为虚实两类，实证可因外邪、饮食、肝气、痰饮等邪气犯胃，以致胃气痞塞，升降失调，气逆而呕；虚证可因脾胃虚寒或胃阴不足所致，两者均可导致脾胃运化失常，以致胃失和降，气逆于上而发生呕吐。

三、诊断

1. 症状

急性胃肠炎或慢性胃炎急性发作均可出现呕吐，急性肠胃炎是发生在胃肠黏膜的急性炎症，本病常见于夏秋季，其发生多因饮食不当，暴饮暴食；或食入生冷腐馊、秽浊不洁的食品，临床表现主要为恶心、呕吐、腹痛、腹泻、发热等。慢性胃炎急性发作也可出现恶心呕吐，并可伴有胃痛、嗳气、反酸等症状。

2. 体征

呕吐大多无明显体征，有时可有上腹部轻压痛。

四、治疗

（一）治疗原则

该病以和胃降逆止呕为论治原则。

（二）辨证论治

1. 外邪犯胃证

症状：呕吐，伴有恶寒发热、头身疼痛等表证为特点，兼见胸腹满闷，苔白腻，脉濡缓。

治法：解表祛邪，和胃降逆。

方剂：藿香正气散（《太平惠民和剂局方》）加减。

用药：藿香、紫苏、白芷、大腹皮、茯苓、白术、陈皮、厚朴、半夏、桔梗、甘草、生姜、大枣。

2. 饮食停滞证

症状：呕吐吞酸、嗳气频作为主症，兼见胸胁胀痛，舌边红，苔薄腻，脉弦。

治法：消食导滞，和胃降逆。

方剂：保和丸（《丹溪心法》）加减。

用药：山楂、神曲、半夏、茯苓、陈皮、连翘、莱菔子。

3. 肝气犯胃证

症状：呕吐吞酸、嗳气频作为主症，兼见胸胁胀痛，舌边红，苔薄腻，脉弦。

治法：疏肝理气，和胃降逆。

方剂：半夏厚朴汤（《金匮要略》）和左金丸（《丹溪心法》）加减。

用药：半夏、厚朴、茯苓、生姜、紫苏叶、黄连、吴茱萸。

4. 痰饮内停证

症状：呕吐痰涎或清水，脘闷食少，便溏，头晕心悸，舌苔白腻，脉滑。

治法：温化痰饮，和胃降逆。

方剂：苓桂术甘汤（《金匮要略》）合小半夏汤（《金匮要略》）加减。

用药：茯苓、桂枝、白术、甘草、半夏、生姜。

5. 脾胃虚寒证

症状：饮食稍有不慎即可呕吐，大便溏薄，时作时止为特点，可伴有面色不华，肢冷乏力，脘腹痞闷，纳呆，舌淡苔白，脉濡弱。

治法：温中健脾，和胃降逆。

方剂：理中丸（《伤寒论》）加减。

用药：党参、干姜、甘草、白术。

6. 胃阴不足证

症状：呕吐反复发作，有时为干呕，似饥而不欲食，口燥咽干，舌红少津，脉细数。

治法：滋养胃阴，和胃降逆。

方剂：麦门冬汤（《金匮要略》）加减。

用药：麦冬、半夏、党参、甘草、粳米、大枣。

（三）中医特色疗法

1. 中成药

（1）外邪犯胃型：藿香正气水 10mL，每日 3 次；克痢痧胶囊每次 3 粒，日服 3 次。

（2）饮食停滞型：保和丸 1 丸，日服 2 次；达立通颗粒，每次 1 袋，日 2 次；气滞胃痛颗粒日服 3 次，每次 1 袋。

（3）肝气犯胃型：胆胃康胶囊日服 3 次，每次 2 粒；左金丸 1 丸，日服 2 次；肠胃舒胶囊每次 3 粒，日服 2 次。

（4）痰饮内停型：延胡胃安胶囊日服 3 次，每次 2 粒；克痢痧胶囊每次 2 粒，日服 2 次。

（5）脾胃虚寒型：温胃舒胶囊 2 粒，日服 3 次；理中丸 1 丸，日服 2 次；附子理中丸 1 丸，日服 2 次；黄芪建中丸 1 丸，日服 2 次。

（6）胃阴不足型：养胃舒胶囊 2 粒，日服 3 次或养胃舒颗粒 1 包，日服 2 次；阴虚胃痛冲剂 1 包，日服 2 次。

2. 针灸

外邪犯胃型：常用中脘、足三里、内关、合谷、公孙，用泻法，祛邪解表，和胃降逆。

饮食停滞型：常用内关、公孙、足三里、天枢、下脘，用泻法，消食化滞，和胃降逆。

肝气犯胃型：常用中脘、足三里、内关、阳陵泉、太冲，用泻法，疏肝和胃降逆。

痰饮内停型：常用丰隆、公孙，用泻法，化痰消饮。

脾胃虚寒型：常用脾俞、胃俞、中脘、内关、足三里，补法加灸，温中健脾，和胃降逆。

胃阴不足型：常用中脘、内关、阴陵泉、胃俞，用补法，滋阴养胃，降逆止呕。

3. 其他疗法

（1）穴位敷贴：取神阙、中脘、内关、足三里等穴。

（2）耳针：根据病变部位取胃、贲门、幽门、十二指肠、胆、肝、脾、神门、交感。每次选用 2 ～ 4 穴，毫针浅刺；也可埋针或用王不留行籽贴压。

五、预防调摄

勿暴饮暴食，宜进食易消化的食物，忌食高脂肪的油煎、炸及熏炸食品，忌食生冷、粗硬、酸辣、刺激性食物，慎用或不用易损伤胃黏膜的药物。保持乐观情绪。

第四节 腹痛

一、概述

腹痛是指胃脘以下、耻骨毛际以上部位发生以疼痛为主症的病证，是临床上极为常见的一个症状。内科腹痛常见于西医学的急性胃肠炎、肠易激综合征、消化不良、胃肠痉挛、不完全性肠梗阻、腹型过敏性紫癜、急慢性胰腺炎、肠道寄生虫等，以腹痛为主要表现。

二、病因病机

腹痛的常见病因有感受外邪、饮食所伤、情志失调及素体阳虚等，均可导致气机阻滞、脉络痹阻或经脉失养而发生腹痛。其病理性质不外乎寒、热、虚、实四端，寒证是寒邪凝注或积滞于腹中脏腑经脉，气机阻滞而成；热证是由六淫入里化热，湿热交阻，使气机不和，传导失职而发；实证为邪气郁滞，不通则痛；虚证为中脏虚寒，气血不能温养而痛。四者往往相互错杂。总之，本病的基本病机为脏腑气机阻滞，气血运行不畅，经脉痹阻，“不通则痛”，或脏腑经脉失养，不荣而痛。

三、诊断

（一）诊断要点

凡是以胃脘以下，耻骨毛际以上部位的疼痛为主要表现者，即为腹痛。其疼痛性质各异，若病因外感，突然剧痛，伴发症状明显者，属于急性腹痛；病因内伤，起病缓慢，痛势缠绵者，则为慢性腹痛。临床可据此进一步辨病。

（二）鉴别诊断

痢疾之腹痛是与里急后重、下痢红白黏液同时出现；霍乱之腹痛是与上吐下泻交替发作；积聚之腹痛是与腹中包块并见；肠痈之腹痛集中于右少腹部，拒按明显，转侧不便，右足喜屈而畏伸；疝气之腹痛是少腹痛引睾丸；蛔虫之腹痛多伴嘈杂吐涎，发作有时，或鼻中痒，睡中龂齿等特征；妇科腹痛多见到胎、产、经、带的异常。

四、治疗

（一）治疗原则

治疗腹痛以“通”字立法。在辨明寒热虚实而辨证用药的基础上，辅以理气通导之品，标本兼治。

（二）辨证论治

1. 寒邪内阻证

症状：腹痛拘急，遇寒痛甚，得温痛减，口淡不渴，形寒肢冷，小便清长，大便清稀或秘结，舌质淡苔白腻，脉沉紧。

治法：散寒温里，理气止痛。

方剂：良附丸合正气天香散加减。

用药：高良姜、干姜、紫苏、乌药、香附、陈皮。

2. 湿热壅滞证

症状：腹痛拒按，烦渴引饮，大便秘结，或溏泄不爽，潮热汗出，小便短黄，舌质红，苔黄燥或黄腻，脉滑数。

治法：通腑泄热，行气导滞。

方剂：大承气汤加减。

用药：大黄、芒硝、枳实、厚朴。

3. 饮食积滞证

症状：脘腹胀满，疼痛拒按，嗳腐吞酸，厌食呕恶，痛而欲泻，泻后痛减，或大便秘结，舌苔厚腻，脉滑。

治法：消食导滞，理气止痛。

方剂：枳实导滞丸加减。

用药：大黄、枳实、神曲、黄芩、黄连、泽泻、白术、茯苓。

4. 肝郁气滞证

症状：腹痛胀闷，痛无定处，痛引少腹，或兼痛窜两胁，时作时止，得嗳气或矢气则舒，遇忧思恼怒则剧，舌质红，苔薄白，脉弦。

治法：疏肝解郁，理气止痛。

方剂：柴胡疏肝散加减。

用药：柴胡、枳壳、香附、陈皮、川芎、芍药、甘草。

5. 瘀血内停证

症状：腹痛较剧，痛如针刺，痛处固定，经久不愈，舌质紫暗，脉细涩。

治法：活血化瘀，和络止痛。

方剂：少腹逐瘀汤加减。

用药：当归、川芎、赤芍、延胡索、蒲黄、五灵脂、肉桂、干姜、小茴香、甘草。

6. 中虚脏寒证

症状：腹痛绵绵，时痛时止，喜温喜按，形寒肢冷，神疲乏力，气短懒言，胃纳不佳，面色无华，大便溏薄，舌质淡，苔薄白，脉沉细。

治法：温中补虚，缓急止痛。

方剂：小建中汤加减。

用药：桂枝、生姜、芍药、饴糖、大枣、党参、白术、甘草。

（三）中医特色疗法

1. 中成药

中成药包括气滞胃痛颗粒、枳术宽中胶囊、温胃舒胶囊、肠胃舒胶囊等。

2. 外治法

（1）针灸治疗腹痛是目前主要的外治法之一，体针可取下脘穴、内关穴等。根据证型可适当加减。

（2）穴位贴敷：将穴位贴敷贴贴于中脘穴、下脘穴、神阙穴、关元穴、阿是穴等相应穴处，可缓解腹痛。

（3）镇痛灸贴：将该贴敷贴于神阙穴、下脘穴、关元穴等相应穴处，可很快缓解各种腹痛。

五、预防调摄

（1）饮食调理　避免生冷寒凉（如冷饮、海鲜、西瓜）、肥甘厚味（如油炸食品、甜腻糕点）及辛辣刺激之物，以防损伤脾胃阳气或生湿化热。寒性腹痛者尤需注意腹部保暖，可饮生姜红糖水温中散寒。定时定量，避免过饥过饱，忌暴饮暴食，以防脾胃运化失职。

（2）情志调节　保持心情舒畅，避免焦虑、抑郁、愤怒等情绪，以防肝郁克脾。可通过听音乐、练书法、散步等方式舒缓压力。

（3）起居调护　腹部保暖至关重要，尤其冬季或夜间睡眠时，可用艾灸盒温灸神阙穴（脐），或用暖宝宝热敷中脘、天枢等穴位。夏季避免空调直吹腹部，避免久居潮湿阴冷环境。

第五节 泄泻

一、概述

泄泻是指大便粪质稀溏，排便次数增多，粪便稀薄或完谷不化，甚至泻出如水样便症者。其大便次数增多，每日三五次以至十数次以上。常兼有腹胀、腹痛、肠鸣、纳呆。起病或急或缓。暴泻者多有暴饮暴食或误食不洁之物的病史，迁延日久、时发时止者常由外邪、饮食或情志等因素诱发。与患者脾虚湿盛有关。急性泄泻，经及时治疗绝大多数在短期内可痊愈，少数患者暴泻不止，损气伤津耗液，可成痉、厥、闭、脱等危象。急性泄泻因失治、误治，可迁延日久，由实转虚，转为慢性泄泻。日久脾病及肾，脾肾亏虚，不能腐熟水谷，可成命门火衰之五更泄泻。现代医学诊断的非感染性腹泻、急性胃肠型感冒、功能性肠病出现的泄泻，如肠易激综合征及慢性溃疡性结肠炎缓解期等出现的泄泻均归属于本病的诊治范畴。

二、病因病机

中医认为泄泻因素体脾胃虚弱，寒湿困脾或饮食不节，或忧思恼怒等，可致脾胃损伤，出现寒湿内盛或湿热内生，蕴结肠腑，而致发作泄泻。其病位在脾、肾、大肠，病初多为寒湿内盛及湿热内蕴，病久及肾，则出现脾肾阳虚、寒热错杂之证。本病不只是结肠局部的病变，还常是一种全身性疾病，与脏腑功能障碍、阴阳平衡失调关系密切。

三、诊断

（一）诊断要点

泄泻是以排便次数增多，粪便清稀为特点。首先区别寒热虚实：大便清稀完谷不化多属寒；大便色黄褐而臭，泻下急迫，肛门灼热多属热；泻下腹痛，痛势急迫拒按，泻后痛减多属实；病程较长，腹痛不甚，喜温喜按，神疲肢冷属虚。

（二）鉴别诊断

泄泻与痢疾：两者均为大便次数增多，粪质稀薄的病证。泄泻以大便次数增多，粪质稀溏，甚则如水样，或完谷不化为主症，大便不带脓血，也无里急后重，或无腹痛。而痢疾以腹痛、里急后重、便下赤白脓血为特征。

四、治疗

（一）治疗原则

治疗原则为运脾化湿。急性暴泻以湿盛为主，应着重化湿，参以淡渗利湿，根据寒湿与湿热的不同，分别采用温化寒湿和清化湿热之法，结合健运脾胃。慢性久泻以脾虚为主，当以健运脾气为要，佐以化湿利湿；若夹有肝郁者，宜配合抑肝扶脾；肾阳虚衰者，宜补火暖土。

（二）辨证论治

1. 寒湿内盛证

症状：大便清稀或如水样，腹痛肠鸣，畏寒恶风，食少。舌苔白滑，脉濡缓。

治法：解表散寒，芳香化湿。

方剂：藿香正气散或胃苓汤加减。

用药：藿香、大腹皮、白芷、紫苏、茯苓、半夏曲、白术、陈皮、厚朴、桔梗、甘草。

加减：如兼恶寒身痛、发热无汗、脉浮等表证者，可合用荆防败毒散以疏表解肌；若寒邪偏盛则将桂枝改为肉桂加高良姜10g以温化寒湿。可酌加小茴香、乌药以温里止痛。

2. 肠道湿热证

症状：腹痛即泻，泻下急迫，粪色黄褐臭秽，肛门灼热，可伴有发热。舌质红，舌苔黄腻，脉濡数或滑数。

治法：清热利湿。

方剂：葛根芩连汤加味。

用药：葛根、炒黄芩、黄连、白芷、薏苡仁、茯苓、白术、芦根。

3. 食滞胃肠证

症状：大便溏稀或如蛋花样，嗳腐吞酸，恶心欲呕，腹胀肠鸣。舌苔白黄腻，脉弦滑。

治法：消食化滞。

方剂：保和丸加减。

用药：陈皮、连翘、茯苓、莱菔子、半夏曲、神曲、焦山楂、甘草。可酌加炒黄连、枳实、槟榔、佩兰。

4. 肝郁脾虚证

症状：腹痛肠鸣泄泻，每因情志不畅而发，泻后痛缓。舌质红，舌苔薄白，脉弦。

治法：抑肝扶脾。

方剂：痛泻要方合逍遥散加减。

用药：陈皮、白芷、白术、防风、炒柴胡、杭芍、当归、茯苓、粉葛根、黄连、甘草。

5. 脾胃虚弱证

症状：大便溏薄，夹有不消化食物，稍进油腻则便次增多，伴有神疲乏力。舌淡，舌苔薄白，脉细。

治法：健脾益胃。

方剂：参苓白术散加减。

用药：党参、茯苓、白术、炒薏苡仁、陈皮、砂仁、桔梗、淮山药、炒扁豆、葛根、黄连、甘草。

6. 脾肾阳虚证

症状：大便溏薄至水样甚则滑泄不止，畏寒肢冷甚则四肢厥逆。舌淡青，苔白滑，脉沉细无力。

治法：健脾益胃，温肾散寒。

方剂：选四神丸合附子理中汤加减，或合真人养脏汤加减。

用药：川附片（先煎 2 小时）、北沙参、当归、白术、五味子、肉豆蔻、杭芍、木香、甘草。

（三）中医特色疗法

1. 针灸

体针治疗多以取足阳明经穴位为主。主穴为中脘、足三里。耳针取小肠、大肠、脾、胃、肾、肝、交感等穴。

2. 穴位贴敷贴或腹泻灸贴

穴位可选神阙穴、关元穴，每日 1 次，14 日为 1 个疗程。

五、预防调摄

（1）饮食以清淡、易消化、无渣及营养丰富的流质或半流质为宜。忌食油腻、生冷、辛辣等刺激性食物。

（2）慢性泄泻者常有焦虑、恐惧心理，给予安慰，消除其疑虑，保持心情愉快。肝气郁滞者，忌恼怒，保持心情舒畅。

第六节 痢疾

一、概述

痢疾是以大便次数增多、腹痛、里急后重、痢下赤白黏冻或带脓血为主症的病证。是夏秋季常见的肠道传染病。

本篇所讨论的相当于西医学的急慢性细菌性痢疾、阿米巴痢疾。部分溃疡性结肠炎、放射性结肠炎、肠结核、克罗恩病、过敏性结肠炎、肠癌等，出现类似痢疾的临床表现者，可参考本节内容辨治。

二、病因病机

痢疾的病因有外感湿热、疫毒之邪，内伤饮食生冷或饮食不节两个方面，病机主要是湿热疫毒之邪蕴结肠腑，伤及气血，气滞血瘀，致大肠传导失司，脂络受伤而成痢疾。痢疾病位在肠，与脾胃关系密切，涉及肝，久则及肾。

痢疾初起多属实证。疫毒熏灼肠腑，耗伤气血，下痢鲜紫脓血，壮热口渴者，为疫毒痢。疫毒上冲于胃，胃失通降，则发为噤口痢。外感湿热或湿热内生，壅滞腑气，下利赤白，肛门灼热后重者，为湿热痢。寒湿内困，脾失温运，气机阻滞，下痢白多赤少，为寒湿痢。疫毒热盛伤津或湿热内郁，久则耗伤气阴，可发为阴虚痢。下痢日久，失治误治，如收涩太早，闭门留寇，可酿成正虚邪恋，而发为下痢时发时止，日久难愈之休息痢。

三、诊断

（一）诊断要点

（1）大便次数增多，腹痛，里急后重，下痢赤白黏冻或带脓血为主要症状。

（2）暴痢起病突然，病程短，可伴有恶寒发热等；久痢起病缓慢，反复发作，迁延不愈；疫毒痢病情严重而凶险，以儿童多见，起病急骤，在腹痛、腹泻尚未出现之时，即有高热，神志模糊，四肢厥冷，面色青灰，呼吸浅表，神昏惊厥，而痢下呕吐并不严重。

（3）多有饮食不洁史。起病急骤者多发生在夏秋之交，久痢则四季皆可发生。

（二）鉴别诊断

痢疾与泄泻：两者均多发于夏秋季节，病变部位在胃肠，病因也有相同之处，症状都有腹痛，大便次数增多。但痢疾大便次数虽多而量少，排赤白脓血便，腹痛伴里急后重感明显。而泄泻大便溏薄，粪便清稀，或如水，或完谷不化，而无赤白脓血便，腹痛多伴有肠鸣，少有里急后重感，正如《景岳全书》所说："泻浅而痢深，泻轻而痢重，泻由水谷不分，出于中焦，痢以脂血伤败，病在下焦。"当然，两病在一定条件下，又可相互转化，或先泻后痢，或先痢而后转泻。一般认为先泻后痢病情加重，先痢后泻病情减轻。

四、治疗

（一）治疗原则

痢之初起，实证、热证多见，治当清肠化湿解毒，调气行血导滞；初起如有夹表证者，则加解表之剂，以解表举陷。忌用收涩止泻之品，以免闭门留寇。疫毒痢则当清热解毒，开窍镇痉。噤口痢治以清热解毒，和胃降逆。久痢正虚邪恋，当调补脾胃，兼以清肠。虚实夹杂者，当标本同治，虚实兼顾。

（二）辨证论治

1. 湿热痢

症状：腹痛阵阵，痛而拒按，里急后重，痢下赤白脓血，黏稠如胶冻，腥臭，肛门灼热，小便短赤，舌苔黄腻，脉滑数。

治法：清肠化湿，调和气血。

方剂：芍药汤加减。

用药：黄芩、黄连清热解毒燥湿；白芍、当归、甘草和营行血，以治脓血；木香、槟榔、大黄行气导滞以除后重；金银花清热解毒；肉桂辛温通结。

加减：痢之初起，伴发热恶寒，头身重痛，脉浮数等表证，应用解表法，以荆防败毒散疏表举陷，此即喻嘉言所谓"逆流挽舟"之法。表邪未解，陷入于里，里邪已甚，症见大热汗出，脉象急促，则用葛根芩连汤以解表清里。如表证已解，痢尤未止，可加香连丸以调气清热。痢下赤多白少，或纯下赤冻，口渴引饮，热甚于湿，加白头翁、秦皮、黄柏清热解毒，金银花、牡丹皮、地榆、赤芍清热凉血止痢。若瘀热较重，痢下鲜血者，加生地榆、槐花、荆芥、当归凉血祛风止血。痢下白多赤少，胸脘痞闷明显，舌苔白腻，湿重于热，去当归，加苍术、厚朴、陈皮燥湿行气。若见饮食积滞，痢下不爽，腹胀拒按，嗳腐吞酸，舌苔腻，脉滑，加莱菔子、山楂、神曲消食化滞；食积化热，痢下不爽，加枳实、厚朴、槟榔行气导滞，破积泄热。

2. 疫毒痢

症状：起病急骤，大便频频，痢下鲜紫脓血，腹痛剧烈，后重感特著，或壮热口渴，头痛烦躁，恶心呕吐，甚者神昏惊厥，舌质红绛，舌苔黄燥，脉滑数或脉微欲绝。

治法：清热解毒，凉血止痢。

方剂：白头翁汤合芍药汤加减。

用药：白头翁、黄连、黄柏、秦皮清热化湿，凉血解毒；金银花、地榆、牡丹皮清热凉血；芍药、甘草养血和营，缓急止痛；木香、槟榔气行导滞。

加减：热毒秽浊壅塞肠道，腹痛拒按，大便涩滞，臭秽难闻，加大黄、枳实、芒硝通腑泄浊；热毒深入营血，神昏谵语，舌质红，苔黄燥，脉弦数，加犀角地黄汤凉营开窍；热极生风，痉挛抽搐，加羚羊角、石决明、钩藤息风止痉。暴痢脱证，症见面色苍白，汗出肢冷，舌质暗红，苔黑，脉微欲绝者，急服参附汤或独参汤，先回阳救逆，再据证治疗。

3. 寒湿痢

症状：痢下赤白黏冻，白多赤少，或为纯白黏冻，伴腹痛拘急，里急后重，口淡乏味，脘腹胀满，头身困重，小便清白，舌质或淡，舌苔白腻，脉濡缓。

治法：温运中阳，理气化湿。

方剂：不换金正气散加减。

用药：藿香芳香化湿；苍术、半夏、厚朴运脾燥湿；炮姜、桂枝温中散寒；陈皮、大枣、甘草行气散满，健脾温中；木香、枳实理气导滞。

加减：痢下白中兼赤，加当归、白芍调营和血；脾虚纳呆加白术、神曲健脾开胃；寒湿内停，腹痛，痢下不爽，加大黄、槟榔，配炮姜、肉桂温中导滞；中气不足，脉濡软，舌质胖嫩，改用补中益气、宣阳化湿之法，加太子参、白术、茯苓。暑天感寒湿而痢者，可用藿香正气散加减，祛暑散寒，化湿止痢。

4. 阴虚痢

症状：痢下赤白，日久不愈，脓血黏稠，或下鲜血，脐下灼痛，虚坐努责，食少，心烦口干，至夜转剧，舌红绛少苔或光红乏津，苔腻或花剥，脉细数。

治法：养阴和营，清肠止痢。

方剂：黄连阿胶汤合驻车丸加减。

用药：黄连、黄芩、阿胶清热坚阴止痢；白芍、甘草、当归养血和营，缓急止痛；少佐干姜以制黄芩、黄连苦寒太过；生地榆凉血而除痢。

加减：虚热灼津而见口渴，尿少，舌干，加沙参、石斛以养阴生津；痢下血多，加牡丹皮、墨旱莲凉血止血；湿热未清，口苦，肛门灼热，加白头翁、秦皮清热解毒。

5. 虚寒痢

症状：腹部隐痛，缠绵不已，喜按喜温，痢下赤白清稀，无腥臭，或为白冻，甚则滑脱不禁，肛门坠胀，便后更甚，形寒畏冷，四肢不温，食少神疲，腰膝酸软，舌淡苔薄白，脉沉细而弱。

治法：温补脾肾，收涩固脱。

方剂：真人养脏汤合桃花汤加减。

用药：人参、白术、干姜、肉桂温肾暖脾；粳米、甘草温中补脾；诃子、罂粟壳、肉豆蔻、赤石脂收涩固脱；当归、白芍养血行血；木香行气止痛。

加减：若积滞未尽，应少佐导滞之品，如枳壳、山楂、神曲；久痢脾虚气陷，加升麻、柴胡、党参、黄芪补中益气，升阳举陷。

6. 休息痢

症状：下痢时发时止，迁延不愈，常因饮食不当、受凉、劳累而发，发时大便次数增多，夹有赤白黏冻，腹胀食少，倦怠嗜卧，舌质淡，苔腻，根厚，脉濡软或虚数，按之濡滑或带弦数。

治法：温中清肠，调气化滞。

方剂：连理汤加减。

用药：人参、白术、茯苓、干姜、甘草温中健脾；黄连清除肠中湿热余邪；枳实、槟榔、木香行气导滞。

加减：脾阳虚极，肠中寒湿不化，遇寒即发，用温脾汤加减；久痢兼见肾阳虚衰，关门不固，加肉桂、熟附子、吴茱萸、五味子、肉豆蔻温肾暖脾，固肠止痢。

7. 噤口痢

症状：下痢脓血，胸闷呃逆，口臭纳呆，或噤口不食，或入口即吐，舌红苔黄腻，脉滑数；或下痢频频，恶呕不食，口淡不渴，舌淡，脉弱。

治法：泄热和胃，辛苦通降。

方剂：开噤散加减。

用药：黄连清胃肠湿热而降逆；陈皮、砂仁理气和胃；茯苓渗湿健脾；石菖蒲化浊醒脾；荷叶蒂、葛根、升麻升举脾之清阳；陈仓米、石莲子降气和胃；炒谷、麦芽健胃消食；人参、党参、太子参扶正健脾，益气生津。

加减：湿热壅盛加白头翁、秦皮、败酱草清热解毒；痢下鲜血加生地榆、赤芍、当归、荆芥凉血祛风止痢；胸脘痞闷，苔腻白厚，加苍术、厚朴、半夏除湿理气。

（三）中医特色疗法

1. 单方验方

（1）白蔹散：白蔹地下块根，晒干后研末，装胶囊，每粒装 0.3g，每次服 5 粒，每日 2 次。治疗湿热痢。

（2）马齿苋 30g，洗净切段，粳米 60g 淘净煮粥，入马齿苋段。治疗湿热痢。

（3）石榴皮茶：取石榴皮 15g，洗净切片，加水煎服，每日代茶频饮，可用于治疗休息痢。

2. 中成药

（1）香连丸：清湿热，化滞，止痢。用于湿热内滞大肠引起的下痢赤白脓血相杂、腹痛、里急后重。每次 3 ～ 6g，每日 1 ～ 2 次。

（2）固本益肠片：健脾温肾，涩肠止泻。治疗脾虚或脾肾阳虚所致的久泻久痢、急慢性腹泻、慢性结肠炎。每次 8 片，每日 3 次。服药期间忌食生冷、辛辣、油腻食品。湿热痢非本药所宜。

3. 灌肠法

白头翁、苦参、金银花、黄柏、滑石各 60g。上药加清水，浓煎成 200mL，先作清洁灌肠后，再以药液灌肠，每日 1 次，连续 3 天。主治湿热痢、疫毒痢。

（四）名医经验

1. 治痢以祛邪为要

痢之为病，外邪内犯，湿热内蕴，血败肉腐，病位在肠，应以通之之法，导滞通腑，行气和血，所谓“痢无止法”“无积不成痢，痢先当头下”。如兼夹有表证者，宜宣散表邪，鼓邪外出，即喻嘉言“逆流挽舟”之意也。而痢之不论寒证、热证，具当以清肠化湿贯穿始终。热证宜少佐运脾升清之品，如苍术、藿香、葛根、升麻、桔梗、柴胡等；寒证当配以温阳暖脾，理气行血之药，如白术、干姜、肉桂、当归、陈皮、草豆蔻等。

2. 清热当防苦寒，时时顾护胃气

肠中热毒壅滞，常用黄连、黄芩、生地榆、白头翁、秦皮等苦寒之品，但要中病即止，防苦寒败胃。久病不愈者，正气耗损，邪气留恋，则当扶正以祛邪，扶正重在健运脾胃，同时应注意补肺升清、抑肝扶脾、温肾暖脾等调和诸脏，以整体调治。

3. 调气和血贯始终

痢疾为肠腑气血同病，患者临床常见腹痛腹胀，即使病之后期也难缓解，多因气滞血瘀所致，故当行气导滞，凉血活血。行气常用陈皮、木香、枳壳、香附、佛手等平和之品，以防损伤正气；和血多以槐花、地榆、三七、郁金、当归、赤芍等凉血止血、活血祛瘀。

4. 收涩需慎重

久泻不愈，伤津耗气，正虚无邪之滑脱，可予固涩止泻，但用之宜慎，不可过剂。若湿邪未尽，或夹寒、热、痰、瘀、郁、食等病变，则不可以久泻必虚，或急于求成，忙于补涩，以防闭门留寇，导致病情迁延，所谓“炉烟虽息，灰中有火也”。

五、预防调摄

对于具有传染性的细菌性痢疾及阿米巴痢疾，应采取积极有效的防治措施，以控制疾病的流行，搞好水、粪的管理，消灭苍蝇等“四害”。在痢疾流行的季节，可适当食用生蒜瓣，也可食用马齿苋，对疾病的防治有一定的作用。

痢疾患者必须禁食，待病情稳定后，仍以清淡饮食为宜，忌食油腻、荤腥食物。

第七节 便秘

一、概述

便秘是指大便排出困难，粪质干燥坚硬，秘结不通，艰涩不畅，排便次数减少或排便间隔时间延长，或虽有便意而排便无力、粪便不干亦难排出的病证。

二、病因病机

便秘的发病，多因饮食不节、情志失调、外邪入里、劳倦久病、年老体弱等，导致脏腑功能失调，气血津液紊乱，大肠传导功能失常。

病理性质可概括为寒、热、虚、实四个方面。燥热内结于肠胃者，属热秘；气机郁滞者，属实秘；气血阴阳亏虚者，为虚秘；阴寒积滞者，为冷秘或寒秘。四者之中，以虚实为纲，热秘、气秘、冷秘属实，阴阳气血不足的便秘属虚。寒、热、虚、实之间，常有相互兼夹或相互转化。如热秘久延不愈，津液渐耗，可致阴津亏虚，肠失濡润，病情由实转虚；气机郁滞，久而化火，则气滞与热结并存；气血不足者，如受饮食所伤或情志刺激，则虚实相兼；阳气虚衰与阴寒凝结可以互为因果，见阴阳俱虚之证。

三、诊断

（一）诊断要点

（1）排便间隔时间超过自己的习惯 1 天，或两次排便时间间隔 3 天以上，或 1 周排便次数少于 3 次。

（2）大便粪质干结，排出困难，或有排便不尽感，或有肛门直肠梗阻和肛门阻塞感。

（3）常伴腹胀、腹痛、口臭、纳差及神疲乏力、头眩心悸等症。

（4）常有饮食不节、情志内伤、劳倦过度等病史。

（二）鉴别诊断

便秘与肠结：肠结多为急症，因大肠通降受阻所致，表现为腹部疼痛拒按，大便完全不通，且无矢气和肠鸣音，严重者可吐出粪便。便秘多为慢性久病，因大肠传导失常所致，表现为腹部胀满，大便干结艰行，可有矢气和肠鸣音，或有恶心欲吐，食纳减少。

四、治疗

（一）治疗原则

便秘的治疗应以通下为主，但绝不可单纯用泻下药，应针对不同的病因采取相应的治法。实秘为邪滞肠胃，壅塞不通所致，故以祛邪为主，给予泄热、温散、通导之法，使邪去便通；虚秘为肠失润养，推动无力而致，故以扶正为先，给予益气温阳、滋阴养血之法，使正盛便通。

（二）辨证论治

1. 实秘

（1）热秘

症状：大便干结，腹胀腹痛，口干口臭，面红心烦，或有身热，小便短赤，舌红，苔黄燥，脉滑数。

治法：泄热导滞，润肠通便。

方剂：麻子仁丸加减。

用药：大黄、枳实、厚朴通腑泄热；火麻仁、杏仁、白蜜润肠通便；芍药养阴和营。

加减：津液已伤，加生地黄、玄参、麦冬滋阴生津；肺热气逆，咳喘便秘，加瓜蒌子、紫苏子、黄芩清肺降气以通便；兼郁怒伤肝，易怒目赤，加服更衣丸以清肝通便；燥热不甚，或药后大便不爽者，可用青麟丸以通腑缓下，以免再便秘；若兼痔疮、便血，可加槐花、地榆清肠止血；热势较盛，痞满燥实坚，可用大承气汤急下存阴。

（2）气秘

症状：大便干结，或不甚干结，欲便不得出，或便而不爽，肠鸣矢气，腹中胀痛，嗳气频作，纳食减少，胸胁痞满，舌苔薄腻，脉弦。

治法：顺气润肠，导滞通下。

方剂：六磨汤加减。

用药：木香调气；乌药顺气；沉香降气；大黄、槟榔、枳实破气行滞。

加减：腹部胀痛加厚朴、大腹皮、莱菔子以助理气；便秘腹痛，舌红苔黄，气郁化火，加黄芩、栀子、龙胆清肝泻火；气逆呕吐加旋覆花、赭石、郁金、枇杷叶；若七情郁结，忧郁寡言者，加白芍、柴胡、合欢皮疏肝解郁；若跌仆损伤，腹部术后，便秘不通，属气滞血瘀者，可加红花、赤芍、桃仁活血化瘀。

（3）冷秘

症状：大便艰涩，腹痛拘急，腹满拒按，胁下偏痛，手足不温，呃逆呕吐，舌苔白腻，脉沉迟。

治法：温里散寒，通便止痛。

方剂：温脾汤合半硫丸加减。前方温中散寒，导滞通便，用于冷积便秘，腹痛喜温喜按者；后方温肾祛寒散结，适用于老年虚冷便秘，怯寒，四肢不温者。

用药：附子温里散寒；大黄荡涤积滞；党参、干姜、甘草温中益气；当归、肉苁蓉养精血，润肠燥；乌药理气。

加减：便秘腹痛加枳实、厚朴、木香助泻下之力；腹部冷痛，手足不温，加高良姜、小茴香增散寒之功。

2. 虚秘

（1）气虚秘

症状：大便并不干硬，虽有便意，但排便困难，用力努挣则汗出短气，便后乏力，面白神疲，肢倦懒言，舌淡苔白，脉弱。

治法：益气健脾，润肠通便。

方剂：黄芪汤加减。

用药：黄芪补脾肺之气；火麻仁、白蜜润肠通便；陈皮理气。

加减：乏力汗出加白术、党参补中益气；排便困难，腹部坠胀，可合用补中益气汤升提阳气；气息低微，懒言少动，加用生脉散补肺益气；肢倦腰酸，可用大补元煎滋补肾气；脘腹痞满，舌苔白腻，加白扁豆、生薏苡仁健脾祛湿；脘胀纳少加炒麦芽、砂仁和胃导滞。

（2）血虚秘

症状：大便干结，面色无华，头晕目眩，心悸短气，健忘，口唇色淡，舌淡苔白，脉细。

治法：养血润燥。

方剂：润肠丸加减。

用药：当归、生地黄滋阴养血；火麻仁、桃仁润肠通便；枳壳引气下行。

加减：面白、眩晕甚，加玄参、何首乌、枸杞子养血润肠；手足心热，午后潮热，加知母、胡黄连清虚热；阴血已复，便仍干燥，可用五仁丸润滑肠道。

（3）阴虚秘

症状：大便干结，如羊屎状，形体消瘦，头晕耳鸣，两颧红赤，心烦少眠，潮热盗汗，腰膝酸软，舌红少苔，脉细数。

治法：滋阴通便。

方剂：增液汤加减。

用药：玄参、麦冬、生地黄滋阴生津；当归、石斛、沙参滋阴养血，润肠通便。

加减：口干面红，心烦盗汗，加白芍、玉竹助养阴之力；便秘干结如羊屎状，加火麻仁、柏子仁、瓜蒌子增润肠之效；胃阴不足，口干口渴，可用益胃汤；若肾阴不足，腰膝酸软，可用六味地黄丸；阴亏燥结，热盛伤津，可用增液承气汤增水行舟。

（4）阳虚秘

症状：大便干或不干，排出困难，小便清长，面色白，四肢不温，腹中冷痛，或腰膝酸冷，舌淡苔白，脉沉迟。

治法：温阳通便。

方剂：济川煎加减。

用药：肉苁蓉、牛膝温补肾阳；附子、火麻仁润肠通便，温补脾阳；当归养血润肠；升麻、泽泻升清降浊；枳壳宽肠下气。

加减：寒凝气滞，腹胀较甚，加肉桂、木香温中行气止痛；胃气不和，恶心呕吐，加半夏、砂仁和胃降逆。

（三）中医特色疗法

1. 单方验方

（1）蔓荆子 60g，水煎服，每日 3 次。用于习惯性便秘。

（2）白术 30g，枳实 15g，水煎服，每日 3 次。用于习惯性便秘。

2. 中成药

（1）麻仁润肠丸：润肠泄热，行气通便。适用于肠胃积热，胸腹胀满，大便秘结。每次 1 ～ 2 丸，每日 2 次。

（2）六味安消胶囊：和胃健脾，消积导滞，行血止痛。适用于胃脘胀满，消化不良，热结便秘。每次 1.5 ～ 3g，每日 2 ～ 3 次。

（3）枳术丸：健脾行气。适用于便秘脾虚气滞证。每次 1 袋，每日 2 次。

（4）苁蓉通便口服液：滋阴补肾，润肠通便。适用于中老年人、病后产后等虚性便秘。每次 10 ～ 20mL，每日 1 次。

（四）名医经验

1. 以补为通

便秘多为本虚标实，虚实夹杂，故治疗当“以补为通”，使补虚而不壅滞，通腑而不伤正，虚实兼顾。临证每多选用白术等健脾补气之品。白术微辛，苦而不烈，其力多于散，有较好的健脾和胃之功，脾健胃和，脾升胃降则运化功能正常。白术小剂量以健脾为主，而通导则需大剂量。故以白术治疗便秘，每剂轻则 30g，重者可用至 120g，方能见效，乃取其“补药之体作泻剂，若非重用不为功”之义。

2. 勿忘理肺

肺为脏腑的华盖，水之上源，主气而布散津液，倘若肺气宣降失常，津液失于敷布，肠腑乏于濡润，即便燥成秘。治疗时遵“上窍开则下窍自通”，启上开下，提壶揭盖，可治便秘，常用紫菀、桔梗、苦杏仁等，此为宣肺通腑法。

3. 调畅气机

《灵枢·口问》云：“中气不足，溲便为之变。”泄泻乃脾升不足为主，便秘属胃降不足为甚。清气不升，浊气不降，均系升降失调，枢机不利所致。临床常用升麻、枳实、川厚朴、香附等调理胃肠气机，与紫菀、杏仁等药配合以开肺气通肠腑，使升降有序，出入有道，则糟粕自除。

4. 祛瘀通导

叶天士倡立“初病治气，久病治血”之说，某些患者便秘症状时间少则数月，多则数十年之久，多属久病入血，久病必瘀。临证酌情加用化瘀之品，如桃仁、莪术、生地黄、当归、酒大黄等，以活血行气，且有“瘀血去，新血生”之意，尤适于气血亏虚，瘀血内结之便秘。

五、预防调摄

注意合理膳食，以清淡为主，多吃富含粗纤维的食物及香蕉、西瓜等水果。按时如厕，养成定时排便的习惯。保持心情舒畅，加强身体锻炼，有利于胃肠功能的改善。

可采用食疗法，如黑芝麻、胡桃肉、松子仁等份，研细，稍加白蜜冲服，对阴血不足之便秘，颇有功效。外治可采用灌肠法，如中药保留灌肠或清洁灌肠等。

第八节 噎膈

一、概述

噎即噎塞，指吞咽时哽噎不顺；膈为格拒，指饮食不下，或食入即吐。噎可单独出现，而又为膈的前驱，故往往以噎膈并称。

二、病因病机

噎膈的发生常因于情志变化，忧思伤脾。脾伤则津液不得输布，遂聚而为痰，肝郁气滞，气结生痰，气滞痰凝而成瘀血，以致痰、气、瘀互结食管。还有脾虚造成津液失充，而阴虚，气郁化火，痰阻郁热，阴虚火旺则内热日盛，津液日耗。食管无津液上乘濡养，此为膈证之内因。《黄帝内经》所说的“三阳结，谓之膈”即是此意。过食辛辣热饮或饮酒过度，痰热内生，损伤食管，壅塞气机。最终痰、气、瘀内阻积而成瘤。阻塞食管而成噎膈。

三、诊断

（一）诊断要点

（1）初起咽部或食管内有异物感，进食时有停滞感，继则咽下哽噎，甚至食不得入或食入即吐。

（2）常伴有胃脘不适，胸膈疼痛，甚则形体消瘦、肌肤甲错、精神疲惫等。

（3）起病缓慢，常表现为由噎至膈的病变过程，常由饮食、情志等因素诱发，多发于中老年男性，特别是在高发地区。

（二）鉴别诊断

（1）反胃　食入正常，但停留胃中不化，朝食暮吐，暮食朝吐。

（2）梅核气　唯自觉咽中如物梗塞不适，与进食并无妨碍。

四、治疗

（一）治疗原则

（1）治当急则治标，缓则治本。

（2）初起以标实为主，重在治标，以理气、化痰、消瘀为法，并可少佐滋阴养血润燥之品。

（3）后期以正虚为主，重在扶正，以滋阴养血、益气温阳为法，也可少佐理气、化痰、消瘀之药。

（二）辨证论治

1. 痰气互阻

症状：时感咽部不适，嗳气不舒，食入不畅，吞咽不顺，胸胁苦闷，两胁窜痛，或胸骨后郁闷疼痛，头晕目眩。舌质淡红，苔薄白，脉弦细。

治法：开郁降气，化痰散结。

方剂：启膈散合旋覆代赭汤加减。

用药：沙参30g，茯苓15g，赭石30～60g，浙贝母10～15g，法半夏10g，青皮、陈皮各6g，郁金10g，荷叶蒂6g，全瓜蒌30～50g，杵头糠30g，砂仁6g。

2. 痰瘀互结

症状：吞咽困难，水饮难下，食入易吐，黏涎甚多，胸背疼痛固定，或如锥刺感，可有吐下如赤豆汁。舌有瘀点瘀斑，舌苔厚腻或中黄，脉多滑数或细涩。

治法：化痰软坚，活血散瘀。

方剂：血府逐瘀汤加减。

用药：炒柴胡6g，桃仁10g，红花10g，当归尾10g，川芎10g，赤芍10g，枳壳10g，乳香、没药各10g，蜣螂虫30g，枳实10g，陈胆星10g，法半夏10g，海浮石15g，桔梗10g。

3. 热毒伤阴，久则成瘀

症状：口干唇燥，咽痛烦躁，梗阻较甚，胸背灼痛，午后低热或有盗汗，大便干结，或发音嘶哑。舌苔黄，质红少津，脉细弦数。

治法：滋阴解毒，涤痰化瘀。

方剂：麦味地黄汤合血府逐瘀汤加减。

用药：生地黄 30g，麦冬 15g，天花粉 15g，知母 15g，玄参 20g，炒柴胡 6g，桃仁 10g，红花 10g，当归尾 10g，川芎 10g，赤芍 10g，枳壳 10g，乳香 10g，没药 10g，蜣螂虫 30g，桔梗 10g，陈胆星 10g，浮石 15g。

4. 气血两亏

症状：噎膈日重，食水难下，面色萎黄无华，消瘦无力，大骨枯槁，形寒肢冷，面浮足肿。舌质淡，苔薄，脉弦细或沉细。

治法：益气养血，佐以祛邪。

方剂：生脉饮加参苓白术散。

用药：人参 5g，麦冬 15g，五味子 10g，生黄芪 30g，白术 10g，茯苓 10g，山药 15g，扁豆 10g，砂仁 3g，石斛 15g，天花粉 30g，陈皮 10g，鸡内金 10g。

五、预防调摄

重视饮食调护，治疗期间应给予清淡、营养丰富、易于消化的食物，并应注重食物的色、香、味、形，以增进食欲，保证营养；治疗间歇阶段则宜多给具有补血、养血、补气作用的食品，以提高机体的抗病能力。

注意饮食卫生，避免食用刺激性食物及调料，食物不宜过热、过硬等。少量多餐。

第七章 肝胆系病证

第一节 胁痛

一、概述

胁痛是以一侧或两侧胁肋部疼痛为主要表现的病证，也是临床较多见的一种自觉症状。

西医学中急性肝炎、慢性肝炎、肝硬化、肝寄生虫病、肝癌、急性胆囊炎、慢性胆囊炎、胆石症、胆管蛔虫以及肋间神经痛等，以上疾病以胁痛为主要症状时均可以参考本节辨证论治。

二、病因病机

胁痛之证，病位主要在肝、胆。肝气郁结，瘀血停滞；肝胆湿热，肝阴不足，均可导致胁痛。胁痛的病变主要在肝、胆，其病因病机除气滞血瘀、直伤肝胆外，同时和脾、胃、肾有关。在病证方面，有虚有实，以实证为多见，实证以气滞、血瘀、湿热为主，三者又以气滞为先；虚者多属阴血亏损、肝失所养。此外，实证日久化热伤阴，肝肾阴虚亦可出现虚实并见。

三、诊断

（一）诊断要点

以一侧或两侧胁肋部疼痛为主要表现者，可以诊断为胁痛。胁痛的性质可以表现为刺痛、胀痛、着痛、隐痛、钝痛等不同特点。部分患者可伴见胸闷、腹胀、嗳气、呃逆、急躁易怒、口苦、纳呆、厌食恶心等症。常有饮食不节、情志内伤、感受外湿、跌仆闪挫或劳欲久病等病史。

（二）鉴别诊断

胁痛应与悬饮相鉴别：悬饮亦可见胁肋疼痛，但其表现为饮留胁下，胸胁胀满，持续不已，伴见咳嗽、咳痰，咳嗽、呼吸时，疼痛加重，且常喜向病侧睡卧，患侧肋间饱满，叩诊呈浊音，或兼见发热，一般不难鉴别。

四、治疗

（一）治疗原则

胁痛的治疗以“疏肝和络止痛”为基本原则，结合“通则不痛”与“荣则不痛”理论，根据病因病机辨证施治，兼顾肝胆生理特性，灵活调整治疗方案。

（二）辨证论治

1. 肝郁气滞

症状：胁肋胀痛，走窜不定，甚则痛引胸背肩臂，疼痛因情志变化而增减，胸闷腹胀，嗳气频作，得嗳气而胀痛稍舒，纳少口苦，舌苔薄白，脉弦。

治法：疏肝解郁，理气止痛。

方剂：柴胡疏肝散（《景岳全书》）。

用药：柴胡、枳壳、香附、川楝子疏肝理气，解郁止痛；白芍、甘草养阴柔肝，缓急止痛；川芎活血行气通络。

加减：若胁痛甚，可加青皮、延胡索以增强理气止痛之力；若气郁化火，症见胁肋掣痛，口干口苦，烦躁易怒，溲黄便秘，舌红苔黄者，可去方中辛温之川芎，加栀子、牡丹皮、黄芩、夏枯草；若肝气横逆犯脾，证见肠鸣，腹泻，腹胀者，可酌加茯苓、白术；若肝郁化火，耗伤阴津，致精血亏耗，肝络失养，症见胁肋隐痛不休，眩晕少寐，舌红少津，脉细者，可去方中川芎，酌配枸杞子、菊花、何首乌、牡丹皮、栀子；若兼见胃失和降，恶心呕吐者，可加半夏、陈皮、生姜、旋覆花等；若气滞兼见血瘀者，可酌加牡丹皮、赤芍、当归尾、川楝子、延胡索、郁金等。

2. 肝胆湿热

症状：胁肋胀痛或灼热疼痛，口苦口黏，胸闷不适，纳呆食少，恶心呕吐，小便黄赤，大便质黏不爽，或兼有发热恶寒，身目发黄，舌红苔黄腻，脉弦滑数。

治法：清热利湿。

方剂：龙胆泻肝汤（《兰室秘藏》）。

用药：龙胆清泻肝胆湿热；栀子、黄芩清泻肝火；川楝子、枳壳、延胡索疏肝理气止痛；泽泻、车前子清热渗湿。

加减：若兼见发热，黄疸者，加茵陈、黄柏以清热利湿退黄；若肠胃积热，便秘，腹胀腹满者，可加大黄、芒硝；若湿热煎熬，结成砂石，阻滞胆管，症见胁肋剧痛连及肩背者，可加金钱草、海金沙、川楝子，或酌情配以硝石矾石散；呕吐蛔虫者，先以乌梅丸安蛔，再予驱蛔。

3. 瘀血阻络

症状：胁肋刺痛，痛有定处，痛处拒按，入夜尤甚，胁肋下或见有癥块，舌质紫暗，脉象沉涩。

治法：祛瘀通络。

方剂：血府逐瘀汤（《医林改错》）或复元活血汤（《医学发明》）。

用药：当归、川芎、桃仁、红花，活血化瘀，消肿止痛；柴胡、枳壳疏肝调气，散瘀止痛；制香附、川楝子、广郁金，善行血中之气，行气活血，使气行血畅；五灵脂、延胡索散瘀活血止痛；三七粉活血散瘀、止痛通络。

加减：若因跌打损伤而致胁痛，局部积瘀肿痛者，可酌加酒大黄（酒军）、瓜蒌根破瘀散结，通络止痛。

4. 肝络失养

症状：胁肋隐隐作痛，悠悠不休，遇劳加重，口干咽燥，心中烦躁不安，头晕目眩，舌红或绛，少苔，脉细弦而数。

治法：养阴柔肝。

方剂：一贯煎（《柳州医话》）。

用药：生地黄、枸杞子、黄精、沙参、麦冬可滋补肝肾，养阴柔肝；当归、白芍、炙甘草，滋阴养血，柔肝缓急；川楝子、延胡索疏肝理气止痛。

加减：若阴亏过甚，舌红而干，可酌加石斛、玄参、天冬；若心神不宁，而见烦躁不寐者，可酌配酸枣仁、炒栀子、合欢皮；若肝肾阴虚，头目失养，而见头晕目眩者，可加菊花、女贞子、熟地黄等；若阴虚火旺，可酌配黄柏、知母、地骨皮等。

（三）中医特色疗法

1. 单方验方

（1）柴胡 6 ～ 10g，黄芩 15g，蒲公英 30g，炒枳壳 10 ～ 12g，甘草 3g。水煎服，每日 1 剂，适用于胁痛走窜不定、情志抑郁者。

（2）香附、郁金、柴胡各 6g。水煎服，或等份研细末，每次服 3g，每日 2 次，适用于气滞胁痛。

（3）瓜蒌 12g，红花、甘草各 3g。水煎服，用于血瘀胁痛。

（4）糯稻根须 50g，鸡骨草 25g，白糖适量。前两味水煎，加白糖调服，每日 1 剂，分 2 次服，适用于肝炎胁痛、发热。

2. 中成药

（1）逍遥丸：适用于肝郁脾虚所致的胁肋胀痛、乳房胀痛，疏肝健脾，养血调经。

（2）柴胡舒肝丸：用于肝气不舒导致的胁肋疼痛，疏肝理气，消胀止痛。

（3）舒肝片：适用于肝郁气滞所致的胸胁胀满、嗳气、脘腹胀满，疏肝解郁，理气止痛。

3. 针灸疗法

基本处方：期门、支沟、阳陵泉、足三里。

（1）肝气郁结证：加太冲以疏肝理气。诸穴针用泻法。

（2）湿热蕴结证：加中脘、阴陵泉、三阴交以清热利湿。诸穴针用平补平泻法。

（3）瘀血阻络证：加合谷、膈俞、血海、三阴交、阿是穴以化瘀止痛。诸穴针用泻法。

（4）肝阴不足证：加肝俞、肾俞、太溪、太冲以滋肾养肝。诸穴针用平补平泻法。

五、预防调摄

（1）调畅情志　保持情绪稳定，避免过怒、过悲或过度紧张。长期焦虑、抑郁、愤怒易导致肝气郁结，引发胁痛。

（2）合理饮食　饮食清淡：避免辛辣、油腻、刺激性食物（如辣椒、油炸食品、生冷不洁之物），忌过度饮酒或嗜食肥甘，以防湿热内生、脾失健运，影响肝胆疏泄功能。

（3）适度运动　选择散步、打太极拳、练瑜伽等低强度运动，促进气血运行，增强体质，提高免疫力。避免剧烈运动或重体力劳动，以免加重胁痛或引发外伤。

（4）规律作息　保证充足睡眠，避免熬夜。肝脏在夜间需进行自我修复和排毒，建议晚上 11 点前入睡，以养护肝脏。

（5）避免外伤　注意保护胁肋部位，防止撞击、挤压等外伤。在进行剧烈运动或从事危险工作时，做好防护措施。

第二节 黄疸

一、概述

黄疸是感受湿热疫毒，肝胆气机受阻，疏泄失常，胆汁外溢所致，以目黄、身黄、尿黄为主要表现的常见肝胆病证。

本病包括阳黄、阴黄与急黄，黄疸常并见于其他病证，如胁痛、胆胀、臌胀、肝癌等。

本病与西医所述黄疸意义相同，相当于西医学中肝细胞性黄疸、梗阻性黄疸、溶血性黄疸、病毒性肝炎、肝硬化、胆石症、胆囊炎以及出现黄疸的败血症等，均可参照本节辨证论治。

二、病因病机

本病病因为感受外邪、饮食而伤、脾胃虚寒、积聚日久不消，瘀血阻滞胆道；病机的关键是湿，湿阻中焦，脾胃升降失常，影响肝胆之疏泄，致胆液不循常道，渗入血液，溢于肌肤发生黄疸。阳黄多因湿热蕴蒸，胆汁外溢肌肤而发黄，急黄多因湿热之毒炽盛，迫使胆汁外溢肌肤而迅速发黄；阴黄多因寒湿阻遏，脾阳不振，胆汁外溢所致。黄疸的发生主要是湿邪为患，从脏腑来看，由脾胃涉及肝胆，脾主运化而恶湿，如饮食不节、嗜酒肥甘，或外感湿热之邪，均可导致脾胃功能受损。脾失健运，湿邪壅阻中焦，则脾胃升降失常，脾气不升，胃气不降，则肝气郁结不能疏泄，胆汁的输送排泄失常，湿邪郁遏，导致胆汁浸入血液，溢于肌肤，因而发黄，形成黄疸。

三、诊断

（一）诊断要点

以目黄、身黄、小便黄为特征，其中目黄为确诊本病的主要依据。患病初期，一般是黄疸还未出现，常以畏寒、发热，食欲缺乏、疲乏等类似感冒症状为先驱，3～5天后才出现黄疸，故应注意早期诊断。

（二）鉴别诊断

1. 辨阳黄与阴黄

阳黄由湿热所致，起病急，病程短，黄色鲜明如橘色，口干发热，小便短赤，大便秘结，舌苔黄腻，脉弦数，一般预后良好；阴黄由寒湿所致，起病缓，病程长，黄色晦暗如烟熏，脘闷腹胀，畏寒神疲，口淡不渴，舌淡白，苔白腻，脉濡缓或沉迟，一般病情缠绵，不易速愈。

2. 阳黄宜辨湿热轻重

热重于湿者，身目俱黄，黄色鲜明，发热口渴，恶心呕吐，小便短少黄赤，便秘，舌苔黄腻，脉弦数；而湿重于热者，身目俱黄，其色不如热重者鲜明，头重身困，胸脘痞满，恶心呕吐，便溏，舌苔厚腻微黄，脉弦滑。

四、治疗

（一）治疗原则

黄疸的基本治疗原则为化湿邪、利小便。中医认为，黄疸的主要病机为湿浊阻滞，胆液不循常道，外溢肌肤而发黄。因此，治疗黄疸的首要任务是化解体内的湿邪，并通过利小便的方法促进胆液的排泄，从而达到退黄的目的。

（二）辨证论治

1. 阳黄

（1）热重于湿

症状：身热，口干苦而渴，欲饮水，目黄、身黄，黄色鲜明如橘子色。心中懊恼，食欲缺乏，脘腹不适，时有恶心，胸肋胀闷。小便黄赤，大便干或秘结。舌质红、舌苔黄，舌面少津；脉弦而数，或弦滑而数。

治法：清热化湿，佐以泻下。

方剂：茵陈蒿汤加减。

用药：绵茵陈30g，栀子12g，大黄10g，鸡骨草30g，车前草20g，茯苓15g，甘草6g。水煎服。

加减：腹胀满明显者可加枳实、厚朴、川楝子等；呕吐者可加竹茹、法半夏、陈皮等；若因砂石阻滞胆管者，可加柴胡、枳实、郁金各12g，金钱草30g。

（2）湿重于热

症状：目黄、身黄，色黄而不晶亮，身热不振。头痛头重，如蒙如裹，困倦乏力，胸腹痞满，食少纳呆，厌食油腻，口虽渴而不欲多饮。大便不实，或溏而不爽，小便黄。舌尖赤，苔厚腻，或微黄；脉弦滑濡数。

治法：利湿化浊，佐以清热。

方剂：茵陈五苓散加减。

用药：绵茵陈30g，茯苓、猪苓各15g，白术、泽泻、藿香各12g，薏苡仁20g，布渣叶15g，厚朴10g，甘草6g。水煎服。

加减：可酌加藿香、佩兰、豆蔻；阳黄湿热并重者，宜改用甘露消毒丹利湿化浊，清热解毒；黄疸初起兼表证者，宜先用麻黄连翘赤小豆汤以解表清热利湿。

（3）急黄

症状：发病急骤，黄色迅速加深，其色如金，高热烦渴，胁痛腹满，神昏谵语，或见衄血、便血，或肌肤出现瘀斑。舌质红绛，苔黄燥，脉滑数。

治法：清热解毒，凉营开窍。

方剂：清瘟败毒饮加减。

用药：水牛角30g，黄连、栀子、黄芩各15g，生地黄20g，玄参18g，石膏30g，牡丹皮、知母、赤芍各12g，大黄15g，金银花20g，人工牛黄3g（冲），甘草6g。水煎服。

2. 阴黄

（1）寒湿阻遏

症状：目身皆黄，黄色晦滞，脘腹胀满，遇寒则甚，食少纳呆，神疲乏力，肢冷畏寒，大便溏薄。舌淡胖嫩，舌苔白腻，脉沉细而迟。

治法：温中健脾化湿。

方剂：茵陈术附汤。

用药：茵陈、白术、附子、干姜、肉桂、炙甘草。

加减：可酌加苍术、厚朴、秦艽等。

（2）脾虚血亏

症状：面目及肌肤发黄，黄色不著，精神萎靡，全身或肢体水肿，倦怠乏力，时时头晕，心悸气短，食少便溏。舌质淡白、边有齿痕，舌苔薄白；脉濡而细，或细弱无力。

治法：健脾温中，补养气血。

方剂：黄芪建中汤。

用药：黄芪、桂枝、白芍、炙甘草、大枣、饴糖。

加减：酌加党参、白术、当归、熟地黄等。

（3）瘀血停积

症状：身目发黄而晦暗，面色青紫暗滞，胁下有包块而疼痛不舒，皮肤可见蛛纹丝缕，大便黑，舌质青紫或有瘀斑，脉弦涩或细涩。

治法：活血化瘀退黄。

方剂：膈下逐瘀汤。

用药：桃仁、红花、赤芍、牡丹皮、五灵脂、当归、川芎、延胡索、乌药、香附、枳壳、甘草。

加减：酌加茵陈等退黄药，也可合鳖甲煎丸。

（三）中医特色疗法

（1）虎茵汤　虎杖、茵陈、红枣各30g，煎成100mL，加糖适量，分两次服，连服至黄疸消退，适用于阳黄。

（2）青叶胆30g，煎服，每日3次，用于阳黄。

（3）金钱草30～60g，煎服，适用于胆囊炎、胆石症引起的黄疸。

（4）青黛1.5g，明矾3g，共研细末，装入胶囊，做一日量，分三次服，具有清热消炎、排石退黄的作用，可用于黄疸经久不退的患者。

五、预防调摄

感受外邪而引起的黄疸，多具有传染性，故应注意饮食卫生和餐具的消毒。

1. 阳黄

（1）休息：休息的好坏对疾病的发展与转归有着密切的关系。黄疸初期，注意休息，保存正气以抗御外邪，并应保持心情舒畅，使肝气调达以恢复其疏泄功能。

（2）饮食：片面强调三高一低（高蛋白、高碳水化合物、高热量、低脂肪）饮食，不利于肝炎（黄疸）患者肝功能的恢复。湿热之邪伤及脾胃，影响中焦气机升降，应予易于消化的食物，食欲恢复后，适当增加营养，起到补脾缓肝之效。禁食辛辣及油腻助湿之品。

2. 阴黄

全身症状如发热、无力等明显时，应注意休息，好转后，应适当参加体育锻炼，增强体质，有利于疾病的恢复。进食富有营养而又易于消化的食物，禁食辛辣油腻食物，以免阻碍脾胃气机的升降。

3. 急黄

绝对卧床休息。吃流质食物。频繁呕吐者，可补充液体。舒适的环境，愉快的精神状态，有利于病情的好转。密切观察脉证的变化，如出现脉微欲绝、神志恍惚，烦躁不安，黄疸加深，并有瘀斑、瘀点出现，乃病情恶化之兆，应组织力量，多途径给药，及时抢救。总之，各类黄疸的急性期，均应卧床休息，食欲及全身状况好转后，适当增加体育锻炼，动静结合；病程的始终均应保持精神愉快、心情舒畅，以利于疾病的恢复。

第三节
积聚

一、概述

积聚是腹内结块或痛或胀病证。积和聚有不同病情和病机：积是有形，固定不移，痛有定处，病属血分，乃为脏病；聚是无形，聚散失常，痛无定处，病属气分，乃为腑病。

西医的腹部肿瘤、肝脾肿大及增生型肠结核、胃肠功能紊乱、不完全性肠梗阻等疾病出现类似积聚的证候时，可参照本节辨证论治。

二、病因病机

积聚的发生多因情志失调、饮食所伤、感受寒湿，以致脾胃受损，脏腑失和，气机阻滞，瘀血内停，或兼痰湿凝滞，而成积聚。聚证以气机阻滞为主，积证以瘀血凝滞为主。积聚的病机主要是“气滞而导致血瘀内结”，至于湿热、风寒、痰浊均是促成气滞血瘀的间接因素。病变的形成与演变均与正气强弱有关，初病多实，久则虚实夹杂，后期正虚邪实。

三、诊断

（一）诊断要点

1. 积证

（1）腹部可扪及大小不同、质地较硬的包块，并伴有胀痛、刺痛。

（2）病程较长，肿块出现前，相应部位常有疼痛，或兼有恶心、呕吐、腹胀等。

（3）倦怠乏力，食欲减退，消瘦与虚损症状明显。

2. 聚证

（1）腹中气聚，攻窜胀痛，以胀为主。

（2）发作时可见气聚胀满的肠型，但不能扪到肿块。

（3）反复发作，常见倦怠无力、食欲缺乏、大便溏薄等。

（二）鉴别诊断

临证需与痞满、鼓胀鉴别：

（1）痞满是患者自觉胸腹满闷、痞塞不通。但体检时，腹部无气聚胀急可见，更不能扪及坚积包块。

（2）鼓胀为肚腹胀大、鼓之如鼓、腹内除积块外，尚有水液停聚，而积聚腹内无水液停聚。

四、治疗

（一）治疗原则

积聚的基本治疗原则为理气活血、化瘀消积。中医认为，积聚的主要病机为气机阻滞，瘀血内结。因此，治疗积聚的首要任务是调理气机，活血化瘀，消散积块。

（二）辨证论治

1. 积证

（1）瘀血内结

症状：腹中积块由小渐大，由软渐硬，固着不移，痛有定处，或在脘腹，或在胁肋，面暗消瘦，纳差乏力，或胸膈不利，食难下咽，或兼低热、衄血、黄疸，甚则形体渐羸，肌肤甲错。舌苔薄，舌质暗晦，或有瘀点、瘀斑。脉弦细或细涩。

治法：活血理气，软坚散结。

方剂：膈下逐瘀汤加减。

用药：五灵脂12g，当归12g，川芎10g，桃仁12g，丹参20g，赤芍12g，延胡索12g，红花10g，鳖甲30g，蒲黄10g，川楝子12g，枳壳12g，鸡内金12g，甘草6g。水煎服。

加减：若积块坚硬痛剧者，加三棱12g，莪术12g，三七末5g（冲服）。气虚者，加党参15g，黄芪20g，茯苓15g。血虚者，加熟地黄、何首乌各15g，鸡血藤30g。阴虚者，加生地黄、沙参、麦冬、石斛各15g。

（2）脾虚积结

症状：脐腹或下腹部胀痛，常于活动时加重，并可触及逐渐增大的积块，大便稀溏，便中时或夹有黏冻及脓血，或便秘与腹泻交作，食欲减退，四肢倦怠，面色少华，日渐瘦羸。舌质淡或有瘀象。脉细涩，沉弦而细。

治法：补脾益气，和血消癥。

方剂：大健脾丸。

用药：人参、白茯苓、广陈皮、枳实、青皮、半夏曲、山楂肉、白术、谷芽、豆蔻、广木香、川黄连。

（3）脾肾阳虚

症状：腹中积块明显，腹部疼痛剧烈，形寒肢冷，面色白，精神委顿，形体羸瘦，或呕吐纳呆，或便中有黏冻下血，便溏泄利。舌淡胖或兼瘀象，苔白。脉沉细无力，尺部尤甚。

治法：温补脾肾，兼以消积。

方剂：肾气丸。

用药：干地黄、山药、山茱萸、泽泻、茯苓、牡丹皮、桂枝、附子。

（4）阴虚内热

症状：腹部积块久而不消，形体消瘦，口干咽燥，眩晕耳鸣，五心烦热，手掌发红，甚则潮热盗汗，或见齿衄鼻衄、大便下血、遗精崩漏等症。舌红少津，甚至光剥无苔。脉细数。

治法：滋阴清火。

方剂：知柏地黄丸加减。

用药：山药、山茱萸、牡丹皮、茯苓、泽泻、黄柏、知母、熟地黄。

2. 聚证

（1）肝郁气滞

症状：脘腹胀满窜痛，或腹中有块，随气上下，时聚时散，发无定时，舌苔薄，脉弦。

治法：疏肝解郁，理气止痛。

方剂：逍遥散加减。

用药：柴胡12g，白芍15g，当归12g，薄荷6g，白术12g，茯苓15g，香附10g，青皮9g，延胡索12g，广木香6g（后下），甘草6g。水煎服。

加减：兼有痰湿者，加法半夏12g，陈皮6g，藿香10g。兼食滞者，加山楂15g，鸡内金10g，神曲9g。大便不畅或便秘者，加大黄12g，槟榔15g，枳实12g。

（2）食滞痰阻

症状：腹胀或痛，纳呆便秘，或胸脘痞胀，腹部时有条索状物聚起或扪及，触按胀痛愈加，甚则便闭呕吐，满腹膨大硬痛，不能触按。舌苔腻或厚腻而黄，脉弦滑。

治法：消导化滞，理气化痰。

方剂：三棱化积丸。

用药：三棱、山楂肉、大黄、槟榔、蓬术、木香、青皮、陈皮、香附子、枳实、厚朴、缩砂、神曲、炒麦芽、制天南星、姜半夏、莱菔子、黄连、桃仁、干漆、甘草。

（三）中医特色疗法

（1）肿节风片，每次5片，每日3次或肿节风15g，水煎服。可用于脘腹部、右上腹及下腹部多处肿瘤。

（2）醋炒三棱、莪术、牵牛子（黑白丑）、槟榔、茵陈各15g，研细末，醋糊为丸，每服5g，1日2次，治腹中痞块。

（3）甲鱼1只，黄泥封固，焙黄去泥，研细末，每服6g，1日3次，红糖调服，治疗脾大。

五、预防调摄

积聚之病，起于情志失和者居多，故正确对待各种事物，解除忧虑，避免情志内伤，至关重要。饮食上应少食肥甘厚味及辛辣刺激之品，多吃新鲜蔬菜；平时应注意锻炼身体，如见胃脘痛、胁痛、泄泻便血等，应早期检查，及时治疗。

在调摄上，首先要做好患者的思想工作，使患者保持愉快的精神状态，积极配合治疗。积聚患者脾胃运化能力较差，食物应新鲜，清淡可口而又富于营养。注意休息，切勿过劳，病情重者需卧床治疗。

第四节 臌胀

一、概述

臌胀是据腹部鼓胀如鼓而命名，以腹胀大、皮色苍黄、脉络暴露为特征。

二、病因病机

臌胀的病因主要有：①酒食不节；②情志所伤；③血吸虫感染；④黄疸、积聚等迁延日久而成臌胀。其病机是由于肝、脾、肾三脏受病，气、血、水积聚腹内，以致腹部日渐胀大而形成臌胀；臌胀为本虚标实，虚实交错。

三、诊断

（一）诊断要点

（1）临床以腹部胀大如鼓、皮色苍黄、腹壁脉络暴露为特征，或有胁下或腹部痞块、四肢枯瘦等表现的病证，常伴下肢水肿，小便不利，牙龈出血、皮肤紫癜等出血倾向。

（2）胁下或腹部积块，腹部有振水音，黄疸，手掌赤痕，面、颈、胸、臂可见蛛纹丝缕。

（3）多有黄疸、胁痛、积聚病史，常与酒食不节、情志内伤、虫毒感染有关。

（二）鉴别诊断

水肿由风邪外袭、感受水湿、饮食伤脾，以及劳倦伤肾引起。其病机涉及肺、脾、肾三脏，水液不能正常通调、输布、排泄，以致水溢肌肤而成水肿。水肿初起，从眼睑部开始，延及头面、四肢至全身，后期病势严重，可见腹胀满、胸闷和气喘不得平卧等。臌胀病症不同，其症状亦有差异。

四、治疗

（一）治疗原则

（1）本病总以攻补兼施为治则。

（2）治法有理气消胀，活血化瘀，利尿逐水，扶正培本诸法。

（3）早期以祛邪为主，中期和晚期，均宜攻补兼施，中期以利水消胀为目的，晚期应重视严重并发症的防治。

（二）辨证论治

1. 气滞湿阻

症状：腹胀按之不坚，胁下胀满或疼痛，饮食减少，食后作胀，嗳气不适，小便短少，舌苔白腻，脉弦。

治法：疏肝理气，行湿散满。

方药：柴胡疏肝汤合胃苓汤加减。

用药：柴胡、枳壳、赤芍、川芎、香附、郁金、川楝子、青皮、陈皮、甘草、白术、茯苓、猪苓、泽泻、桂枝、苍术、厚朴。

加减：若苔腻微黄，口干而苦，脉弦数，气郁化热，加牡丹皮、栀子；若头晕，失眠，舌质红，脉弦细数，为气郁化热伤阴者，加制何首乌、枸杞子、女贞子、白芍等滋阴之品。如胁下刺痛不移，面青舌紫，脉弦涩，气滞血瘀者，加延胡索、莪术、丹参等活血化瘀；小便短少加茯苓、泽泻。如舌苔黄腻，口苦干而不欲饮，小便短赤，脉弦滑数，湿阻化热，去桂枝加栀子、茵陈以清热燥湿；若困倦便溏，苔白腻，质淡体胖，脉缓，寒湿偏重者，加干姜、砂仁。

2. 寒湿困脾

症状：腹大胀满，按之如囊裹水，甚则颜面微浮，下肢水肿，脘腹痞胀，得热稍舒，精神困倦，怯寒懒动，小便少，大便溏，舌苔白腻，脉缓。

治法：温中健脾，行气利水。

方药：实脾饮加减。

用药：白术、附子、干姜、甘草、木瓜、大腹皮、茯苓、厚朴、木香、草果、大枣、肉桂、猪苓、泽泻、黄芪、党参、郁金、青皮、砂仁。

3. 湿热蕴结

症状：腹大坚满，脘腹撑急，烦热口苦，渴不欲饮，小便赤涩，大便秘结或溏垢，舌边尖红，苔黄腻或兼灰黑，脉弦数，或有面目、皮肤发黄。

治法：清热利湿，攻下逐水。

方药：清热利湿宜用中满分消丸合茵陈蒿汤加减。

用药：姜黄、黄芩、黄连、知母、厚朴、枳壳、半夏、陈皮、干姜、茯苓、砂仁、白术、猪苓、泽泻、炙甘草。

加减：若热重发黄者，可去干姜，或改用茵陈蒿汤加味（茵陈、栀子、大黄）以清利湿热。如小便赤涩不利者，可加陈葫芦、滑石、蟋蟀粉（另吞服）以行水利窍。若病势突变，骤然大量吐血、下血，系热迫血蕴，症情危急，可用犀角地黄汤（水牛角、生地黄、牡丹皮、芍药）加参三七、仙鹤草、地榆炭等以清热凉血、活血、止血。攻下逐水，在正气未衰时，可暂用舟车丸（甘遂、芫花、大戟、大黄、牵牛子、木香、青皮、陈皮、轻粉、槟榔），得泻下即止。本证又有湿热蒙闭心包，神智昏迷者，亦属危候，如昏迷前烦躁失眠，狂叫不安，逐渐转入昏迷者，证属热入心包，可用安宫牛黄丸或至宝丹以清热凉开透窍。如昏迷前静卧嗜睡，语无伦次，转入昏迷者，证属痰湿蒙闭心包，可用苏合香丸以芳香温开透窍。

4. 肝脾血瘀

症状：腹大坚满，脉络怒张，胁腹刺痛，面色暗黑，面颈胸臂有血痣，呈丝纹状，手掌赤痕，唇面紫褐，口渴，饮水不能下，大便色黑，舌质紫红或有紫斑，脉细涩或孔。

治法：活血化瘀，行气利水（注：大出血则不能活血化瘀）。

方药：调营饮加减。

用药：当归、川芎、赤芍、莪术、延胡索、大黄、瞿麦、槟榔、葶苈子、赤苓、桑白皮、陈皮、大腹皮、细辛、官桂、炙甘草、姜、大枣、白芷。

加减：若大便色黑，可加三七、侧柏叶。

5. 脾肾阳虚

症状：腹大胀满不舒，早宽暮急，面色苍黄，或皖白，脘闷纳呆，神倦怯寒，肢冷或下肢浮肿，小便短少不利，舌质胖、淡紫，脉沉弦无力。

治法：温补脾肾，化气行水。

方药：附子理中丸、五苓散、济生肾气丸之加减。

用药：炮附子、人参、白术、炮姜、炙甘草、桂枝、茯苓、猪苓、泽泻、熟地黄、山药、山茱萸、牡丹皮、牛膝、车前子。

6. 肝肾阴虚

症状：腹大胀满，或见青筋暴露，面色晦滞，唇紫，口燥，心烦，失眠，牙龈出血，鼻衄，小便短少，舌质红绛，少津，脉弦细数。

治法：滋养肝肾，凉血化瘀。

方药：六味地黄丸或一贯煎合膈下逐瘀汤加减。

用药：熟地黄、山茱萸、山药、牡丹皮、泽泻、茯苓、沙参、麦冬、生地黄、枸杞子、川楝子、五灵脂、当归、川芎、桃仁、赤芍、乌药、延胡索、香附、红花、枳壳、甘草。

（三）中医特色疗法

（1）猕猴桃根炖肉　鲜猕猴桃根适量，瘦肉适量，合于锅内加水，用文火炖至肉熟，食肉喝汤。功效：清热解毒，利湿活血。

（2）壁虎酒　活壁虎数条，白酒500g。将壁虎浸入酒中，放置1周，每日饮少许，可止痛、散结。

（3）芡实炖肉　芡实30g，猪瘦肉100g。两者合起放砂锅中加水适量炖熟后去药渣，吃肉喝汤。经常食用，此膳泻火、祛痰、通便，有腹水者可用此方。

五、预防调摄

（1）注意饮食卫生　改善饮水条件，勿饮池塘水、沟水，注意饮水卫生。定期对饮用水进行消毒。不食用霉变的食品，少吃油炸、辛辣、腌制的食物。不吸烟，适量饮酒。

（2）饮食不偏嗜，多食用富含维生素、微量元素及纤维素类食品，如新鲜的蔬菜、水果、冬菇及海产品等。

（3）精神调理　注意心理调护，帮助患者消除恐惧心理，坚定治病信心，对有悲观、绝望、烦躁、焦虑等不良情绪的患者，根据具体情况进行心理治疗，帮助他们树立正确的存活价值观念，必要时可给予抗焦虑或抑郁的药物治疗。

第五节 头痛

一、概述

头痛是临床上常见的自觉症状，可单独出现，亦可出现在多种急、慢性疾病之中。

二、病因病机

可分为外感头痛和内伤头痛两大类。盖头为“诸阳之会”“清阳之腑”，又称髓海之所在，凡五脏精华之血，六腑清阳之气，皆上注于头，故六淫之邪外袭，上犯颠顶，邪气稽留，阻抑清阳；或内伤诸疾，导致气血逆乱，瘀阻经络，脑失所养。

三、诊断

（1）以头痛为主症，或全头痛，或局部疼痛，头痛性质可为剧痛、隐痛、胀痛、搏动痛等。

（2）外感头痛者当兼有外感证候，且起病较急，病程较短暂，内伤头痛者则兼有内伤证候，且起病缓慢，呈反复发作。

四、治疗

（一）治疗原则

（1）外感头痛多属实证，治疗当以散风祛邪为主，夹寒者宜散寒，夹湿者宜化湿，夹热者宜清热。

（2）内伤头痛据其虚实，治疗或扶正为主，或祛邪为先。

（二）辨证论治

1. 外感

（1）风寒头痛

症状：头痛时作，痛连项背，恶风畏寒，遇风尤剧，口不渴，苔薄白，脉浮。

治法：疏散风寒。

方药：川芎茶调散加减。

用药：川芎、荆芥、防风、羌活、白芷、细辛、半夏、藁本。

（2）风热头痛

症状：头痛而胀，甚则头痛如裂，发热恶风，面红目赤，口渴欲饮，便秘溲黄，舌质红，苔黄，脉浮数。

治法：疏风清热。

方药：芎芷石膏汤加减。

用药：川芎、白芷、菊花、石膏、黄芩、薄荷、栀子、知母、石斛、姜黄、天花粉、黄连、黄柏、桔梗、大黄、连翘、当归、葛根、玄参。

（3）风湿头痛

症状：头痛如裹，肢体困重，纳呆胸闷，小便不利，大便或溏，苔薄腻，脉濡。

治法：祛风胜湿。

方药：羌活胜湿汤加减。

用药：羌活、独活、川芎、防风、蔓荆子、藁本、苍术、厚朴、陈皮、枳壳、半夏、生姜。

加减：若发于夏季，暑湿内侵，症见胸闷干呕，不食，加藿香、佩兰、荷叶、竹茹、知母。

2. 内伤

（1）肝阳头痛

症状：头痛而眩，心烦易怒，夜眠不宁，或兼胁痛，面红口苦，苔薄黄，脉弦有力。

治法：平肝潜阳。

方药：天麻钩藤饮加减。

用药：天麻、钩藤、石决明、黄芩、栀子、牛膝、杜仲、桑寄生、茯神、首乌藤（夜交藤）、牡蛎、龙骨、生地黄、何首乌、女贞子、墨旱莲、枸杞子、石斛、郁金、龙胆、夏枯草。

（2）肾虚头痛

症状：头痛目空，每兼眩晕，腰痛酸软，神疲乏力，遗精带下，耳鸣少寐，舌红少苔，脉细无力。

治法：养阴补肾。

方药：大补元煎加减。

用药：熟地黄、山茱萸、山药、枸杞子、人参、当归、杜仲、甘草、菊花。

加减：若头痛而畏寒，面白，四肢不温，舌淡，脉沉细而缓，证属肾阳不足，用右归丸（熟地黄、山药、山茱萸、枸杞子、菟丝子、鹿角胶、盐炒杜仲、肉桂、当归、炮附子）加减以温补肾阳、填补精血。

（3）血虚头痛

症状：头痛而晕，心悸不宁，神疲乏力，面色皖白，舌质淡，苔薄白，脉细弱或芤。

治法：养血滋阴，和络止痛。

方药：加味四物汤。

用药：当归、川芎、白芍、生地黄、菊花、蔓荆子、黄芩、甘草、黄芪、党参、细辛、何首乌、枸杞子、黄精、酸枣仁。

（4）痰浊头痛

症状：头痛昏蒙，胸脘满闷，呕恶痰涎，苔白腻，脉滑或弦滑。

治法：化痰降逆。

方药：半夏白术天麻汤加减。

用药：半夏、白术、茯苓、陈皮、生姜、天麻、厚朴、白蒺藜、蔓荆子、大枣、黄芩、竹茹、枳实。

（5）瘀血头痛

症状：头痛经久不愈，痛处固定不移，痛如锥刺，或头部外伤史，舌质紫，苔薄白，脉细或细涩。

治法：活血化瘀。

方药：通窍活血汤加减。

用药：桃仁、红花、川芎、赤芍、麝香、生姜、葱白、郁金、菖蒲、细辛、白芷、全蝎、蜈蚣、土鳖虫、黄芪、当归、何首乌、枸杞子、熟地黄、天麻、酸枣仁。

（三）中医特色疗法

（1）薄荷、白芷、郁金各 18g，生石膏 30g，芒硝 10g。共研细末，用纱布包塞入鼻孔内，每日 2 次。

（2）大黄、芒硝各30g。研细末，调井水贴两侧太阳穴。

（3）川芎10g，鸡蛋2个，葱5根。同放砂锅中加水煮，鸡蛋熟后去壳再煮片刻，吃蛋喝汤。每日1次，连服数日。适用于风寒犯上患者。

（4）菊花15g，白糖50g。将菊花放茶壶内用开水浸泡片刻，加白糖搅匀饮用。代茶常饮之。适用于风热上扰之患者。

五、预防调摄

（1）多食含镁元素丰富的食物，如大豆、全谷食物、海产品、核桃等，忌食巧克力、咖啡、可可等使血管收缩的食品。

（2）看电视或电脑一段时间后要注意休息，可通过远眺或看绿色植物来缓解视疲劳，减少头痛的发生率。

（3）因睡眠不足引起的头痛可通过及时补充睡眠来改善症状。保持心情愉快，坚持锻炼身体，戒除烟酒。

第六节 眩晕

一、概述

眩是眼花，晕是头晕，两者常同时并见，故统称为“眩晕”。轻者闭眼即止；重者如坐车船，旋转不定，不能站立，或伴有恶心、呕吐、汗出，甚则昏倒。

二、病因病机

“诸风掉眩，皆属于肝”“无痰不作眩”“无虚不作眩”。本病病机为脑髓空虚，清窍失养；或为痰浊中阻、风痰上扰；或为瘀血内阻，脑脉失养。但归纳起来不外风、火、痰、虚、瘀五端。病变性质为本虚标实。病位在脑窍，与肝、脾、肾三脏关系最为密切。

三、诊断

（一）诊断要点

（1）以头晕目眩为主症，轻者闭目即止，重者如坐舟车。

（2）常伴恶心、呕吐、汗出、面色苍白、眼球震颤、耳鸣耳聋等。

（3）起病一般较缓慢，逐渐加重，常反复发作。

（二）鉴别诊断

在内科杂病范围，头痛是以头痛为主要症状的病证，眩晕是以头晕眼花为主要症状的病证，两者可单独存在也可同时出现；在病因方面，头痛有外感、内伤两个方面，眩晕则以内伤为主。辨证方面，头痛实证居多，眩晕则以虚证为主。

四、治疗

（一）治疗原则

（1）眩晕的治疗原则不外补虚泻实，调整阴阳。

（2）实者多予平肝息风，清火化痰，活血通络；虚者宜补益气血，滋养肝肾；虚实夹杂者当区别标本主次，兼顾治疗。

（二）辨证论治

1. 肝阳上亢

症状：眩晕耳鸣，头痛且胀，每因烦劳或恼怒而头晕，头痛加剧，面时潮红，急躁易怒，少寐多梦，口苦，舌质红，苔黄，脉弦数。

治法：平肝潜阳，滋养肝肾。

方药：天麻钩藤饮加减。

用药：天麻、钩藤、生石决明、牛膝、桑寄生、杜仲、栀子、黄芩、益母草、朱茯神、首乌藤（夜交藤）、龙胆、菊花、牡丹皮、黄连、黄柏、大黄、木香。

加减：如眩晕急剧，泛泛欲呕，手足麻木，甚则震颤，筋惕肉瞤，有阳动化风之势者，加龙骨、牡蛎、珍珠母以镇肝息风，必要时可加羚羊角以增强清热息风之力。

2. 气血亏虚

症状：眩晕，动则加剧，劳则即发，面色㿠白，唇甲不华，发色不泽，心悸少寐，神疲懒言，饮食减少，舌质淡，脉细弱。

治法：补养气血，健运脾胃。

方药：归脾汤加减。

用药：党参、黄芪、白术、茯神、酸枣仁、龙眼、木香、炙甘草、当归、远志、生姜、大枣、熟地黄、阿胶、砂仁。

3. 肾精不足

症状：眩晕而见精神萎靡，少寐多梦，健忘，腰膝酸软，遗精，耳鸣；偏阴虚者五心烦热，舌质红，脉弦细数；偏阳虚者四肢不温，形寒怯冷，舌质淡，脉沉细无力。

治疗：肾阴虚者滋补肾阴，填精充髓；肾阳虚者补肾助阳，化生精血。

方药：补肾阴用左归丸加减；补肾阳用右归丸加减。

用药：肾阴虚——左归丸（《景岳全书》）加减。组成：熟地黄24g，山茱萸12g，枸杞子12g，菟丝子12g，牛膝9g，龟甲胶12g(烊化)，鹿角胶12g(烊化)。

肾阳虚——右归丸（《景岳全书》）加减。组成：熟地黄24g，山药12g，山茱萸9g，枸杞子12g，菟丝子12g，鹿角胶12g（烊化），杜仲12g，当归9g，肉桂6g，制附子6g（先煎）。

加减：虚火明显（骨蒸潮热）加知母9g、黄柏6g、地骨皮12g。眩晕剧者加生龙骨30g、生牡蛎30g、珍珠母30g（先煎）。目涩昏花加菊花9g、石斛12g。

4. 痰浊中阻

症状：眩晕而见头重如蒙，胸闷恶心，食少多寐，苔白腻，脉濡滑。

治法：燥湿祛痰，健脾和胃。

方药：半夏白术天麻汤加减。

用药：半夏、白术、天麻、陈皮、茯苓、甘草、生姜、大枣、赭石、竹茹、豆蔻、砂仁、郁金、菖蒲。

加减：若痰阻气机，郁而化火，头目胀痛，心烦口苦，渴不欲饮，苔黄腻，脉弦滑者，宜用温胆汤（半夏、陈皮、甘草、枳实、竹茹、茯苓、生姜）加黄连、黄芩等苦寒燥湿之品，以化痰泄热。

（三）中医特色疗法

（1）吴茱萸10g，川芎10g，冰片10g，芥子5g，桃仁10g，杏仁10g，栀子10g，罗布麻叶15g。以上各味药研磨成粉，用姜汁调成糊状，每晚睡前敷贴一足的涌泉，左右交替，10天为一疗程；或直接将吴茱萸20g研末，用醋调和后敷贴于双侧涌泉，每穴用药3g，每次6～8小时，7天为1个疗程，共4个疗程。

（2）桑叶30g，桑枝30g，茺蔚子30g，川牛膝30g。以上药物放盆中煮沸20分钟，添加适量的温水，冷却至38～45℃，倒入泡桶中，尽量以没过小腿中下段为宜，每晚1次，每次持续浸泡按摩0.5小时，足浴完成后即可卧床休息。

五、预防调摄

（1）饮食宜清淡，减少盐分的摄取量，少吃刺激性食物。

（2）保持心情舒畅，消除紧张情绪及思想顾虑。

（3）不宜单独外出，注意卧床休息，室内宜安静，空气要通畅，光线尽量暗些。

（4）保证充足的睡眠，避免用脑过度和精神紧张等。

第七节 瘿病

一、概述

瘿病是由于情志内伤、饮食及水土失宜，以致气滞、痰凝、血瘀，并壅结颈前所引起的以颈前喉结两旁结块肿大为主要临床特征的一类疾病。

二、病因病机

（1）病因主要是情志内伤、饮食及水土失宜，但也与体质因素有密切关系。

（2）基本病机是气滞、痰凝、血瘀壅结颈前。

（3）病变主脏在肝，与心、脾、肾三脏关系最为密切。

（4）瘿病的病理性质以实证居多，久病由实致虚，可见气虚、阴虚等虚候或虚实夹杂之候。

三、诊断

（1）以颈前喉结两旁结块肿大为临床特征，可随吞咽动作而上下移动。

（2）多发于女性，常有饮食不节，情志不舒病史，发病有一定的地区性。

四、治疗

（一）治疗原则

治疗大法为理气化痰，软坚散结。

（二）辨证论治

1. 气郁痰阻

症状：颈前正中肿大，质软不痛，颈部觉胀，胸闷，喜太息，或兼胸胁窜痛，病情的波动常与情志因素有关，苔薄白，脉弦。

治法：理气疏郁，化痰消瘿。

方药：四海舒郁丸加减。

用药：陈皮、昆布、海带、海藻、海螵蛸、海蛤壳、柴胡、郁金、香附、桔梗、牛蒡子、木蝴蝶、射干。

2. 痰结血瘀

症状：颈前出现肿块，按之较硬或有结节，肿块经久未消，胸闷，纳差，苔薄白或白腻，脉弦或涩。

治法：理气活血，化痰消瘿。

方药：海藻玉壶汤加减。

用药：海藻、昆布、海带、青皮、陈皮、半夏、贝母、连翘、当归、川芎、黄药子（注意：消瘿散结药一般多选黄药子，有小毒，久服对肝脏不利，长期服用剂量不宜超过10g为宜，以免对肝脏造成损害）、三棱、莪术、蜂房、丹参、郁金、香附、夏枯草、牡丹皮、玄参、白术、茯苓、山药。

3. 肝火旺盛

症状：颈前轻度或中度肿大，一般柔软光滑，烦热，容易出汗，性情急躁易怒，眼球突出，手指颤抖，面部烘热，口苦，舌质红，苔薄黄，脉弦数。

治法：清肝泻火。

方药：栀子清肝汤合藻药散加减。

用药：栀子、柴胡、茯苓、甘草、黄药子、当归、川芎、牡丹皮、牛蒡子、海藻、夏枯草、龙胆、石决明、钩藤、白蒺藜、牡蛎、生石膏、知母。

4. 心肝阴虚

症状：瘿肿或大或小，质软，病起较缓，心悸不宁，心烦少寐，易出汗，手指颤动，眼干目眩，倦怠乏力，舌质红，舌体颤抖，脉弦细数。

治法：滋养阴精，宁心柔肝。

方药：天王补心丹加减。

用药：生地黄、玄参、麦冬、天冬、人参、茯苓、五味子、当归、丹参、酸枣仁、柏子仁、远志、枸杞子、川楝子、钩藤、白蒺藜、白芍、白术、薏苡仁、山药、麦芽、龟甲、桑寄生、牛膝、菟丝子、黄芪、山茱萸、熟地黄、制何首乌。

（三）中医特色疗法

（1）四海消瘿丸：有软坚散结，化瘀消瘤的作用。每次 1 丸，每日 3 次，温开水冲服，1 个月一疗程。

（2）内消瘰疬丸：有清肝降火，软坚散结，祛痰消肿的功效。对老年性甲状腺癌，属肝火旺盛、痰浊瘀结者适用。每次 6 ～ 9g，每日 2 次，温开水送服。

五、预防调摄

（1）经常食用海带或其他海产植物菜。

（2）保持心情舒畅，勿郁怒动气。

第八章 肾系病证

第一节
淋证

一、概述

淋证是以小便频次增多增急、滴沥不尽、尿道疼痛为主要临床表现的病证，其基本病机为肾虚膀胱湿热，气化失司。

二、病因病机

淋证的主要病灶位置在肾与膀胱，同时也与肝、脾有关联。淋证的主要病机表现为肾虚、膀胱湿热等。中医理论认为肾与膀胱相表里，膀胱的气化与开合功能直接受肾气盛衰的影响。若淋证日久不愈，热邪可伤阴，湿邪易伤阳，进而导致肾虚；肾虚日久不愈，则湿热秽浊之邪毒易于乘虚下注膀胱，致使淋证反复发作，缠绵难愈。肾虚与膀胱湿热常同时出现，在淋证发生与发展过程中的相互作用具有重要的临床研究意义。淋证从中医辨证角度可分为实证与虚证两类，发病初期多以实证为主，久病则多表现为虚证，若患者素体虚弱，亦可出现虚实夹杂之证。实证病位多在膀胱与肝，虚证病位则主要在肾与脾。

三、诊断

（一）诊断要点

1. 发病特点

多见于已婚女性，每因疲劳、情志变化、不洁房事而诱发。

2. 临床表现

小便次数增多，小便过急，尿道存在烧灼痛感，腰腹疼痛，淋证主要症状于此。在诊断过程中，症状明显即可基本确定为淋证。淋证也有不同症状特征，临床中要区分。淋证病久通常存在低热、疲劳等情况。

（二）鉴别诊断

1. 癃闭

二者均可见小便短涩量少，排尿困难。但癃闭容易导致排尿出现问题，每天尿量存在减少情况，点滴排出问题突出，小便闭塞不通是主要病症特征，排尿过程并不会有疼痛感，但每日排尿量明显减少；淋病则小便增多、滴沥情况持续出现，尿道在排尿时疼痛，尿量基本处于正常状态。

2. 尿血

这两者都可见小便出血。尿血多没有疼痛感，有轻微热痛感觉；而血淋患者往往疼痛难忍。其鉴别的要点是有无尿痛。

3. 尿浊

二者均可见小便浑浊。但尿浊排尿时尿出自如，无疼痛滞涩感；而淋证则有小便频次增多、尿感强烈、尿道疼痛等症状。区别两者主要看是不是有疼痛感。

四、治疗

（一）治疗原则

实则清利，虚则补益，从中医角度来看，淋证治疗通常遵循这一原则。实证中膀胱存在湿热者，应注重清热利湿，热邪灼伤血络患者，需注重凉血止血；沙石结聚患者，则需要注重排石治疗；气滞不利患者，应采取理气疏导的方式。虚证方面脾虚患者，应健脾益气，恢复正气。肾虚者则应补肾气。

（二）辨证论治

1. 热淋

症状：小便频繁、短而急，尿道存在刺痛感，尿液呈现黄赤色，同时伴有寒热等症状。舌质红，苔黄腻，脉滑数或弦数。

治法：清热利湿通淋。

方剂：八正散加减。

用药：萹蓄、瞿麦、木通、车前子、滑石、大黄、栀子、甘草梢、柴胡、黄芩、枳实、生地黄、知母、白茅根。

加减：出现便秘，伴有腹胀情况，则应用生大黄，加上枳实；腹满便溏情况，则减大黄；症状当中伴有寒热、口干口苦，则用小柴胡汤；湿热伤阴要去掉大黄，同时加入牛膝等；小腹胀满，加乌药、川楝子；热毒弥漫三焦，入营入血，使用黄连解毒汤可有功效；如果症状当中还有发热鼻塞等情况则增加金银花等。

2. 石淋

症状：实证患者尿中时常夹有沙石，小便艰涩，或排尿突然中断，尿道疼痛压迫感，腰腹绞痛难以忍受，外阴也因腹痛而疼痛，尿中带血，舌质红，舌苔薄黄；虚证患者则因沙石长期不去，导致面色少华，精神萎靡，乏力气短，脉细而弱，或伴有手足心热，腰腹隐痛，舌质淡或有裂纹，苔少。

治法：实证宜清热利湿，通淋排石；虚证宜益肾消坚，攻补兼施。

方剂：石韦散加减。

用药：石韦、冬葵子、瞿麦、滑石、车前子、金钱草、海金沙、鸡内金、白芍、甘草、小蓟、生地黄、藕节、蒲公英、黄柏、大黄。

加减：如果尿中带血则需要增加生地黄的用量；尿中存在血块，则需要加川牛膝等药；小腹胀痛，加木香、乌药；石淋日久，用二神散合八珍汤；阴液耗伤，用六味地黄丸合石韦散；肾阳不足，用金匮肾气丸合石韦散。

3. 气淋

症状：实证表现为小便涩滞，淋沥不畅，少腹胀满或疼痛，舌苔薄白，脉多沉弦；虚证表现为小便涩滞不利，少腹坠胀，迫切作痛，尿有余沥，面色㿠白，舌质淡，脉虚细无力。

治法：实证宜利气疏导；虚证宜补中益气。

方剂：实证用沉香散加减，虚证用补中益气汤加减。

用药：实证（沉香、陈皮、当归、白芍、甘草、石韦、滑石、冬葵子、王不留行、青皮、乌药、小茴香、红花、赤芍、川牛膝）。虚证（人参、黄芪、白术、甘草、当归、陈皮、升麻、柴胡、茯苓、杜仲、枸杞子、怀牛膝、川芎、白芍、熟地黄）。

加减：长期气滞血瘀，需加赤芍、红花等。

4. 血淋

症状：实证表现为小便灼热涩痛，尿色深红或夹有血块，小腹胀满疼痛，心烦口渴，舌红苔黄，脉滑数；虚证表现为尿色淡红，小便涩痛不甚，或淋漓不已，腰膝酸软，神疲乏力，舌淡红，苔少，脉细数无力。

治法：实证宜清热通淋，凉血止血；虚证宜滋阴清热，补虚止血。

方剂：实证用小蓟饮子，虚证用知柏地黄丸。

用药：小蓟、生地黄、蒲黄、藕节、木通、竹叶、栀子、滑石、当归、生甘草梢、参三七、琥珀粉。

5. 膏淋

症状：实证表现为小便浑浊如米泔水，或置之有沉淀物，或混有血液，尿道热涩疼痛，舌红，苔黄腻，脉濡数；虚证表现为病久反复发作，淋出如脂，涩痛不著，形体消瘦，头昏乏力，腰膝酸软，舌淡，苔腻，脉细弱无力。

治法：实证宜清热利湿，分清泄浊；虚证宜补虚固涩。

方剂：实证用程氏萆薢分清饮加减，虚证用膏淋汤加减。

用药：实证常用萆薢、石菖蒲、黄柏、车前子、白术、茯苓、莲子心、丹参；虚证常用党参、山药、熟地黄、芡实、龙骨、牡蛎、白芍。

加减：小腹胀满，尿涩不畅，加乌药、青皮；小便夹血，加小蓟、蒲黄、藕节、白茅根；兼中气下陷者，可配合补中益气汤或合七味都气丸化裁。

6. 劳淋

症状：小便不甚赤涩，但淋漓不已，时作时止，遇劳即发，腰酸膝软，神疲乏力，舌质淡，脉细弱。

治法：健脾益肾。

方剂：无比山药丸加减。

用药：山药、茯苓、泽泻、熟地黄、山茱萸、巴戟天、菟丝子、杜仲、牛膝、五味子、肉苁蓉、赤石脂。

加减：小腹坠胀，小便点滴难出，可合补中益气汤同用；若见面色潮红，五心烦热，舌红少苔，脉细数，可合知柏地黄丸滋阴降火；伴低热，加青蒿、鳖甲；面色少华，畏寒怯冷，四肢不温，舌淡苔薄白，脉沉细者，改用右归丸温补肾阳，或加用鹿角粉 3g，分二次吞服。

（三）中医特色疗法

1. 单验方

（1）生鸡内金粉、琥珀末各 1.5g，每日 2 次吞服。适用于石淋。

（2）金钱草 6g，水煎代茶饮，每日 1 剂饮用。适用于石淋。

（3）大小蓟、白茅根、荠菜花各 30 ～ 60g，水煎服，每日 1 剂口服。适用于血淋及膏淋。

（4）菟丝子 10g，水煎服，每日 3 次口服。适用于劳淋。

（5）冬葵子为末，每次 5g，每日 3 次口服。适用于气淋。

2. 中成药

（1）热淋清颗粒：每次 4g，每日 3 次开水冲服。适用于热淋。

（2）八正合剂：每次 15 ～ 20mL，每日 3 次口服。适用于热淋、石淋。

（3）尿感宁冲剂：每次 15g，每日 3 ～ 4 次口服。适用于热淋。

（4）金钱草冲剂：每次 1 袋，每日 3 次冲服。适用于石淋。

（5）三金片：每次 5 片，每日 3 次口服。适用于各种淋证。

3. 针刺

主穴：肾俞、膀胱俞、京门、照海、天枢。

配穴：中极、三焦俞、阴陵泉、阳陵泉、交信、水道、足三里。

手法：中强刺激，留针 15 ～ 30 分钟，每日 1 ～ 2 次。

适用范围：适用于治疗肾结石、输尿管上段结石，促进通淋排石，缓解疼痛。

五、预防调摄

（1）饮食调理　以清淡、高蛋白饮食为主，多吃新鲜蔬果（如苹果、青菜）、鸡肉、鱼肉等，避免辛辣、油腻及刺激性食品（如辣椒、炸鸡）。多饮水（每日至少 2000mL）可促进排尿。

（2）保持会阴部清洁，每日用温水清洗并更换内裤。

（3）日常作息　保证充足睡眠，避免熬夜和剧烈运动。

第二节 癃闭

一、概述

癃闭主要是指因为肾和膀胱气化失司进而使得小便量变少，小便点滴而出，小便可能出现闭塞不通的情况，这一病证被统称癃闭。进行细分可见，小便不利，点滴量少，同时病情发展较缓慢的称为癃；小便闭塞且病势急的则称为闭。

二、病因病机

本病病机关键为膀胱气化不利，主要病灶在膀胱，但是其与脾、肾等都有关系，上焦之气不化，则源于肺；中焦之气不化，则源自脾；下焦之气不化则源自肾。肝郁气滞这种症状，使得三焦气化不利，进而也就容易引发癃闭。其他原因造成的尿路阻塞，也可能会引起癃闭。

三、诊断

（一）诊断要点

1. 发病特点

此证多源自忧思、易怒等情况，忍尿，还有就是饮食方面存在过油辛辣，不注意保暖，纵欲无度等也容易导致发病。该病多见于老年男性，也见于产后妇女等。

2. 临床表现

排尿困难，排尿次数既可能增多，也可能会减少，每日总尿量明显减少，且排尿时没有明显尿道疼痛感，点滴而出，甚则闭塞不通是主要症状。

（二）鉴别诊断

1. 淋证

淋证与癃闭均属膀胱气化不利，可见小便排出困难的症状。然癃闭小便时多无尿道刺痛感，其特点为尿量减少，甚或点滴全无，每日总尿量显著低于正常；淋证则以小便频急、滴沥涩痛为主要特征，每日总尿量多属正常。若癃闭复感外邪，可并发淋证；淋证日久不愈，亦可转为癃闭。

2. 关格

关格与癃闭相似之处在于皆可出现小便量少或闭塞不通。关格多由淋证等病迁延不愈发展而来，其特点为小便不通与呕吐并见，常伴皮肤瘙痒、口中有尿臭味，甚或出现抽搐、昏迷等危重证候。癃闭一般不伴呕吐，但若病情进展，亦可转为关格。

3. 水肿

水肿与癃闭均可见小便不利、尿量减少。水肿乃体内水液潴留，泛滥肌肤，以头面、眼睑、四肢甚至全身水肿为主要表现，严重者可伴有胸水、腹水，但无膀胱蓄水之证；癃闭则以排尿困难、点滴而出甚或闭塞不通为主症，一般无水肿表现，部分患者可因膀胱气化不利而见小腹膨隆、水蓄膀胱之候。

四、治疗

（一）治疗原则

癃闭的治疗需遵循基本的治疗原则，其中以“六腑以通为用”为原则，要重点于通——通利小便。实际治疗运用过程中，通之方法也会因为证候的虚实存在一定的差异和差别。实证治疗需要注重清湿热，同时要散瘀结，利气机；虚证则注重补脾肾，要助气化，进而能够使小便通畅。同时也需要结合具体病症具体分析，结合原因去选择治疗方式，根据病变所在位置不同，如肾脾等差别，辨证论治，不能滥用通利小便之品。还有就是可以根据“上窍开则下窍自通”的理论，用开提肺气法，开上以通下，即所谓“提壶揭盖”之法治疗。

（二）辨证论治

1. 膀胱湿热

症状：小便不畅，量少，频多，且灼热，小腹鼓胀，口苦，干咳不愿饮水，或大便不畅，舌深红，脉沉。

治法：清热利湿，通畅小便。

方法：八正散。

用药：木通、车前子、萹蓄、瞿麦、栀子、滑石、甘草、大黄、灯心草。

加减：舌苔重而黄腻，加苍术、黄柏；心烦，口内糜烂，合导赤散；大便通畅，去大黄；口干舌燥，潮热盗汗，手心足心发热，舌尖泛红，可服滋肾通关丸。

2. 肺热壅盛

症状：小便不通不畅，口干舌燥，干咳欲饮，呼吸急促或干咳，舌红，苔薄黄，脉数。

治法：清肺热，利水道。

方剂：清肺饮。

用药：黄芩、桑白皮、麦冬、车前子、木通、茯苓、栀子、黄连、竹叶、沙参、白茅根、大黄、杏仁、薄荷、桔梗。

加减：心神烦闷，舌苔泛红，口舌生疮，则加黄连、竹叶。

3. 肝郁气滞

症状：小便不通或点滴不畅，小腹鼓胀，气烦易怒，舌红，苔薄黄，脉弦。

治法：疏利气机，通利小便。

方剂：沉香散。

用药：沉香、橘皮、当归、王不留行、石韦、冬葵子、滑石、白芍、甘草、木香、槟榔、乌药、枳实、大黄、龙胆、栀子。

加减：若肝郁气滞较重，少腹胀满难忍，可改服六磨汤；气郁化火，见口苦、目赤、舌红苔薄黄，可加牡丹皮、栀子。

4. 尿道阻塞

症状：小便点滴不畅或尿细如线，甚则阻塞不通，小腹鼓胀疼痛，舌质暗紫或有瘀斑，脉涩。

治法：化瘀散结，清利水道。

方剂：代抵当丸。

用药：当归尾、桃仁、大黄、芒硝、生地黄、肉桂、红花、牛膝、黄芪、丹参。

加减：瘀血严重者，酌加重丹参、红花；小便艰涩不畅，加金钱草、海金沙、冬葵子。

5. 脾气不升

症状：小腹鼓胀，时欲小便而不畅或量小而不通，气促，语声低微，精神疲乏，食欲不佳；舌质淡，苔薄白，脉细弱。

治法：升清降浊，化气利水。

方剂：补中益气汤合春泽汤。

用药：人参、黄芪、白术、甘草、当归、陈皮、升麻、柴胡、桂枝、猪苓、泽泻、茯苓。

加减：若兼见舌红少津，阴液亏耗者，改服补阴益气煎；肾虚不固，服济生肾气丸。

6. 肾阳衰惫

症状：小便不通或点滴不爽，面色苍白，精神萎靡，怕寒畏冷，腰膝冷而无力，舌淡苔白，脉沉细而尺弱。

治法：温阳益气，补肾利尿。

方剂：济生肾气丸。

用药：肉桂、附子、熟地黄、山药、山茱萸、牡丹皮、茯苓、泽泻、牛膝、车前子。

加减：若有脾虚之症状，可服补中益气汤或春泽汤；精神委顿，腰膝冷而无力服香茸丸。

（三）中医特色疗法

1. 单验方

生大黄 12g，荆芥穗 12g，晒干后（不宜火焙，否则药力减弱）共研末，分 2 次服，每间隔 4 小时用温水调服 1 次，每日 2 次。适用于癃闭之肺热壅盛证。

2. 中成药

（1）参麦注射液 60mL，加 5% 葡萄糖注射液或 0.9% 氯化钠注射液 100mL，每日 1 次静脉滴注。适用于癃闭气阴两虚证。

（2）注射用红花黄色素氯化钠注射液 100mL，每日 1 次静脉滴注。适用于癃闭之血瘀阻络证。

3. 针灸

选穴：足三里、中极、三阴交、阴陵泉。

刺法：反复捻转提插，强刺激。

体虚者，可加灸关元、气海。

五、预防调摄

（1）保持精神愉悦，不要有过重的心理负担，情绪稳定对疾病的康复有一定作用。

（2）烟戒酒，少喝咖啡，在饮食上需要注意少食辛辣刺激性食物，少食白糖或者精制面粉所制作的食品，多吃新鲜蔬菜、水果、蜂蜜、粗粮及大豆制品。

（3）多喝水，有助于稀释尿液，饮水以凉白开为宜；注意多排尿、忌憋尿。

（4）多锻炼，不可久坐。

第三节 遗精

一、概述

遗精是指不因性行为而发生的精液排泄，有甚者排泄较为频繁的病症。梦中遗精，称为梦遗；日常遗精，或十分清醒时精液无故排泄，称为滑精，是遗精的两种轻重不同的证候。此外中医又有失精、精时自下、溢精、精漏、梦泄精、梦失精、梦泄、精滑等名称。

二、病因病机

本病病因较多，房事无节制、先天不足、劳心费神、饮食不当等均可引起。其病机复杂，但基本病机可概括为两点。一是火热或湿热之邪循经下扰精室，开合失度，以致精液因邪扰而外泄，病变与心、肝、脾关系最为密切；二是因脾肾本身亏虚，失于封藏固摄之职，以致精关失守，精不能闭藏，因虚而精液滑脱不固，病变主要涉及脾、肾。

三、诊断

（一）诊断要点

每星期两次以上或一日数次，在睡梦中发生遗泄或在清醒时精自滑出，并有头昏、耳鸣、精神萎靡、腰酸腿软等症状，即可诊断为遗精。

（二）鉴别诊断

1. 生理性遗精

通常都是未婚成年男性或者婚后长期未有性生活者，一般情况是每月1～2次遗精，如无其他症状，这一情况为生理性遗精。不需要进行特殊治疗，只需要更多了解性知识，消除恐慌情绪。病例遗精则每周两次或者以上，个别严重者存在每晚遗精数次的情况。

2. 早泄

早泄主要是指男性在性交时其阴茎刚刚进入阴道后随即泄精或者没有进入阴道就泄精，无法正常完成性交。诊断早泄一个要点就是要看性交时是否存在早射精情况。遗精则是没有人为干预情况下出现精液遗泄，性交时能够正常射精。诊断要点就是非人为，还有就是睡眠当中更多见，两者同时并存情况较多。

3. 小便尿精

这一症状主要是精液随着尿排出，尿液颜色正常，这一病症的诊断要点在于精液是需要与尿液同时排出或者尿后流精液。这一病症的诱因在于过度饮酒、沉迷色情、脾肾气虚等情况。

四、治疗

（一）治疗原则

遗精的基本病机包括两个方面：一是火邪或湿热之邪扰及精室；二是正气亏虚，精关不固。治疗遗精切忌只用固肾涩精一法，而应该分清虚实，实证以清泄为主；虚证方可补肾固精。同时还应区分阴虚阳虚的不同情况，而分别采用滋养肾阴及温补肾阳的治法。至于虚而有热者，又当予以养阴清火，审证施治。

（二）辨证论治

1. 心肾不交

症状：睡梦当中出现遗精次数多，转天昏昏沉沉、存在心悸等情况，小便发黄有低热感，舌红少苔，脉细数。

治法：清心滋肾，交通心肾。

方剂：三才封髓丹加黄连、灯心草之类。

用药：天冬补肺，地黄滋肾，金水相生也；黄柏泻相火，黄连、灯心草清心泻火，俾水升火降，心肾交泰，则遗泄自止。

加减：若所欲不遂，心神不宁，邪火妄动，导致精室不安，精液出现泄出，需安神静心，可合用安神定志丸。

2. 肾阴亏虚

症状：遗精，每日头晕且昏沉无力，存在耳鸣现象，身体虚弱，舌红少苔，脉细数。

治法：壮水制火，佐以固涩。

方剂：知柏地黄丸合水陆二仙丹化裁。

用药：知母、黄柏滋阴降火，牡丹皮清泻相火，熟地黄、山药、山茱萸滋补肝肾；芡实、金樱子固肾涩精。

加减：遗精情况经常出现，且难以有效治愈，应采用金锁固精丸以固肾摄精。

3. 肾气不固

症状：滑精频作，面色苍白，精神不振，畏寒肢冷，舌淡苔白，脉沉弱。

治法：补肾固精。

方剂：斑龙丸。

用药：熟地黄、菟丝子、补骨脂、柏子仁、茯苓、鹿角胶、鹿角霜。

4. 脾虚不摄

症状：遗精频频发作，劳则加重，甚至产生滑精情况，精液清稀，食欲缺乏且便溏，气短乏力，舌淡苔白，脉弱。

治法：益气健脾，摄精止遗。

方剂：妙香散合水陆二仙丹或补中益气汤加减。

用药：人参、黄芪益气健脾；山药、茯苓健脾补中；远志、朱砂清心安神定志；木香理气醒脾；桔梗升清；芡实、金樱子摄精止遗。

加减：若以中气下陷为主可用补中益气汤加减。

5. 肝火偏盛

症状：多为梦中遗精，烦躁易怒，胸胁胀满，面红目赤，口干舌燥，小便短赤，舌红苔黄，脉弦数。

治法：清肝泻火。

方剂：龙胆泻肝汤为主。

用药：龙胆直折肝火，栀子、黄芩清热泻火，柴胡疏肝解郁，当归、生地黄滋阴养血；泽泻、车前子、木通导湿热下行。诸药合用，肝火平则精宫自宁。

加减：久病肝肾阴虚者，可去木通、泽泻、车前子、柴胡等，酌加何首乌、女贞子、白芍等滋养肝肾之品。

6. 湿热下注

症状：遗精频作或尿时有精液外流，口苦或渴，小便热赤。苔黄腻，脉濡数。

治法：清热化湿。

方剂：猪肚丸。

用药：猪肚为引，补益脾胃，白术健脾燥湿，苦参、牡蛎清热固涩。

加减：尚可酌加车前子、泽泻、猪苓、黄柏、萆薢等，以增强清热化湿之力。

7. 痰火内蕴

症状：遗精频作，胸闷脘痞，口苦痰黏，小便热赤不爽，少腹及阴部作胀。苔黄腻，脉滑数。

治法：化痰清火。

方剂：猪苓丸加味。

用药：半夏燥湿化痰，猪苓淡渗利湿。

加减：还可加黄柏、黄连、蛤粉等泻火豁痰之品。如患者尿时不爽，少腹及阴部作胀，为病久夹有瘀热之征，可加败酱草、赤芍以活血化瘀清热。

（三）其他疗法

针刺关元、肾俞、三阴交，可帮助固精止遗。艾灸神阙穴有助于温阳固肾。

五、预防调摄

（1）保持规律作息，避免熬夜，确保充足睡眠。

（2）适度进行体育锻炼，如散步、打太极拳，增强体质。

（3）避免过度劳累，减少性刺激，选择宽松衣物及侧卧睡姿。

（4）饮食宜清淡，避免辛辣、油腻食物，多食富含锌、维生素 E 的食物（如坚果、海鲜）。

第四节 阳痿

一、概述

阳痿是指青壮年男性，由于湿热、虚亏等原因，导致宗筋弛纵，以致性交时阴茎难以勃起或举而不坚，无法正常进行性交的一种病证。

二、病因病机

病因主要有劳伤久病、命门火衰、七情所伤、饮食不节、湿热下注等。基本病机为肝、肾、心、脾受损，经脉空虚，或经络阻滞，导致宗筋失养发为阳痿。病位在宗筋，病变脏腑主要在肝、肾、心、脾。

三、诊断

（一）诊断要点

1. 发病特点

性生活过度，或者因为年少时频繁手淫，进而导致腰膝酸痛，精神疲劳，小便不畅，存在滴沥情况。

2. 临床表现

青壮年男性，性交时阴茎难以勃起或勃而不坚，缺乏正常性生活能力，持续一定时期，这种情况就可以诊断为阳痿。

（二）鉴别诊断

1. 早泄

二者都可能出现阴茎疲软，早泄更多是在性交开始之前，虽然可以勃起，但是过早排精，因为排精后就无法有效勃起，进而影响正常性交，阳痿则是性交时不能勃起，二者在临床表现上有明显差别，但在病因病机上有相同之处。若早泄日久，可进一步导致阳痿的发生。

2. 生理性功能减退

二者均可出现阳事不举，但男子八八肾气衰，若老年人而见阳事不举，此为生理性功能减退，与病理性阳痿应予以区别。

四、治疗

（一）治疗原则

治疗阳痿，中医强调审证求因，辨证论治。其基本原则为虚者补之，实者泻之，无火者温之。属命门火衰者，治宜温补肾阳，然忌纯用刚热燥涩之剂，当选用血肉有情、温润填精之品；属心脾受损者，治宜补益心脾；属恐惧伤肾者，治宜益肾宁神；属肝郁不舒者，治宜疏肝解郁；属湿热下注者，则当宗《素问·脏气法时论》“肾欲坚，急食苦以坚之”之旨，治以苦寒坚阴，清热利湿。

（二）辨证论治

1. 命门火衰

症状：阳事不举或举而不坚，精薄清冷，腰酸膝软，精神萎靡，面色㿠白，头晕耳鸣，畏寒肢冷，夜尿清长，舌淡胖，苔薄白，脉沉细。

治法：温补下元。

方剂：右归丸合或赞育丹。

用药：熟地黄、当归、杜仲、巴戟天、肉苁蓉、淫羊藿、蛇床子、肉桂、白术、枸杞子、仙茅、山茱萸、韭子、附子、人参、鹿茸。

加减：阳痿日久不愈，加阳起石、补骨脂；寒湿，加苍术、豆蔻；气血薄弱明显，加人参、龟甲胶、黄精。

2. 心脾受损

症状：阳事不举，精神不振，夜寐不安，健忘，胃纳不佳，面色少华，舌淡，苔薄白，脉细弱。

治法：补益心脾。

方剂：归脾汤。

用药：党参、黄芪、白术、茯神、酸枣仁、龙眼、木香、炙甘草、当归、远志、生姜、大枣。

加减：肾阳虚，加淫羊藿（仙灵脾）、补骨脂、菟丝子；血虚，加何首乌、鹿角霜；脾虚湿滞，加枳壳；胃纳不佳，加神曲、麦芽；心悸失眠，加麦冬、珍珠母。

3. 恐惧伤肾

症状：阳痿不举或举而不坚，胆怯多疑，心悸易惊，夜寐不安，易醒，苔薄腻，脉弦细。

治法：益肾宁神。

方剂：大补元煎或启阳娱心丹。

用药：人参、炒山药、熟地黄、杜仲、枸杞子、当归、山茱萸、炙甘草、酸枣仁、远志。

加减：肾虚明显，加淫羊藿（仙灵脾）、补骨脂、菟丝子；惊悸不安，梦中惊叫，加青龙齿、灵磁石。

4. 肝郁不舒

症状：阳痿不举，情绪抑郁或烦躁易怒，胸脘不适，胁肋胀闷，食少便溏，苔薄白，脉弦。

治法：疏肝解郁。

方剂：逍遥散。

用药：炙甘草、当归、茯苓、白芍、白术、薄荷、柴胡。

加减：若肝郁化火，加牡丹皮、栀子；气滞日久，而见血瘀证，加川芎、丹参、赤芍。

5. 湿热下注

症状：阴茎痿软，阴囊湿痒、臊臭，睾丸坠胀作痛，小便赤涩灼痛，肢体困倦，泛恶口苦，舌苔黄腻，脉濡数或滑数。

治法：清热利湿。

方剂：龙胆泻肝汤。

用药：龙胆、栀子、黄芩、木通、泽泻、车前子、柴胡、甘草、当归、生地黄。

加减：大便燥结，加大黄；阴部瘙痒、潮湿重，加地肤子、苦参、蛇床子。

（三）其他疗法

1. 单验方

牛鞭1根，韭菜子25g，淫羊藿15g，将牛鞭置于瓦上文火焙干、磨细；

淫羊藿加少许羊油，在文火上用铁锅炒黄（不要炒焦），再和韭菜子磨成细面；将上药共混匀。每晚用黄酒冲服1匙或将1匙粉用蜂蜜和成丸，用黄酒冲服。

2. 中成药

（1）六味地黄丸：每次1丸，每日2次口服。适用于阳痿之肝肾阴虚证。

（2）逍遥丸：每次1丸，每日2次口服。适用于阳痿之肝气郁结证。

（3）龙胆泻肝丸：每次1丸，每日2次口服。适用于阳痿之肝经湿热证。

3. 针灸

（1）针刺

选穴：关元、中极、太溪、次髎、曲骨、阴廉。

刺法：针刺得气后留针，并温针灸3～5壮。

（2）灸法：取会阴、大敦、神阙，艾条温和灸与雀啄灸交替使用。

（3）耳针：取耳穴肾、皮质下、外生殖器，在0.6cm×0.6cm胶布中央粘上王不留行籽贴于上述3穴，然后用指稍加压。两耳交替进行，每周2次，10次为1个疗程。

五、预防调摄

（1）调畅情志　保持情绪稳定，避免过度的精神刺激，如恐惧、紧张、焦虑等。长期的精神压力和不良情绪可能导致肝郁气滞，气血不畅，从而引发阳痿。

（2）合理饮食　避免辛辣、油腻、刺激性食品，如辣椒、油炸食品、生冷不洁之物，以免助热生火，损伤肾阴。多食用新鲜蔬菜、水果，为身体提供丰富的维生素和矿物质。同时，可适当食用一些具有补肾壮阳作用的食物，如羊肉、牛肉、韭菜、核桃等。

（3）适度运动　选择散步、太极拳、瑜伽等低强度运动，促进气血运行，增强体质，提高免疫力。适度运动可以调和气血，使肾气充盛，宗筋得养。避免剧烈运动或重体力劳动，以免过度劳累，耗伤肾气，导致阳痿。

（4）规律作息　保证充足睡眠，避免熬夜。肾脏在夜间需进行自我修复和排毒，建议晚上11点前入睡，以养护肾脏。

（5）避免不良习惯　避免过度手淫或频繁的性刺激，以免耗伤肾精，导致肾气不固，引发阳痿。

第五节
水肿

一、概述

水肿主要是因为外邪侵袭、饮食劳倦、久病及肾及血瘀阻络，进而使得其自身出现脏腑功能调节问题，气化不利，津液疏导不畅，水液潴留，泛溢于肌肤，引起多部位水肿或者全身水肿情况。

二、病因病机

人体水液的运行有赖于脏腑气化，诸如肺气的通调、脾气的转输、肾气的蒸腾等。由于外邪的侵袭，或脏腑功能失调，或脏气亏虚，使三焦决渎失职，膀胱气化不利，即可发生水肿。

关于水肿的病机，历代医家多从肺、脾、肾三脏加以阐述分析。此外，水肿的病机与心、肝两脏也密切相关。肝主疏泄和藏血，肝气郁结可导致血瘀水停，发展为水肿。心主血脉而通调水道，心阳衰微则血瘀水泛。

三、诊断

（一）诊断要点

1. 发病特点

水肿一般先从眼睑开始，继则延及头面、四肢以及全身。亦有先从下肢开始，然后波及全身者。

2. 临床表现

凡具有头面、四肢、腹背甚至全身水肿临床表现者，即可诊断为水肿。若水肿病情严重者，可见胸闷腹胀、气喘不能平卧等症状。

（二）鉴别诊断

鼓胀：鼓胀是因腹部膨胀如鼓而命名。以腹胀大、皮色苍黄、脉络暴露为特征。其肿肢体无恙，胀唯在腹；水肿则不同，其肿主要表现为面、足，甚者肿及全身。

四、治疗

（一）治疗原则

水肿的治疗，《内经》提出的“开鬼门”“洁净府”“去菀陈莝”三条基本原则，对后世影响深远，一直沿用至今。

（二）辨证论治

1. 肺水

（1）风邪遏肺

症状：先见眼睑及颜面浮肿，然后延及全身。兼见恶风、发热，咳嗽或咽部红肿疼痛，小便不利。舌苔薄白，脉浮。

治法：疏风解表，宣肺行水。

方剂：越婢加术汤加减。

用药：麻黄、生姜宣肺解表以行水；白术健脾制水；石膏清肺胃之郁热；大枣、甘草补益肺脾，使中焦健旺，营卫调和，结散阳通，微微汗出，风水随汗而解，小便自利，肿自消失。

加减：若口不渴，为肺胃之郁热不甚，去石膏，加茯苓皮、冬瓜皮以利小便；恶寒无汗脉浮紧，为风寒外束皮毛，去石膏加羌活、防风、紫苏叶发汗祛风；咳嗽喘促不得卧，为风水阻闭肺气，加杏仁、陈皮、苏子、葶苈子以利气行水；咽喉肿痛，为风邪郁结咽喉所致，去生姜，加牛蒡子、射干、黄芩、板蓝根清肺经郁热。

（2）痰热壅肺

症状：头面、四肢或全身水肿，咳嗽，痰黄稠，胸闷气促，身热口渴，小便黄。舌苔黄，脉滑数。

治法：清金化痰，利尿消肿。

方剂：清金化痰汤合《千金》苇茎汤。

用药：黄芩、知母、苇茎、桑白皮清热宣肺；陈皮、桔梗、瓜蒌子理气化痰；麦冬、贝母、甘草润肺止咳；茯苓、薏苡仁、冬瓜子健脾渗湿消肿；桃仁逐瘀行滞，可增强桔梗、瓜蒌子等之宣肺效果。

加减：肺热壅盛，咳而喘满，咳痰黏稠不爽，去陈皮，加石膏、杏仁、鱼腥草等泻肺清热。

（3）肺气虚寒

症状：头面或四肢浮肿，气短乏力，面色苍白，形寒畏冷，咳声无力，痰质清稀。舌淡苔白，脉虚细。

治法：温阳散寒，宣肺行水。

方剂：苓甘五味加姜辛半夏杏仁汤。

用药：干姜、细辛、半夏温化肺中寒痰；杏仁、茯苓宣肺利水；五味子收敛肺气；甘草调中益气。

2. 脾水

（1）脾胃气虚

症状：头面或四肢水肿，时肿时消，食欲欠佳，倦怠乏力，少气懒言，面白不华或大便稀溏。舌淡苔少，脉缓弱。

治法：补益脾胃，渗湿消肿。

方剂：参苓白术散。

用药：人参、山药、莲子、扁豆健脾益气；茯苓、白术、薏苡仁健脾渗湿消肿；砂仁运脾化湿；甘草调中和胃；桔梗宣肺升提。

加减：若水肿而大便稀溏，食少短气，时有肛坠，感冒时作，舌淡苔少，脉虚弱，为中气下陷之征，当补中益气，升阳举陷，用补中益气汤。

（2）脾阳不足

症状：眼睑或全身水肿，脘腹胀闷，腰以下肿甚，食少便溏，小便短少，面色萎黄，神倦肢冷。舌淡，苔白滑，脉沉缓。

治法：温脾行水。

方剂：实脾饮。

用药：附子片、干姜、白术、厚朴、草果、茯苓温运脾阳；槟榔、木瓜、木香理气行水；生姜、甘草、大枣补中温胃。

加减：腹胀大，小便短少，为水湿内盛，原方去大枣、甘草，加桂枝、猪苓、泽泻通阳化气以行水；气短便溏，为中气大虚，加党参、黄芪以益气；咳喘不思食，为脾阳困惫，水气上泛，去大枣、甘草，加砂仁、陈皮、紫苏叶运脾利气。

3. 心水

（1）心气虚弱

症状：下肢或全身水肿，心悸怔忡，心掣气短，胸中憋闷。舌质淡，苔薄白，脉细弱或结代。

治法：补益心气。

方剂：归脾汤。

用药：人参、黄芪、白术、炙甘草补益心气；当归、龙眼肉、茯神、酸枣仁、远志等养心血、安心神；少佐木香行气，使补而不滞。

加减：方中水肿较甚，加猪苓、泽泻、车前子利尿消肿；心悸失眠，加合欢花、柏子仁养心安神。

（2）心阳不振

症状：心阳不振除有心气虚弱的证候外，还可见形寒肢冷、咳喘上逆、全身肿满等证。心阳虚衰严重时，则可见大汗淋漓，四肢逆冷，脉微欲绝。

治法：温通心阳，化气行水。

方剂：真武汤。

用药：炮附子辛温大热，强心、温阳、散寒；茯苓、白术健脾利水，导水下行；生姜温散水气；芍药敛阴和阳。

加减：水肿甚者，加猪苓、泽泻、葶苈子；心气虚，胸闷气短甚者，加人参、黄芪；汗多者，加煅龙骨、煅牡蛎、浮小麦。心阳外脱，汤剂不能及时起效，应改用参附注射液静脉注射。

（3）心血瘀阻

症状：下肢或全身水肿，气短而咳逆，脘腹胀闷疼痛，胁下有痞块。舌质瘀暗，口唇发绀，脉结代。

治法：活血化瘀。

方剂：桃红四物汤合四苓散。

用药：桃红四物汤养心血、化瘀血；四苓散健脾利水消肿。

加减：兼心气虚者，加附子、桂枝等。此外，发于心脏的水肿，若阴阳气血均有亏损，主症表现为水肿、心动悸、脉结代，可用炙甘草汤治之。

4. 肾水

（1）膀胱停水

症状：全身或头面水肿，烦渴欲饮水，但水入即吐，脐下悸动，小便不利，或外有表证，头痛发热。苔白滑或白腻，脉浮数或沉弦。

治法：化气行水。

方剂：五苓散。

用药：桂枝化气行水；白术健脾燥湿；泽泻、茯苓、猪苓甘淡渗湿，畅利水道。

（2）下焦湿热

症状：头面与双足水肿，甚至全身水肿，纳呆，五心烦热，身热不扬，小便赤涩，尿色黄浊。舌苔白黄，脉数。

治法：清热除湿，利水消肿。

方剂：通苓散。

用药：车前子、木通、茵陈、瞿麦清热除湿；四苓散利尿消肿。

加减：腰痛甚，小便浑浊，为浊湿阻滞尿道，去白术，加黄柏、苍术、土茯苓、萆薢解毒除湿；小便带血，为热伤阴络，加白茅根、生地黄、小蓟清热止血；面热、头眩、失眠、腰酸、脉弦数，为湿热日久伤及肾阴，肝阳偏旺，加菊花、钩藤、石决明镇肝潜阳。

（3）肾阳不足

症状：周身水肿，腰痛膝软，畏寒肢冷，小便不利或夜尿特多，舌质淡白，两尺脉弱。若阳复肿消，则可呈现面目微肿，头昏耳鸣，少寐健忘，遗精盗汗等阴虚之候。

治法：温肾行水。

方剂：济生肾气丸。

用药：熟地黄、山药、山茱萸、泽泻、茯苓、牡丹皮、桂枝、附子、牛膝、车前子。

加减：本证水肿，除济生肾气丸之外，金匮肾气丸和真武汤亦属常用方药，当因证选用。

（4）浊邪上逆

症状：肿满不减或肿消之后，出现神情淡漠，嗜睡不食，甚则神志昏迷，恶心欲吐或呕吐清涎，头晕头痛，胸闷肢冷，神疲面白，少尿或无尿。舌淡苔腻，脉细弱。

治法：化浊降逆。

方剂：温脾汤加减。

用药：附子片、党参温阳益气化湿；陈皮、茯苓、厚朴、生大黄化湿导浊下行。

加减：若阴阳俱虚，出现恶心呕吐、神志不清、面色不华、呼吸微弱、汗出肢冷、二便自遗、舌淡苔腻、脉微欲绝，应回阳救脱、益气敛阴，方用生脉散合济生肾气丸。若内热较甚，身热呕吐，神昏谵语，鼻衄或牙龈出血，舌质红，苔黄燥，脉数有力，治宜清热凉血，降逆和胃止呕，方用黄连温胆汤合犀角地黄汤加大黄。

5. 肝水（气滞水停）

症状：胁肋满痛，脘腹痞满，肢体或全身水肿，纳食减少，嗳气不舒，面色、爪甲淡白无华，小便短少。舌淡，脉弦。

治法：疏肝理气，除湿散满。

方剂：柴胡疏肝散合胃苓汤。

用药：前方疏肝解郁，理气止痛；胃苓汤燥湿散满，利水消肿。

加减：若胁腹胀满较甚，可佐入木香、香附、青皮、谷芽、麦芽等健脾理气之品；气病及血而见胁肋刺痛、舌有瘀点、脉细涩者，可加桃仁、红花、丹参、郁金等活血散瘀；倦怠乏力，少气懒言，气虚较甚者，加党参、黄芪、黄精以益气；畏寒、肢冷、便溏阳虚者，加附子片、干姜、补骨脂等以温阳；口苦，小便黄，为气郁化热，加茵陈、虎杖、黄连等清热利湿。

（三）中医特色疗法

1. 木香散

木香、大戟、牵牛子各等份，研为细末，每次用开水冲服 3 ～ 6g。此方多用于体实病实之证，一般以一泄为宜。

2. 卢氏消肿方

牵牛子 130g，红糖 125g，老姜 500g，大枣 62g。共研细末，泛丸，分 3 日服完，每日 3 次，食前服。本方能促使水邪从肠道排出，对于肾病水肿，消肿效果较好。

3. 其他

（1）益母草，晒干，125g，加水 800mL，煎至 300mL，去渣分 4 次服，隔 3 小时服 1 次。小儿酌情减量。本方用于肾病水肿、小便不通、尿血等。

（2）商陆 15g，绿豆 30 ～ 50g，煮熟去商陆，常服。本方适用于有热象的水肿患者，但应注意不良反应，一般不宜长用。

五、预防调摄

1. 调畅情志

保持情绪稳定，避免过度的精神刺激，如焦虑、抑郁等。长期的精神压力和不良情绪可能导致肝郁气滞，影响水液代谢，从而引发水肿。

2. 合理饮食

避免辛辣、油腻、生冷食物，如辣椒、油炸食品、冰激凌等，以免助湿生热，损伤脾胃。多食用新鲜蔬菜、水果，为身体提供丰富的维生素和矿物质。同时，可适当食用一些具有健脾利湿作用的食物，如薏米、赤小豆、冬瓜、茯苓等。

3. 适度运动

选择散步、太极拳、瑜伽等低强度运动，促进气血运行，增强体质，提高免疫力。适度运动可以调和气血，使水液代谢正常，预防水肿。避免剧烈运动或重体力劳动，以免过度劳累，耗伤正气，导致水液代谢失常，引发水肿。

4. 规律作息

保证充足的睡眠，避免熬夜。肾脏在夜间需进行自我修复和排毒，建议晚上 11 点前入睡，以养护肾脏。养成早睡早起的好习惯，维持肾脏正常的生理功能，使水液代谢正常，预防水肿。

第六节
关格

一、概述

本病通常以小便不通畅、患者呕吐难止为主要表现特征。中医来看小便不通名曰关，呕吐不止则为格，两者并见则为关格。关格通常的起病都比较缓慢，患者之前都有淋证、消渴等慢性病发展史，逐渐出现了疲倦乏力等情况，尿量减少，呕吐不止，口气较重。关格的晚期症状当中有抽搐、尿闭等。

二、病因病机

本病基本病机为脾肾衰惫，气化不利，湿浊毒邪内蕴三焦。病理性质为本虚标实，脾肾虚衰为本，湿浊毒邪为标。本虚以肾虚为本，可兼及它脏，常是肾与脾、肝、心、肺五脏同病；标实，湿浊毒邪为主，或为寒湿，或为湿热，也常表现为寒热错杂。

三、诊断

（一）诊断要点

1. 发病特点

患者多有水肿、淋证、癃闭、消渴等基础病史，渐进出现关格见症。部分患者亦可由于急性热病、创伤、中毒等因素而突然致病。

关格一般为慢性进程，但遇外感、咳喘、泄泻、疮疡、手术等诱因引发，可致病情迅速进展或恶化。

2. 临床表现

关格临床表现为小便不通、呕吐和各种虚衰症状并见，兼症极为复杂。一般而言，关格前期阶段以脾肾症状为主，后期阶段则渐进累及多脏，出现危候。

（二）鉴别诊断

1. 走哺

走哺以呕吐伴有大小便不通利为主症，相似于关格。但走哺一般先有大便不通，继之出现呕吐，呕吐物多为胃中饮食痰涎或带有胆汁和粪便，常伴有腹痛，最后出现小便不通。故属实热证，其病位在肠，与关格有本质的区别。两者相比，关格属危重疾病，预后较差。

2. 转胞

转胞以小便不通利为临床主要表现或有呕吐等症。但转胞为尿液潴留于膀胱，气迫于胞则伴有小腹急痛，其呕吐是因水气上逆所致，一般预后良好。

四、治疗

（一）治疗原则

1. 治主当缓，治客当急

本病脾肾衰惫为其本，浊毒内聚为其标。前者为主，后者为客。脏腑虚损为渐进过程，不宜峻补，而需长期调理，用药刚柔相兼，缓缓图之。湿浊毒邪内蕴，宜及时祛除继发诱因，尽力降浊排毒，以防发生浊毒上蒙清窍，阻塞经脉，入营动血或邪陷心包之变。

2. 虚实兼顾，把握中焦

补泻两难是关格的主要疾病特征。结合病程发展的基本规律，对于关格的早期治疗，补虚为重，化浊以辅；在病情后期，浊邪弥漫，正气衰败，治疗宜兼顾虚实，用药方面讲究灵活性。在临床上，关格波及三焦脏腑，然浊毒壅滞中焦在整个病程中贯穿始终，因此掌握中焦，这是治疗的主要原则。上下交损，当治其中。其时患者尽管正气虚衰，若强用补益亦难以受纳，且更易滋生邪实，导致病情加重。因此要重点保护脾胃，使浊化逆降，有效促进呕恶缓解，激发食欲，才能为下一步治疗提供条件。

（二）辨证论治

1. 脾阳亏虚

症状：纳呆恶心，干呕或呕吐清水，少气乏力，面色无华，唇甲苍白，晨起颜面虚浮，午后下肢水肿，尿量减少，形寒腹胀，大便溏薄，便次增多。舌质胖淡，苔薄白，脉濡细或沉细。

治法：温中健脾，化湿降浊。

方剂：温脾汤合吴茱萸汤。

用药：附子、干姜温运中阳，人参、甘草、大枣益气健脾，大黄降浊，吴茱萸温胃散寒，下气降逆，生姜和胃止呕。

加减：若关格的本病为淋证、癃闭、血尿、肾痨，为阴损及阳，兼有湿热者，选用白参较为适宜。阳虚水泛而为水肿者，治宜健脾益气、温阳利水，化裁黄芪补中汤或防己黄芪汤，以人参、黄芪益气补中，白术、苍术、防己健脾燥湿，猪苓、茯苓、泽泻、陈皮利水消肿，甘草和中。其中，生黄芪益气利水而无壅滞中满之弊，治疗水肿较为适宜。脾虚湿困而泛恶者，可用理中丸加姜半夏、茯苓利湿和胃。若湿抑中阳较著，可加用桂枝，师《金匮要略》防己茯苓汤法。

2. 肾阳虚衰

症状：腰酸膝软，面色晦滞，神疲肢冷，下肢或全身水肿，少尿或无尿，纳呆泛恶或呕吐清冷。舌质淡，苔薄白，脉沉细。

治法：温补肾阳，健脾化浊。

方剂：济生肾气丸化裁。

用药：肉桂、附子温补肾阳，地黄、山药、山茱萸滋养脾肾，茯苓、牡丹皮、泽泻、车前子、牛膝化湿和络，引药下行。

加减：肾阳亏损而水肿较重者，选用真武汤。兼有中焦虚寒者，配伍干姜、肉豆蔻、吴茱萸温运中阳。呕吐明显者，加用生姜、半夏。肾阳虚衰者，往往肾阴亦亏，在应用温肾药时，应了解关格的原发疾病以及肾阴、肾阳虚损的情况。若原发疾病有湿热伤阴基础乃至阴损及阳，温肾药物宜选用淫羊藿、仙茅、巴戟天等温阳之品或选用右归饮，寓温肾于滋肾之中。若命火衰微，水湿潴留于肾，以致肾脏肿大，腹部癥积者，治宜温补肾阳，同时配伍三棱、莪术、生牡蛎、象贝母等活血祛瘀软坚之品。

3. 湿热内蕴

症状：恶心厌食，呕吐黏涎，口苦黏腻，口中气味臭秽，脘腹痞满，便结不通。舌苔厚腻，脉沉细或濡细。

治法：清化湿热，降逆止呕。

方剂：黄连温胆汤化裁。

用药：陈皮、半夏、竹茹、枳实、茯苓、黄连清化湿热，配用生姜降逆止呕。

加减：浊邪犯胃，和胃降逆化浊法的常用方剂尚有小半夏汤、旋覆代赭汤等，后者降逆止呕的作用较强。亦可加大黄通导腑气，使浊邪从大便而出。

4. 肝肾阴虚

症状：眩晕目涩，腰膝酸软，呕吐口干，五心烦热，纳差少寐，尿少色黄，大便干结。舌淡红少苔，脉弦细或沉细。

治法：滋养肝肾，益阴涵阳。

方剂：杞菊地黄丸化裁。

用药：地黄、山茱萸滋养肝肾，山药补脾固精，茯苓、泽泻渗湿，牡丹皮凉肝泄热，枸杞子、菊花滋补肝肾，平肝明目。

加减：肝肾阴虚，肝阳偏亢，易引动肝风，可配伍钩藤、夏枯草、牛膝、石决明平肝潜阳，降泻虚火，以防虚风内动。本病兼夹湿热浊毒，用药不宜滋腻，以免滞邪碍胃。

5. 肝风内动

症状：头痛眩晕，手足搐搦或肢体抽搐，纳差泛恶，尿量减少，皮肤瘙痒，烦躁不安，甚则神昏痉厥，癫痫，尿闭，舌抖或卷缩，舌干光红或黄燥无津，脉细弦数。

治法：平肝潜阳，息风降逆。

方剂：镇肝熄风汤化裁。

用药：龙骨、牡蛎、赭石镇肝降逆；龟甲、芍药、玄参、天冬柔肝潜阳息风；牛膝引气血下行以助潜降；合茵陈、麦芽清肝舒郁。

加减：若出现舌干光红，抽搐不止者，宜用大定风珠，方用鸡子黄滋水涵木（补肾阴以平肝阳）；地黄、麦冬、阿胶、生白芍、麻仁甘润存阴；龟甲、鳖甲、牡蛎育阴潜阳；五味子配甘草，酸甘化阴，滋阴息风。

6. 痰瘀蒙窍

症状：小便短少，甚则无尿，胸闷心悸，面白唇暗，恶心呕吐，痰涎壅盛或喉中痰鸣，甚则神志昏蒙，气息深缓。舌淡苔腻，脉沉缓。

治法：豁痰化瘀，开窍醒神。

方剂：涤痰汤化裁。

用药：陈皮、半夏、茯苓三味，具有化痰、燥湿、健脾功效；石菖蒲、竹茹、胆南星，具有开窍化痰功效。

加减：若属痰瘀蒙窍而偏于痰热者，用羚羊角熬成中药汤剂服用。若痰瘀浊毒内盛，上蒙清窍而致神昏者，治宜利气开窍醒神。可用醒脑静或清开灵静脉滴注或鼻饲苏合香丸。关格进入神昏危笃阶段，小便不通，治以开窍急救时，尤应注意禁用含毒药物，以免药毒蓄积，危害肾脏。

7. 浊毒入血

症状：烦躁或神昏谵语，尿少或尿闭，呕吐臭秽，或见牙宣、鼻衄、咯血、呕血、便血、皮肤瘀斑，或有发热，大便秘结。舌干少津，脉细弦数。

治法：解毒化浊，宁络止血。

方剂：犀角地黄汤、清宫汤化裁。

用药：赤芍、生地黄、牡丹皮、水牛角、玄参心、莲子心、竹叶卷心。

8. 阳微阴竭

症状：周身湿冷，面色惨白，胸闷心悸，气急倚息不能平卧或呼吸浅短难续，神昏尿闭。舌淡如玉，苔黑或灰，脉细数，或结或代，或脉微细欲绝或沉伏。

治法：温扶元阳，补益真阴。

方剂：地黄饮子化裁。

用药：附子、肉桂、巴戟肉、肉苁蓉、地黄、山茱萸温养真元，摄纳浮阳；麦冬、石斛、五味子滋阴济阳；石菖蒲、远志、茯苓开窍化浊。

加减：若出现呼吸缓慢而深，肢冷形寒，汗出不止，命门耗竭者，急宜温命门之阳，参附注射液静脉滴注。若正不胜邪，心阳欲脱，急用参麦注射液静脉滴注敛阳固脱。

凡浊邪侵犯上焦心肺或下焦肝肾，为关格进入末期危重阶段，口服药物无法受纳者，应采用中西医结合的方法进行抢救。

（三）中医特色疗法

1. 单方验方

（1）冬虫夏草：临床一般用量为 3 ～ 5g，水煎单独服用或另煎兑入汤剂中，亦可研粉装胶囊服用。20 日为一个疗程，连服 3 ～ 4 个疗程。

（2）地肤子汤：地肤子 30g，大枣 4 枚，加水煎服，每日 1 剂，分 2 次服完。具有清热利湿止痒功效，适用于关格皮肤瘙痒者。

2. 针灸治疗

主要选穴为中脘、气海、足三里、三阴交、阴陵泉、肾俞、三焦俞、关元、中极、内关。每次选主穴 2 ～ 3 个，配穴 2 ～ 3 个。可根据病情需要选择或增加穴位。虚证用补法，实证用泻法，留针 20 ～ 30 分钟，中间行针 1 次，每日针刺 1 次，10 次为一个疗程。

3. 灌肠疗法

降浊灌肠方：生大黄、生牡蛎、六月雪各 30g，浓煎 200 ～ 300mL，高位保留灌肠。2 ～ 3 小时后药液可随粪便排出。每日 1 次，连续灌肠 10 日为一个疗程。休息 5 日后，可再继续一个疗程。适用于关格早中期。

4. 药浴疗法

药浴方由麻黄、桂枝、细辛、附子、红花、地肤子、羌活、独活等组成。将药物打成粗末，纱布包裹煎浓液，加入温水中，患者浸泡其中，使之微微汗出，每次浸泡 40 分钟，每日 1 次，10 ～ 15 日为一个疗程。

第九章

经络肢体病症

第一节 行痹

一、概述

行痹又称风痹，是指卫阳不固，风邪入侵，以致经络闭阻，气血运行不畅，出现以肌肉、筋骨、关节游走性酸胀疼为主要特征的一种病证。本病多发于春季，初次发病以青少年多见。迁延日久，可出现心、肾病症，严重者危及生命。西医学中风湿热（风湿性关节炎）、风湿性多肌痛症、过敏性紫癜及类风湿关节炎初期、坐骨神经痛、系统性红斑狼疮、骨关节炎等其他风湿类疾病，出现类似行痹的临床表现时，可参照本节辨证论治。

二、病因病机

行痹的主要病因是风邪，以风寒、风湿致病为多见。但有遇疾风暴雨而不病者，提示行痹的发病除外邪侵袭之外，尚与人体卫外能力的强弱有关。如营卫不和，卫阳不固，腠理空虚，则风邪夹寒、夹湿侵入人体经络、筋骨、关节，阻滞气血，发为本病。

三、诊断

（一）诊断要点

（1）有感受风邪病史，初起常有恶风、发热等症。
（2）肢体肌肉关节酸痛，尤以痛处游走不定更具特征性。
（3）疼痛部位以上肢及肩背部为主。
（4）可出现关节肿大，屈伸不利。
（5）舌苔薄白，脉浮缓或弦细。

（二）鉴别诊断

行痹应与痛痹、着痹、热痹、肌痹、历节等相鉴别。

1. 痛痹

行痹与痛痹均有关节疼痛，但痛痹以寒邪为主，疼痛较剧，痛处固定，遇寒尤甚，得热痛减，全身症状呈寒象或阳气虚损表现；行痹以风邪为主，痛无定处，常见上肢及肩背受累。

2. 着痹

行痹与着痹均有关节肿胀疼痛，但着痹以湿邪为主，病程较长，肢体关节重着，常见腰以下关节重着疼痛；行痹以风邪为主，病程较短，痛处不定，常见腰以上各关节肿胀疼痛。

3. 热痹

行痹中邪化热可出现类似热痹的临床表现，但热痹起病即见明显热象（如关节红肿灼热、口渴烦闷），痛处相对固定，常涉及单关节或小关节；行痹在病程中可见热证，而痛无定处，常见多关节受累。

4. 肌痹

行痹与肌痹均可出现肌肉酸胀疼痛，但肌痹肌肉酸痛常呈对称性，以上臂及大腿肌肉受累为主，可见肌肉痿弱不用；行痹肌肉酸痛呈游走性，痛处不定，肌肉萎缩较少见。

5. 历节

行痹与历节均可出现关节疼痛，游走不定，但历节发病遍历关节，疼痛剧烈，日轻夜重，可出现关节僵硬变形；行痹主要表现为肌肉关节游走性疼痛，痛势较轻，不出现关节变形。

四、治疗

（一）辨证论治

1. 风寒痹阻证

症状：肌肉关节疼痛，游走不定，遇寒痛剧，得热痛减，关节屈伸不利，局部皮色不红，扪之不热，舌淡红，苔薄白，脉浮缓或弦紧。

治法：祛风散寒，温经通络。

方剂：防风汤加减。

用药：防风 10g，茯苓 12g，秦艽 15g，葛根 12g，麻黄 10g，桂枝 10g，当归 10g，羌活 15g，甘草 4g，生姜 3 片，大枣 4 枚。

加减：痛在上肢关节者，加白芷 12g，威灵仙 15g，川芎 10g；痛在下肢关节者，加独活 15g，牛膝 15g；以腰背关节为主者，加杜仲 15g，桑寄生 12g，续断 12g。

2. 风湿痹阻证

症状：肌肉关节游走性疼痛，局部肿胀重着，阴雨天尤甚，肌肤麻木不仁，或身微肿，小便不利，苔薄白或薄腻，脉濡缓。

治法：祛风除湿，通络止痛。

方剂：蠲痹汤加减。

用药：羌活 15g，独活 10g，防风 10g，防己 10g，伸筋草 15g，川芎 10g，海桐皮 12g，桂枝 10g，海风藤 15g，白芷 10g，木香 10g，甘草 5g。

加减：风甚加白花蛇 10g；湿甚加薏苡仁 30g，苍术 6g；痛剧加川乌 12g，全蝎 4g；肢体麻木加路路通 10g，苏木 15g；上肢痛加威灵仙 15g，姜黄 10g；下肢痛加牛膝 12g，续断 10g；身肿者加泽泻 12g，茯苓 12g。

3. 营卫不和证

症状：肌肉关节疼痛，痛处不定，周身酸楚，肌肤不仁，恶风汗出，头项强痛，或发热微恶寒，舌淡红苔白，脉浮缓。

治法：调和营卫，祛邪通络。

方剂：桂枝汤合玉屏风散加减。

用药：桂枝 10g，白芍 15g，甘草 5g，生姜 3 片，大枣 4 枚，黄芪 12g，防风 12g，白术 12g，秦艽 12g，海风藤 15g，独活 12g。

加减：头项强痛加葛根 15g，羌活 15g；痛甚加全蝎 4g，细辛 3g。

4. 血虚风痹证

症状：肌肉关节酸痛乏力，时轻时重，劳累后加重，肢体麻木或肌肉萎软，面黄少华，心悸气短，筋脉拘急，舌淡苔薄白或苔少，脉细弱。

治法：益气养血，舒筋通络。

方剂：三痹汤或独活寄生汤加减。

用药：独活 15g，党参 12g，黄芪 15g，白术 10g，当归 10g，川芎 10g，白芍 12g，鸡血藤 15g，桂枝 10g，牛膝 12g，茯苓 12g，甘草 4g。

加减：气血虚较甚加西洋参 10g，阿胶 10g，枸杞子 10g；肝肾不足加女贞子 12g，墨旱莲 12g，五加皮 10g；邪甚痛剧者加制川乌 10g，蜈蚣 4g，延胡索 12g。

5. 风痰阻络证

症状：肌肉关节胀痛走窜，肢体麻木或有蚁行感，神倦多睡，或纳少恶心，舌淡红，苔薄腻，脉浮滑或弦。

治法：祛风逐痰，和络舒筋。

方剂：指迷茯苓丸加减。

用药：姜半夏 12g，茯苓 12g，枳壳 10g，芒硝（风化硝）6g，白芥子 10g，木瓜 15g，威灵仙 12g，穿山龙 15g，鸡血藤 15g，制南星 10g，地龙 10g，甘草 4g。

加减：肢体麻木加伸筋草 15g，路路通 10g，乌梢蛇 10g；疼痛较甚加制草乌 12g，蜈蚣 4g；神倦多睡加藿香 10g，石菖蒲 10g；胃脘不适加怀山药 12g，白术 10g。

以上各型，若出现身热、口渴、局部红肿灼热、舌红、苔黄、脉数等类似于热痹的证候表现，可在辨证基础上合用宣痹汤或四妙散，或参照热痹论治；如出现皮肤青紫、皮下结节、痛如针刺、舌有瘀斑、脉结或代等瘀证表现，加桃仁、红花、土鳖虫；当病程迁延，复感外邪，内舍其合，出现心、肾等病证时，可按相应病证进行辨证论治。

（二）中医特色疗法

1. 单方验方

（1）养血祛风汤：当归 10g，酒白芍 10g，川芎 10g，防风 6g，秦艽 10g，陈皮 10g，桂枝 5g，羌活 5g，独活 5g，松节 10g。水煎服，日 1 剂，分 2 煎。适用于风寒、风湿痹阻证。

（2）通痹汤：钻地风 30g，防风、当归各 12g，熟地黄、薏苡仁、鸡血藤各 15g，桂枝、全蝎各 9g，制乳香、制没药、生甘草各 5g，每日早晚各 1 剂，水煎服。适用于风寒、风湿痹阻证。

（3）行痹验方：汉防己 30g，麻黄 6g，黄芪 9g，每日 1 剂，用清水 5 碗煎成 2 碗，盛在暖水壶中作为饮料，随时进饮。适用于风寒痹阻证。

2. 针灸及拔罐治疗

（1）毫针：上肢取曲池、合谷、大杼、列缺，下肢取阳陵泉、足三里、环跳、昆仑，泻法，日 1 次，10 次为 1 个疗程，适用于风寒痹阻证；先泻合谷、风池，次补复溜、然谷，配曲池、少商、涌泉等，日 1 次，5 次为 1 个疗程，适用于营卫不和证；取大杼、曲池、肾俞、足三里、三阴交、昆仑等穴，深刺透穴，留针 10 ～ 15 分钟，酌情温针，日 1 次，10 次为 1 个疗程，适用于脾肾两虚及气血两虚证。

（2）耳针：取肾、脾及患部相应压痛点，每次选 1 ～ 2 个穴，埋针 3 ～ 5 日，间日 1 次，3 ～ 5 次为 1 个疗程，适用于风寒或风湿痹阻证。

（3）拔罐：取穴同毫针穴位，或取疼痛部位，用梅花针重手法叩击，少量出血，然后拔罐，隔日 1 次，5 ～ 7 次为 1 个疗程，适用于风寒、风湿痹阻证。

3. 外治法

（1）离子导入　将祛风、散寒、除湿中药如制川草乌、制乳香、制没药、威灵仙、羌活、独活、鸡血藤、海桐皮等，煎液浓缩萃取，制成含有中药有效成分的药物垫，运用中频脉冲治疗仪进行中药离子导入治疗，治疗部位可选关节局部或相关穴位。

（2）中药熏蒸　五加皮 30g，乳香 25g，没药 25g，松节 30g，威灵仙 30g，马钱子 20g，苏木 30g，生草乌 30g，鸡血藤 20g。将中药放入熏蒸机煮药锅内，加水适量，以埋住药物而又不至于煮干为度，接通电源煮药，待汽箱内温度达 40℃时，让患者裸体进入熏蒸机内，头伸出机外，汽箱内温度控制在 37 ～ 42℃，每次 20 ～ 30 分钟。每日 1 次，10 日为 1 个疗程。

（3）中药外敷与洗浴　川乌、草乌各 20g，血竭 15g，乳香、没药各 25g，细辛 10g，白芷 25g，川芎 15g，樟脑 20g，山柰 20g，透骨草 20g。外敷：将上述药物制成粉末，用陈醋调和，每部位外敷 50g，用白胶布固定，保留 8 小时，每日 1 次，5 日 1 个疗程。洗浴：将上述药物加水 2500mL，煮沸后倒入盆中，将患处先熏后浸浴，每日 1 次，5 日 1 个疗程。

五、预防调摄

（1）克服恐惧心理，了解疾病发生发展的规律，保持良好的心态，积极治疗做到有病早治、正规治疗、按疗程服药。

（2）注意防寒保暖，避免涉水冒雨，防止感冒，保持居处环境及衣被干燥，勿下冷水，阴雨天及气候变化时应注意局部保暖。

（3）饮食宜清淡易于消化，忌肥甘厚味，有热象者忌酒及辛辣煎炸之品。

（4）急性发作期，关节肿胀、疼痛剧烈，应注意休息，不宜剧烈活动；疼痛缓解，病情稳定后，宜适当锻炼，增强体质，提高机体对气候、环境因素变化的适应能力，同时维护关节功能。

第二节 痛痹

一、概述

痛痹是因正气不足，风、寒、湿邪（以寒邪为主）侵袭人体，闭阻经络，气血运行不畅，引起肌肉、筋骨、关节疼痛，痛有定处，疼痛较剧，得热痛减，遇寒痛重，肢体拘挛、屈伸不利等为主的病证。本病四季气温骤变时均可发生，多发于冬季，发病以中年人居多，女性多于男性。

西医学的风湿性关节炎、类风湿关节炎、系统性红斑狼疮、硬皮病、多发性肌炎、坐骨神经痛、臂丛神经痛、增生性脊柱炎、颈椎病、跟痛症、骨性关节炎等多种风湿病病程中均可出现痛痹的临床特点，可参考本节辨证论治。

二、病因病机

痛痹的病因有内外邪两类因素。外因多为气温骤降、寒凉涉水、触风冒雨、步履冰雪、久居寒湿环境等，致使风、寒、湿邪侵入机体。内因则以脏腑阴阳失调、正气不足为决定性因素。其病机是正气亏虚，风、寒、湿邪（以寒邪为主）侵袭肌肉、关节、经络，气血痹阻而发生痛痹。

三、诊断

（一）诊断要点

（1）本病多以肢体关节（颈、脊、腰、髋、肩、膝、肘、腕、踝、跖）疼痛、酸楚、麻木为主。

（2）腰脊、四肢关节及肌肉冷痛，以疼痛剧烈、痛处不移为特点。

（3）其痛遇寒痛重、得温痛减，局部皮色不红，肢体关节屈伸不利，形寒肢冷，昼轻夜重。

（二）鉴别诊断

本病应与行痹、着痹、热痹、肌痹、脉痹等相鉴别。

四、治疗

（一）治疗原则

痛痹以温经散寒为主，兼祛风除湿。

（二）辨证论治

1. 寒凝痹阻证

症状：肢体关节、肌肉痛剧，遇寒痛增，得热痛减，痛处固定，昼轻夜重，甚则关节不能屈伸，痛处不红不热，形寒肢冷，舌淡苔白，脉弦紧。痛剧不移、得温痛减、遇寒痛重为本证辨证要点。

治法：温经散寒，通络止痛。

方剂：乌附麻辛桂姜汤加减。

用药：制川乌 15g，熟附子 10g，干姜 10g，麻黄 10g，细辛 3g，桂枝 10g，甘草 6g。

加减：寒甚加制草乌 15g；痛偏上肢加羌活 15g，威灵仙 24g，千年健 15g；痛偏下肢加独活 15g，牛膝 18g，防己 24g；痛偏于腰加桑寄生 15g，杜仲 10g，续断 15g，淫羊藿 15g。

2. 风寒痹阻证

症状：肢体关节冷痛，游走不定，遇寒痛增，得热痛减，局部皮色不红，触之不热，四肢拘急、关节屈伸不利，恶风畏寒，舌质暗淡，苔薄白，脉浮紧或弦缓。疼痛游走不定、遇寒痛增、得热痛减为本证辨证要点。

治法：祛风散寒，温经通络。

方剂：乌头汤加减。

用药：制川乌 12g，麻黄 10g，黄芪 18g，白芍 15g，甘草 10g，蜂蜜 30g。

加减：风胜加羌活 15g；痛以上肢为主加威灵仙 18g，川芎 10g；痛以腰背为主加杜仲 10g；痛以膝踝为主加独活 15g，牛膝 18g。

3. 寒湿痹阻证

症状：肢体关节冷痛重着，痛有定处，屈伸不利，昼轻夜重，遇寒湿痛增，得温热痛减，关节肿胀，舌质淡胖，苔白滑腻，脉弦滑或沉紧。关节冷痛重着，痛有定处为本证辨证要点。

治法：温经散寒，祛湿通络。

方剂：附子汤加减。

用药：制附子 15g，白术 15g，白芍 15g，茯苓 15g，人参 10g，肉桂 10g，细辛 3g，川椒 10g，独活 15g，秦艽 15g。

加减：寒甚加制川乌 10g；湿重加薏苡仁 15g，苍术 15g。

4. 风寒湿痹阻证

症状：肢体关节冷痛沉重，痛处游走不定，局部肿胀，关节屈伸不利，遇寒痛增，得温痛减，恶风畏寒，舌质暗淡，苔薄白或白腻，脉浮紧或弦缓。肢体关节冷痛沉重，痛无定处，遇风寒加剧，得温则减，为本证辨证要点。

治法：疏风散寒，祛湿通络。

方剂：蠲痹汤加减。

用药：羌活 15g，独活 15g，肉桂 10g，秦艽 15g，海风藤 15g，桑枝 15g，当归 10g，川芎 15g，乳香 6g，广木香 6g，甘草 3g，细辛 3g，苍术 15g。

加减：痛甚加威灵仙 20g，防己 15g；风偏胜加防风 15g，秦艽增至 20g；寒胜加制附子 10g；湿胜加防己 15g，薏苡仁 20g，萆薢 15g。

5. 痰瘀痹阻证

症状：痹病日久肌肉关节肿胀刺痛，痛处不移，关节变形，屈伸不利，肌肤紫暗，肿处按之稍硬、有硬结或有瘀斑，肢体顽麻，面色暗黧，眼睑水肿，胸闷痰多，舌质紫暗，有瘀斑、瘀点，苔白腻，脉弦涩。关节刺痛、痛处不移，局部色暗、肿胀、有硬结、瘀斑为本证辨证要点。

治法：活血行瘀，化痰通络。

方剂：身痛逐瘀汤合二陈汤加减。

用药：桃仁 10g，红花 10g，川芎 6g，当归 10g，陈皮 15g，半夏 10g，茯苓 15g，没药 6g，五灵脂 10g，地龙 15g，秦艽 15g，羌活 15g，怀牛膝 18g，甘草 6g。

加减：痰留关节，皮下结节，加制天南星 10g，白芥子 10g 以豁痰利气；如痰瘀不散，疼痛不已，加白花蛇 1 条、蜈蚣 2 条、土鳖虫 10g，以搜风散结，通络止痛；痰瘀痹阻多损伤正气，若神疲乏力，面色不华，可加党参 18g，黄芪 24g；肢凉畏风冷者，加桂枝 10g，制附子 10g，细辛 3g，防风 10g 以温经通痹。

6. 肝肾阴虚证

症状：腰膝酸软而痛，关节冷痛，关节肿胀甚至变形，屈伸不利，骨节烦痛，入夜愈甚，肌肤麻木，步履艰难，筋脉拘急，形体消瘦，口燥咽干，眩晕耳鸣，失眠，健忘，潮热盗汗，五心烦热，两颧潮红，男子遗精，女子经少或经闭，舌红少苔，脉细数或弦细数。腰膝酸软、五心烦热、关节肿痛、肌肤麻木是本证辨证要点。

治法：补肝益肾，强筋健骨。

方剂：独活寄生汤加减。

用药：独活 15g，桑寄生 15g，杜仲 10g，怀牛膝 18g，秦艽 15g，防风 10g，细辛 3g，当归 10g，生地黄 15g，白芍 15g，人参 10g，茯苓 15g，川芎 6g，肉桂 10g，生姜 3 片，甘草 6g。

加减：疼痛甚加制川乌 10g，地龙 15g，红花 10g，以祛寒通络，活血止痛；寒邪偏重加制附子 10g，干姜 10g；湿邪偏重加防己 15g，苍术 15g，薏苡仁 15g。

7. 肝肾阳虚证

症状：腰膝酸软，关节冷痛、肿胀、屈伸不利，昼轻夜重，下肢无力，足跟疼痛，畏寒肢冷，面色㿠白，自汗，口淡不渴，毛发脱落或早白，齿松或脱落，面浮肢肿，夜尿频数，性欲减退，月经愆期量少，淡胖，苔白滑，脉沉弦无力。腰膝酸软而痛、畏寒、关节冷痛肿胀为本证辨证要点。

治法：温补肝肾，祛寒除湿，散风通络。

方剂：消阴来复汤加减。

用药：鹿茸 6g，制附子 10g，补骨脂 15g，菟丝子 15g，枸杞子 15g，益智 15g，小茴香 10g，木香 10g，当归 10g，牛膝 18g，狗脊 10g，独活 15g，生姜 3 片，大枣 10 枚。

加减：寒重加制川乌 10g，制草乌 10g，麻黄 10g；湿胜加薏苡仁 15g，茯苓 15g，苍术 24g。

（三）其他治疗

1. 单方验方

（1）风痛散　马钱子、麻黄等量，同煮 4 ～ 6 小时，弃麻黄，取马钱子去皮、心，麻油炸至黄而不焦表面起泡时立即取出，擦去表面油，研末，装胶囊，每晚临睡前服 1 次，每次 0.3g，黄酒 1 匙或温开水送服，每 3 天加 1 次量，每次递增 0.3g，以出现轻微头晕和偶然抽搐为度，每次最多 0.9 ～ 1.2g。如抽搐较多，可多饮开水，如抽搐严重则用镇静药拮抗。适于风寒湿痹阻证。

（2）金雀根汤　金雀根 30g，桑树根 30g，大枣 10 枚。治疗漏肩风、颈肩风、腿股风、鸡爪风等证属风寒湿痹阻者。

（3）海风藤 24g，地龙 12g，木瓜 15g，乌梢蛇 9g，威灵仙 15g，制天南星 9g，橘红 9g，独活 12g，水煎服。适用于痰瘀痹阻证。

2. 针灸及拔罐治疗

（1）毫针

主穴：关元、肾俞、大椎、足三里、阳陵泉、丰隆、三阴交、夹脊穴，每次选取 3 ～ 4 个穴位。配穴：肩关节取肩髎；肘、腕、掌指关节取曲池、尺泽、内关、外关、合谷；膝关节取梁丘、犊鼻、内膝眼；跖趾关节取昆仑、太溪、丘墟、解溪、承山。疼痛部位可配阿是穴。宜温针、艾灸。

（2）耳针　取心、肺、脾、肝、肾穴，配病变相应部位针刺，间日 1 次，3 ～ 15 次为 1 个疗程。

（3）灸法　上述毫针处皆可加艾灸，亦可取阿是穴，艾条灸 15 ～ 20 分钟（预防烫伤），10 次为 1 个疗程。

（4）拔罐　根据患病部位，选用大小相宜的火罐，在疼痛部位进行操作，可用 3 ～ 5 个火罐，每次留罐 5 分钟。

（5）刺血　取委中、委阳、足临泣或患肢静脉血管较明显处的有关穴位 1 ～ 3 个，用三棱针刺入穴位部小静脉使其自然出血，每 1 ～ 2 周治疗 1 次，3 ～ 5 次为 1 个疗程。

（6）穴位注射

① 野木瓜注射液，每次用 2 ～ 4mL，按针灸穴位或阿是穴分别注射。

② 复方当归注射，每次用 5 ～ 10mL，每穴可注入 2 ～ 4mL，每日或隔日 1 次。

3. 熏洗法

（1）海桐皮、桂枝、海风藤、路路通、宽筋藤、两面针各 30g，水煎，趁热熏洗关节，每日 1 ～ 2 次，每次 20 ～ 30 分钟。

（2）花椒、透骨草各 9g，艾叶 30g，水煎，利用其热气先熏后洗患处，每日 1 次。

（3）川乌、草乌各 20g，白芷 50g，伸筋草 60g，羌活、独活各 50g，透骨草 60g，细辛 10g，川芎 30g，桂枝 30g，威灵仙 60g，水煎，熏洗，每日 2 ～ 3 次，每次 15 分钟，5 ～ 10 天为 1 个疗程。

五、预防调摄

（1）本病多病程长，病情缠绵，要劝患者坚持治疗，保持身心愉快，勿神躁情急。

（2）缓解期宜坚持锻炼，可打太极拳、舞太极剑、做广播操及散步等，原则是循序渐进。急性期及病情较重时，以休养为主，尽量减少活动。

（3）注意保暖，避免过劳，防风寒，避潮湿。

（4）加强营养，不过食肥腻食品。

（5）居处干燥、向阳、空气新鲜，被褥干燥。勿在风口阴凉处睡卧。

第三节 痿证

一、概述

痿证是中医内科中的一个病证，主要表现为肢体筋脉弛缓、软弱无力，不能随意运动，或伴有肌肉萎缩的一种病证。痿证可发生于四肢，也可仅见于某一肢体，以下肢痿弱较为常见。痿证多由外感或内伤导致，影响气血运行，使肢体筋脉失养，从而出现痿废不用之症。

二、病因病机

（1）发病机制总由津液、气血、精髓亏耗，不能濡养肌肉、筋脉所致。

（2）病理性质有虚实之分，因温邪、湿热致痿者属实，但可由实转虚。

（3）病变部位在筋脉肌肉，病变脏器关系到肺、脾（胃）、肝、肾，但以肝肾为主。

三、诊断

（一）诊断要点

1. 主要症状

肢体筋脉弛缓、软弱无力，不能随意运动，或伴有肌肉萎缩。

2. 体征

患肢肌肉萎缩，肌力减退，腱反射减弱或消失。

（二）鉴别诊断

1. 痹证

痹证以关节疼痛、屈伸不利为主要表现，而痿证以肢体筋脉弛缓、软弱无力为主要表现。痹证日久不愈，可发展为痿证。

2. 中风后遗症

中风后遗症以半身不遂、口眼歪斜、语言不利为主要表现，而痿证以肢体筋脉弛缓、软弱无力为主要表现。中风后遗症可伴有痿证症状，但两者病因病机不同。

3. 痉证

痉证以项背强急、四肢抽搐、角弓反张为主要表现，而痿证以肢体筋脉弛缓、软弱无力为主要表现。痉证与痿证在症状上截然不同，易于鉴别。

四、治疗

（一）治疗原则

痿证的治疗以标本兼顾、扶正祛邪为基本原则。急性期以祛邪为主，如清热利湿、活血化瘀等；慢性期以扶正为主，如健脾益气、滋补肝肾等。同时，应结合针灸、推拿、康复训练等非药物治疗方法，以促进肢体功能的恢复。

（二）辨证论治

1. 肺热津伤证

症状：发热多汗，热退后突然出现肢体软弱无力，皮肤枯燥，心烦口渴，咽干呛咳，小便短赤，大便秘结。

治法：清热润燥，养阴生津。

方药：清燥救肺汤加减。

2. 湿热浸淫证

症状：肢体逐渐痿软无力，下肢为重，微肿而麻木不仁，或足胫热气上腾，或发热，胸脘痞闷，小便赤涩。

治法：清热利湿，通利经脉。

方药：加味二妙散加减。

3. 脾胃虚弱证

症状：肢体痿软无力，逐渐加重，食少便溏，腹胀纳呆，面浮不华，神疲乏力。

治法：健脾益气，渗湿和胃。

方药：参苓白术散加减。

4. 肝肾亏损证

症状：肢体痿软无力，腰膝酸软，不能久立，或伴眩晕耳鸣，遗精遗尿，或月经不调。

治法：补益肝肾，滋阴清热。

方药：虎潜丸加减。

5. 脉络瘀阻证

症状：肢体痿软无力，肌肤麻木不仁，或肌肤甲错，面唇青紫。

治法：益气养营，活血行瘀。

方药：圣愈汤合补阳还五汤加减。

（三）其他疗法

1. 针灸疗法

选取患肢穴位进行针灸治疗，如上肢取肩髃、曲池、合谷等，下肢取髀关、阳陵泉、足三里等，以疏通经络、调和气血。

2. 推拿疗法

对患肢进行推拿按摩，以改善局部血液循环、缓解肌肉痉挛、促进肢体功能的恢复。

（四）名医经验

历代中医名家对痿证的治疗积累了丰富的经验。例如，明代医家张景岳提出“治痿独取阳明”的治疗原则，强调调理脾胃在痿证治疗中的重要性。清代医家叶天士则注重滋阴清热、养血柔肝，以治疗肝肾阴虚型痿证。现代中医名家在继承前人经验的基础上，结合现代医学技术，对痿证的治疗进行了深入研究和探索，形成了许多新的治疗方法和思路。

五、预防调摄

痿证的预防调摄需从生活起居、饮食调理、情志调节、运动锻炼等多方面进行综合施护。

（1）调畅情志　保持情绪稳定，避免过度的精神刺激，如焦虑、抑郁等。长期的精神压力和不良情绪可能导致肝郁气滞，影响气血运行，从而引发痿证。

（2）合理饮食　饮食宜清淡易消化，避免辛辣、油腻、生冷食物。可适当食用一些具有健脾利湿、滋补肝肾作用的食物，如薏米、赤小豆、枸杞子、山药等。

（3）适度运动　选择散步、打太极拳、瑜伽等低强度运动，促进气血运行，增强体质。避免剧烈运动或重体力劳动，以免过度劳累，耗伤正气。

（4）规律作息　保证充足的睡眠，避免熬夜。养成早睡早起的好习惯，维持身体正常的生理功能。

（5）避免不良习惯　避免长时间站立或久坐，以免影响下肢血液循环。注意个人卫生，避免感染。避免滥用药物，特别是肾毒性药物。

第四节 痉证

一、概述

痉证是中医内科中的一个病证，主要表现为项背强急、四肢抽搐、口噤不开，甚至角弓反张等症状。痉证可发生于任何年龄，但以小儿和老年人多见。痉证多由外感或内伤导致，影响气血运行，使筋脉失养，从而出现筋脉拘挛、肌肉痉挛之症。

二、病因病机

痉证为筋脉之病，其基本病机不外是筋脉失养与热甚风动。病因分外感与内伤两方面。外感主要是感受风、寒、湿、热之邪，邪壅经脉，或热甚风动而致痉；内伤则主要是热甚于里，热极生风，或消灼津液，阴虚风动，或气血亏虚，筋脉失养，或久病入络，瘀血内阻而致痉。

三、诊断

（一）诊断要点

1. 主要症状

项背强急、四肢抽搐、口噤不开，甚至角弓反张。

2. 体征

患肢肌肉紧张，腱反射亢进，病理反射阳性。

（二）鉴别诊断

1. 痫证

痫证以突然昏仆、不省人事、口吐涎沫、两目上视、四肢抽搐为主要表现，但抽搐后如常人，与痉证持续抽搐不同。

2. 中风

中风以半身不遂、口眼歪斜、语言不利为主要表现，可伴有痉证症状，但两者病因病机不同。

3. 破伤风

破伤风以牙关紧闭、角弓反张、苦笑面容为主要表现，多有外伤史，与痉证无外伤史不同。

四、治疗

（一）治疗原则

痉证的治疗以急则治标、缓则治本为基本原则。急性期以祛邪为主，如祛风散寒、清热息风等；慢性期以扶正为主，如滋阴养血、柔肝息风等。同时，应结合针灸、推拿等非药物治疗方法，以缓解肌肉痉挛、促进肢体功能的恢复。

（二）辨证论治

1. 邪壅经络证

症状：头痛，项背强急，恶寒发热，无汗或汗出，肢体酸重，甚至口噤不能语，四肢抽搐。

治法：祛风散寒，燥湿和营。

方药：羌活胜湿汤加减。

2. 热甚发痉证

症状：发热胸闷，心烦，急躁，口噤，龂齿，项背强急，甚则角弓反张，手足挛急，腹胀便秘，舌红，苔黄腻，脉弦数。

治法：泄热存阴，增液柔筋。

方药：增液承气汤加减。

3. 阴血亏虚证

症状：项背强急，四肢麻木，抽搐无力，头晕目眩，面色潮红，五心烦热，舌红少苔，脉细数。

治法：滋阴养血，息风止痉。

方药：四物汤合大定风珠加减。

（三）其他疗法

（1）针灸疗法　选取患肢穴位进行针灸治疗，如百会、风池、合谷、太冲等，以疏通经络、调和气血。

（2）推拿疗法　对患肢进行推拿按摩，以改善局部血液循环、缓解肌肉痉挛。

（3）拔罐疗法　在患肢局部进行拔罐治疗，以祛风散寒、通络止痛。

（四）名医经验

历代中医名家对痉证的治疗积累了丰富的经验。例如，明代医家张景岳提出“痉证之因，有寒热虚实之不同”，强调辨证施治的重要性。清代医家叶天士则注重滋阴养血、柔肝息风，以治疗阴血亏虚型痉证。现代中医名家在继承前人经验的基础上，结合现代医学技术，对痉证的治疗进行了深入研究和探索，形成了许多新的治疗方法和思路。

五、预防调摄

痉证的预防调摄需从生活起居、饮食调理、情志调节、运动锻炼等多方面综合施护。

（1）调畅情志　保持情绪稳定，避免过度的精神刺激，如焦虑、抑郁等。长期的精神压力和不良情绪可能导致肝郁气滞，影响气血运行，从而引发痉证。

（2）合理饮食　饮食宜清淡易消化，避免辛辣、油腻、生冷食物。可适当食用一些具有滋阴养血、柔肝息风作用的食物，如枸杞子、山药、黑芝麻等。

（3）适度运动　选择散步、打太极拳、瑜伽等低强度运动，促进气血运行，增强体质。避免剧烈运动或重体力劳动，以免过度劳累，耗伤正气。

（4）规律作息　保证充足的睡眠，避免熬夜。养成早睡早起的好习惯，维持身体正常的生理功能。

第五节 腰痛

一、概述

腰痛，是指因风、寒、湿邪侵袭人体，导致气血瘀滞、经络不通，以腰部疼痛为主要临床表现的一类病证。腰痛可发生于任何年龄，但以中老年人多见，且常反复发作，影响患者的生活质量。风湿病症腰痛多与外感风寒湿邪、内伤肝肾不足等因素有关。

二、病因病机

（1）病理变化常表现出以肾虚为本，感受外邪（湿邪为主），跌仆闪挫为标的特点。

（2）病位在腰，与肾及足太阳、足少阴、任、督、冲、带等经脉密切相关。

（3）初发多属实证，可因感受寒湿、湿热之邪及跌仆外伤等引起；病久常见虚证，多由肾虚所致。

三、诊断

（一）诊断要点

1. 主要症状

腰部疼痛，可伴有腰部僵硬、活动受限等症状。疼痛性质可为钝痛、刺痛或酸痛，遇寒加重，得热则缓。

2. 体征

腰部肌肉紧张，压痛明显，可伴有脊柱侧弯或生理曲度改变。

（二）鉴别诊断

1. 腰椎间盘突出症

以腰痛伴下肢放射痛为主要表现，可伴有腰部活动受限、脊柱侧弯等症状。CT 或 MRI 检查可明确诊断。

2. 腰肌劳损

以腰部酸痛或胀痛为主要表现，休息后可缓解，劳累后加重。体检时腰部肌肉紧张，压痛明显，但无脊柱侧弯或生理曲度改变。

四、治疗

（一）治疗原则

腰痛的治疗以祛风散寒、除湿通络、补益肝肾为基本原则。急性期以祛邪为主，如祛风散寒、除湿通络；慢性期以扶正为主，如补益肝肾、强筋壮骨。同时，应结合针灸、推拿、拔罐等非药物治疗方法，以缓解疼痛、改善腰部功能。

（二）辨证论治

1. 寒湿痹阻证

症状：腰部冷痛重着，转侧不利，静卧痛不减，遇阴雨天加重。

治法：祛风散寒，除湿通络。

方药：甘姜苓术汤加减。

2. 湿热痹阻证

症状：腰部疼痛，痛处灼热感，遇热或雨天痛增，活动后痛减。

治法：清热利湿，通络止痛。

方药：四妙丸加减。

3. 肝肾不足证

症状：腰部隐隐作痛，酸软无力，喜揉喜按，遇劳更甚。

治法：补益肝肾，强筋壮骨。

方药：左归丸加减。

（三）中医特色疗法

（1）针灸疗法　选取腰部穴位进行针灸治疗，如肾俞、命门、腰阳关、委中等，以疏通经络、调和气血。

（2）推拿疗法　对腰部进行推拿按摩，以改善局部血液循环、缓解肌肉痉挛、减轻疼痛。

（3）拔罐疗法　在腰部局部进行拔罐治疗，以祛风散寒、通络止痛。

（四）名医经验

历代中医名家对风湿病症腰痛的治疗积累了丰富的经验。例如，明代医家张景岳提出“腰痛之虚证，十居八九”，强调补益肝肾在腰痛治疗中的重要性。清代医家叶天士则注重祛风散寒、除湿通络，以治疗寒湿痹阻型腰痛。现代中医名家在继承前人经验的基础上，结合现代医学技术，对风湿病症腰痛的治疗进行了深入研究和探索，形成了许多新的治疗方法和思路。

五、预防调摄

风湿病症腰痛的预防调摄需从生活起居、饮食调理、情志调节、运动锻炼等多方面综合施护。

（1）调畅情志　保持情绪稳定，避免过度的精神刺激，如焦虑、抑郁等。长期的精神压力和不良情绪可能导致肝郁气滞，影响气血运行，从而引发或加重腰痛。

（2）合理饮食　饮食宜清淡易消化，避免辛辣、油腻、生冷食物。可适当食用一些具有祛风散寒、除湿通络作用的食物，如生姜、葱白、薏米等。

（3）适度运动　选择散步、打太极拳、瑜伽等低强度运动，促进气血运行，增强体质。避免剧烈运动或重体力劳动，以免过度劳累，耗伤正气。

（4）规律作息　保证充足的睡眠，避免熬夜。养成早睡早起的好习惯，维持身体正常的生理功能。

（5）避免不良习惯　避免长时间保持同一姿势，如久坐、久站等，以免影响局部血液循环。注意腰部保暖，避免受凉。避免滥用药物，特别是具有肾毒性的药物。